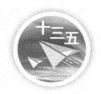

高等院校"十三五"规划教材

THERAPEUTIC EXERCISES
运动疗法

周 同　王于领 ◎ 主 编

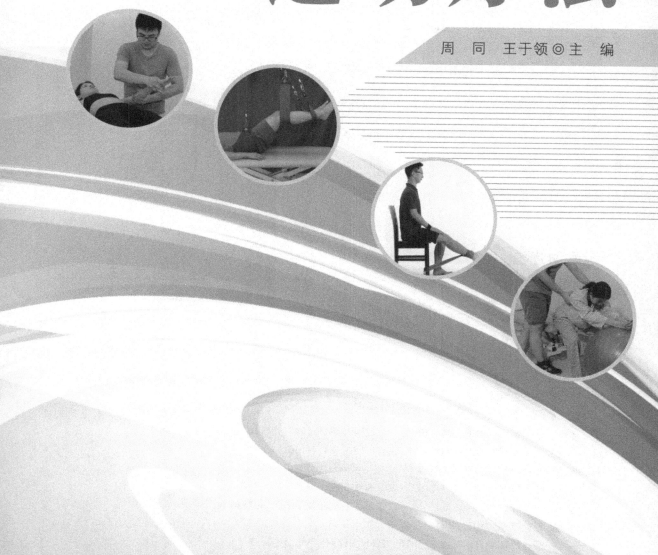

中山大学出版社
·广州·

版权所有　翻印必究

图书在版编目（CIP）数据

运动疗法 / 周同，王于领主编. —广州：中山大学出版社，2017.11
（高等院校"十三五"规划教材）
ISBN 978 - 7 - 306 - 06164 - 5

Ⅰ. ①运⋯　Ⅱ. ①周⋯ ②王⋯　Ⅲ. ①运动疗法—高等学校—教材　Ⅳ. ①R454

中国版本图书馆 CIP 数据核字（2017）第 212800 号

YUNDONG LIAOFA
运动疗法

出版人：徐　劲
策划编辑：曾育林
责任编辑：曾育林
封面设计：曾　斌
责任校对：马霄行
责任技编：何雅涛
出版发行：中山大学出版社
电　　话：编辑部 020 - 84111996，84113349，84111997，84110779
　　　　　发行部 020 - 84111998，84111981，84111160
地　　址：广州市新港西路 135 号
邮　　编：510275　　传　　真：020 - 84036565
网　　址：http://www.zsup.com.cn　E-mail: zdcbs@ mail.sysu.edu.cn
印　刷　者：广东虎彩云印刷有限公司
规　　格：787mm×1092mm　1/16　22.625 印张　550 千字
版次印次：2017 年 11 月第 1 版　2020 年 10 月第 3 次印刷
定　　价：55.00 元

如发现本书因印装质量影响阅读，请与出版社发行部联系调换

编 委 会

主　编　周　同　王于领
副主编　郑停停　吉健友

编　委（以姓氏笔画为序）：
王于领　中山大学附属第六医院
王亚飞　中山大学附属第六医院
王伟铭　中山大学附属第六医院
付德荣　广东体育职业技术学院
冯蓓蓓　中山大学附属第六医院
吉健友　广州体育职业技术学院
张　洲　中山大学附属第一医院
陈可迪　中山大学附属第六医院
林武剑　中山大学附属第六医院
林科宇　中山大学附属第一医院黄埔院区
郑停停　中山大学附属第六医院
范宗禄　南方医科大附属珠江医院
周　同　广州体育职业技术学院
袁颖嘉　广州中医药大学第一附属医院
梁　恒　广州体育职业技术学院
薛晶晶　中山大学孙逸仙纪念医院

秘　书　王伟铭（兼）

前　言

　　运动疗法是康复治疗技术中最基本且运用范围最广的治疗方法，通过徒手或器械进行运动训练，以达到预防和治疗疾病、改善和恢复躯体功能的方法。其建立在运动学、生物力学和神经发育学的理论基础上，需根据疾病的特点和患者功能情况设计个性化的运动处方。作为物理治疗的核心，随着研究的深入及科学体系的完善，其在临床康复中的作用逐渐凸显。

　　运动疗法作为体育保健与康复类相关专业的核心专业技术，同时是康复治疗师的必备临床技能，操作技能掌握是否正确熟练，直接关系到康复治疗目标的实现和治疗效果的达成。运动疗法是体育保健与康复类相关专业的核心课程，目前使用的教材均为医药院校编写的教材，而且运动疗法各种专著和教材繁多，往往多侧重于理论基础，具体操作技术要点及配图着墨相对较少，不适合体育保健与康复相关专业的学习。为解决以上问题，广州体育职业技术学院根据体育保健与康复专业发展和省示范重点专业建设的需要，与中山大学附属第六医院等单位合作，启动了校企合作教材《运动疗法》的编写，面向体育类、医药卫生类高职高专院校的学生。

　　本教材包括绪论、上编和下编。上编为运动治疗技术，下编为常见疾病的运动疗法，全书共 15 章，包括运动治疗技术及应用的主要内容。本书在理论基础方面力求简洁清晰，在操作方面力求图文并茂、规范统一。在教材编写过程中，充分体现"三基"（基础理论、基本知识和基本技能）和"五性"（思想性、科学性、先进性、启发性和适用性）的原则，根据高职高专的特色，通过图文并茂的表现形式，让老师易教、学生易学易懂并学以致用。希望能给广大体育类、医药卫生类高职高专院校的学生耳目一新的感觉，成为一本实用的教材和参考书。

　　本教材的参考和引用文献均附于每章的后面，以感谢各位原作者的卓越贡献。本书图片由广州体育职业技术学院和中山大学附属第六医院邀请多名临床一线治疗师参与作为模特，由专业摄影师拍摄，在此一并表示感谢。

　　感谢广州体育职业技术学院、中山大学附属第六医院等单位，以及中山大学出版社在校企合作书籍编写过程中，给予的大力支持和专业指导。感谢各位编委利用业余时间查阅收集资料，撰写和反复修订，为本教材顺利出版所付出的辛勤劳动。

我们力求编写一本"理论够用，实操性强"的适用教材，但因时间紧迫和学识有限，编写过程中遗漏和不足之处在所难免，敬请各位老师、同学和其他读者批评指正，不吝赐教，使本教材在实践中得到进一步完善。

周 同 王于领

2017 年 5 月

目 录

绪　论 / 1
　　一、运动疗法概述 / 1
　　二、运动治疗的目的和技术分类 / 4

上编　运动治疗技术

第一章　关节活动度训练 / 8
　第一节　关节活动度的概述 / 8
　第二节　四肢关节和躯干的正常关节活动 / 9
　　一、上肢 / 9
　　二、下肢 / 10
　　三、躯干 / 10
　第三节　维持和改善关节活动度的训练 / 11
　　一、上肢 / 11
　　二、下肢 / 19
　　三、脊柱 / 24
　第四节　ROM 运动的局限性及注意事项 / 27
　　一、ROM 运动的局限性 / 27
　　二、ROM 活动训练的注意事项及禁忌证 / 27
　参考文献 / 28

第二章　关节松动技术 / 29
　第一节　基础理论 / 29
　　一、概念定义 / 29
　　二、关节活动的基本概念 / 30
　　三、关节松动术适应证 / 30
　　四、分级松动技巧 / 31

　第二节　上肢关节松动技术 / 32
　　一、肩关节复合体 / 32
　　二、肘关节复合体 / 34
　　三、腕和手的关节复合体 / 36
　第三节　下肢关节松动术 / 39
　　一、髋关节 / 39
　　二、膝关节 / 40
　　三、踝足关节复合体 / 42
　第四节　脊柱关节松动 / 44
　　一、腰椎 / 44
　　二、颈椎 / 46
　参考文献 / 49

第三章　肌力训练 / 50
　第一节　提高肌力、肌耐力和爆发力的基本原理 / 50
　　一、概述 / 50
　　二、影响因素及肌肉运动类型 / 51
　第二节　肌力训练的一般原则 / 55
　　一、抗阻训练原则 / 55
　　二、超量恢复原则 / 55
　　三、渐进性原则 / 55
　　四、特殊性原则 / 56
　第三节　肌力训练方法和技巧 / 57
　　一、徒手阻力运动 / 57
　　二、机械阻力运动 / 62
　　三、特殊运动处方 / 64
　　四、注意事项 / 64
　　五、禁忌证 / 68
　参考文献 / 68

第四章 有氧运动 / 70
第一节 概述 / 70
一、重要名词解释 / 72
二、有氧运动的适应证和禁忌证 / 73
第二节 有氧运动过程中的生理反应 / 73
一、运动中心血管系统的生理反应 / 74
二、运动中呼吸系统的生理反应 / 74
三、运动中骨骼肌肉系统的生理反应 / 74
第三节 运动处方的制定与实施 / 75
一、运动处方的制定原则 / 75
二、运动处方四要素 / 77
三、运动处方的实施 / 84
第四节 运动训练的生理适应性变化 / 86
一、心血管系统 / 86
二、呼吸系统 / 87
三、代谢系统 / 87
四、其他系统 / 88
五、总结 / 88
参考文献 / 88

第五章 肌肉牵伸技术 / 89
第一节 概述 / 89
一、机体活动受限的影响因素 / 89
二、牵伸的目的 / 90
三、牵伸的类型 / 90
四、牵伸前患者的评估与检查 / 91
五、牵伸的方式 / 91
六、牵伸效果的决定因素 / 92
七、牵伸前准备 / 94
八、注意事项 / 94
第二节 头颈躯干肌群牵伸方法 / 95
一、头颈肌群的牵伸 / 95
二、躯干肌群的牵伸 / 98

第三节 上肢肌群牵伸方法 / 101
一、肩关节周围肌肉的牵伸 / 101
二、肘、腕关节和手部肌群的牵伸 / 104
第四节 下肢肌群牵伸方法 / 107
一、髋关节周围肌群的牵伸 / 107
二、膝关节周围肌群的牵伸 / 110
三、踝关节周围肌群的牵伸 / 112
参考文献 / 114

第六章 牵引技术 / 115
第一节 脊柱牵引技术 / 116
一、颈椎牵引技术 / 116
二、腰椎牵引技术 / 118
第二节 四肢关节牵引 / 121
一、简易牵引架牵引 / 121
二、电动牵引器牵引 / 121
第三节 牵引注意事项 / 122
一、脊柱牵引注意事项 / 122
二、四肢关节牵引注意事项 / 122
参考文献 / 123

第七章 平衡和协调功能训练 / 124
第一节 平衡功能障碍及训练 / 125
一、平衡相关的定义 / 125
二、维持平衡的机制 / 125
三、平衡功能评定 / 127
四、平衡功能训练 / 128
第二节 协调功能障碍及训练 / 134
一、概述 / 134
二、协调功能的评定 / 134
三、协调功能训练 / 135
四、注意事项 / 138
参考文献 / 138

第八章 移乘功能训练 / 139
第一节 体位转移技术 / 139
一、翻身训练 / 140

二、坐起训练 / 141
　三、坐位移动训练 / 144
　四、站起训练 / 144
第二节　移乘训练 / 146
　一、截瘫患者的移乘训练 / 146
　二、偏瘫患者的移乘训练 / 149
第三节　助行器具的使用 / 150
　一、手杖的使用 / 151
　二、腋拐的使用 / 152
　三、助行器的使用 / 154
　四、注意事项 / 155
参考文献 / 155

第九章　神经生理学疗法 / 156
第一节　神经生理学基本原理 / 156
　一、后续效应（after discharge）/ 156
　二、时间总和（temporal summation）/ 156
　三、空间总和（spatial summation）/ 157
　四、扩散（irradiation）/ 157
　五、连续诱导（successive induction）/ 157
　六、交互支配/抑制（reciprocal innervation/inhibition）/ 157
第二节　PNF 疗法 / 157
　一、PNF 的基本程序 / 158
　二、PNF 的特殊技术 / 159
　三、PNF 的运动模式 / 163
参考文献 / 172

第十章　运动再学习疗法 / 173
第一节　概述 / 173
第二节　运动再学习技术的基本原理 / 174
　一、脑损伤后功能恢复 / 174
　二、限制不必要的肌肉运动 / 174
　三、反馈 / 174
　四、调整重心 / 174
第三节　运动再学习技术的内容 / 174
　一、上肢功能训练 / 175

　二、口面部功能训练 / 179
　三、从仰卧到床边坐起的训练 / 180
　四、坐位平衡训练 / 182
　五、站起与坐下训练 / 184
　六、站立平衡训练 / 187
　七、行走训练 / 188
参考文献 / 194

第十一章　麦肯基疗法 / 196
第一节　麦肯基技术的诊断方法 / 196
　一、椎间盘理论模型 / 196
　二、疼痛机制分类 / 197
第二节　诊断方法 / 198
　一、病史采集 / 198
　二、体格检查 / 198
　三、三大综合征 / 201
　四、向心化现象 / 201
第三节　治疗原则 / 201
　一、姿势综合征的治疗原则 / 201
　二、功能不良综合征的治疗原则 / 202
　三、移位综合征的治疗原则 / 202
第四节　颈椎的治疗技术 / 203
　一、坐位后缩 / 203
　二、坐位后缩加伸展 / 204
　三、卧位后缩加伸展 / 205
　四、手法牵引下后缩加伸展和旋转 / 206
　五、伸展松动术 / 207
　六、后缩加侧屈 / 207
　七、侧屈松动术和手法 / 208
　八、后缩加旋转 / 208
　九、旋转松动术和手法 / 209
　十、屈曲 / 209
　十一、屈曲松动术 / 210
　十二、仰卧位颈椎牵引 / 210
第五节　胸椎的治疗技术 / 211
　一、直坐屈曲 / 211
　二、卧位伸展 / 211

三、伸展松动术 / 212
四、直坐旋转 / 212
五、伸展位旋转松动术和手法 / 213
第六节 腰椎的治疗技术 / 213
　一、俯卧位 / 213
　二、俯卧伸展位 / 213
　三、俯卧伸展和加压 / 214
　四、持续伸展位 / 214
　五、站立位伸展 / 215
　六、伸展松动术 / 215
　七、伸展位旋转松动术 / 215
　八、屈曲位持续旋转/屈曲位旋转
　　　松动术 / 216
　九、卧位屈曲 / 216
　十、站立位屈曲 / 216
　十一、抬腿站立位屈曲 / 217
　十二、侧方偏移的手法矫正 / 217
第七节 脊椎姿势综合征的治疗
　　　方法 / 218
　一、坐姿的矫正 / 218
　二、站姿的矫正 / 218
　三、卧姿指导 / 219
第八节 禁忌证 / 219
参考文献 / 220

第十二章 悬吊治疗技术 / 221
第一节 概述 / 221
第二节 悬吊技术的诊断方法 / 222
　一、仰卧位骨盆上抬 / 222
　二、侧卧位髋关节外展 / 223
　三、侧卧位髋关节内收 / 224
　四、仰卧位髋关节伸展 / 224
　五、俯卧位髋关节屈曲 / 225
　六、仰卧位膝关节屈曲 / 226
　七、俯卧位膝关节伸展 / 227
　八、其他测试 / 227
第三节 悬吊技术的治疗方法 / 228
　一、长时间、低负荷运动 / 228
　二、重复次数较少、高负荷运动 / 228
第四节 常见的弱链治疗方法 / 228
　一、仰卧位腰椎中立位训练 / 229
　二、仰卧位骨盆上抬训练 / 229
　三、侧卧位髋关节外展训练 / 230
　四、侧卧位髋关节内收训练 / 230
　五、仰卧位髋关节伸展训练 / 231
　六、俯卧位髋关节屈曲训练 / 231
　七、仰卧位膝关节屈曲训练 / 232
　八、俯卧位膝关节伸展训练 / 232
　九、跪姿肩关节伸展训练 / 233
　十、其他训练 / 233
参考文献 / 233

下　编　常见疾病的运动疗法

第十三章 骨关节肌肉系统疾病 / 235
第一节 颈椎病 / 235
　一、概述 / 235
　二、分型及临床表现 / 236
　三、运动疗法 / 236
第二节 下腰痛 / 238
　一、概述 / 238
　二、分型及临床表现 / 238
　三、运动疗法 / 238
第三节 脊柱侧弯 / 241
　一、概述 / 241
　二、分型及临床表现 / 241
　三、运动疗法 / 241
第四节 肩袖损伤 / 243
　一、概述 / 243
　二、临床表现及鉴别诊断 / 243
　三、运动疗法 / 243
第五节 肩周炎 / 246
　一、概述 / 246
　二、临床表现及病因 / 246
　三、运动疗法 / 247
第六节 膝骨性关节炎 / 250

一、临床表现及诊断标准 / 250
二、运动疗法 / 250
第七节　网球肘 / 253
　　一、概述 / 253
　　二、临床表现及病因 / 253
　　三、运动疗法 / 254
第八节　手外伤 / 255
　　一、概述 / 255
　　二、临床表现 / 255
　　三、运动疗法 / 255
第九节　骨折 / 256
　　一、概述 / 256
　　二、骨折康复介入的原则 / 256
　　三、运动疗法 / 256
第十节　膝关节韧带损伤 / 257
　　一、概述 / 257
　　二、临床表现 / 258
　　三、非手术治疗的运动疗法 / 258
　　四、膝前交叉韧带重建术后的
　　　　运动疗法 / 259
第十一节　人工关节置换术 / 264
　　一、概述 / 264
　　二、适应证 / 264
　　三、运动疗法 / 264
第十二节　骨质疏松症 / 266
　　一、概述 / 266
　　二、临床表现 / 266
　　三、运动疗法 / 266

第十四章　神经系统疾病 / 268
第一节　脑卒中 / 268
　　一、概述 / 268
　　二、康复评定 / 269

三、康复治疗 / 286
第二节　脊髓损伤康复 / 299
　　一、概述 / 299
　　二、脊髓损伤的临床表现及
　　　　分类 / 300
　　三、脊髓损伤的临床评定 / 301
　　四、脊髓损伤的康复治疗 / 305
第三节　周围神经损伤 / 311
　　一、概述 / 311
　　二、康复评定 / 313
　　三、周围神经损伤的康复治疗 / 315
参考文献 / 318

第十五章　心肺系统疾病 / 320
第一节　冠心病 / 320
　　一、概述 / 320
　　二、心脏康复的定义 / 321
　　三、运动是良医 / 321
　　四、心脏康复的适应证和
　　　　禁忌证 / 327
　　五、心脏康复的分期 / 328
　　六、总结 / 331
第二节　慢性阻塞性肺疾病 / 331
　　一、概述 / 331
　　二、呼吸系统疾病患者在运动中的
　　　　异常表现 / 332
　　三、功能评定 / 334
　　四、COPD 患者进行运动治疗的
　　　　机理 / 337
　　五、运动处方 / 337
　　六、其他的运动训练内容 / 341
　　七、总结 / 348
参考文献 / 349

绪 论

现代康复治疗手段包括物理治疗、作业治疗、言语治疗和康复工程等。其中物理治疗的主要手段是采用运动疗法、手法治疗和物理因子疗法等结合临床推理并基于循证医学的理念，通过各种康复治疗手段恢复和重建躯体功能，以提高患者的生活质量，其中运动干预是物理治疗的核心，随着研究的深入及科学体系的完善，其在临床康复中的作用逐渐凸显。本教材在于介绍运动疗法的理论和技术。

一、运动疗法概述

（一）定义

运动疗法（therapeutic exercise）是针对骨关节肌肉系统、神经系统、心肺系统及脏器等方面的疾患与功能障碍，应用徒手或器械进行运动干预与训练，以达到预防和治疗疾病、改善和恢复躯体功能的方法。运动疗法是建立在运动学、生物力学和神经发育学的理论基础上，需根据疾病的特点和患者功能情况设计个体化的运动处方。

（二）学科定位

随着社会的发展和进步，传统的医学模式已经转变成以人为中心的生物－心理－社会模式，而康复医学是这种新医学模式的具体体现。作为医学学科的重要分支，康复医学更加注重改善患者的功能障碍，提高患者自理能力及生存质量。它是一种功能医学，因此工作内容也有特色之处，其一便是康复治疗技术的应用。治疗以训练为重要手段，常常由多专业组成康复治疗组，分工协作共同执行患者的康复方案。

我们还要看到，人们由于生活和工作模式的改变，体力活动下降和运动减少已经成为全球健康促进和康复工作中重点要面对的问题。久坐时间已经成为相关疾病发病、病死率和患者长时间住院的主要相关因素。无论是康复临床一线的急重症、亚急性和慢性期的神经系统疾患、骨骼肌肉系统疾患和心肺系统疾患，还是普通人群中的超体重、高血压、高压力等身心状态，体力活动无疑是最佳的调节手段。从事体力活动锻炼，远不止是改善上述疾病的健康状态，还能够提高生活质量、改善睡眠质量、舒缓压力，甚至能有效提升社会心理状态。

运动疗法是康复治疗技术中最基本且运用范围最广的治疗方法，随着基础研究的深入和医学技术日趋成熟，其在现代医疗的地位和重要性已不可替代，并在广泛的临床应

运动疗法

用中形成独立的科学体系。运动疗法借助于运动来使患者调整身心、恢复健康和劳动能力，既补充医学的治疗，又构成医学运动精神的内涵。它研究运动在医学中的具体应用，综合性强，实用性广，与其他多个学科相共通，既以运动学、生物力学和神经发育学为基础，又与临床常见疾病产生联系。

（三）历史与发展

人们自古就有运用各种自然因素来防病健身和延缓衰老的传统，并意识到运动对于维持身心健康的重要价值。西方社会进入中世纪，运动疗法得到较为系统的发展，开始有学者提出医疗体操的原则，并建议医生通过运动来促进患者康复。19世纪以来，世界各地开始成立运动研究机构，同时运动疗法作为课程纳入专业教育中，其应用得到进一步推广。

运动疗法的近代发展始于20世纪初。第一次世界大战爆发后，战伤病员的治疗及伤残肢体的功能训练极大地促进了现代康复医学的形成。运动治疗技术作为康复治疗的主要手段，在这时期受到较多重视并广泛应用。第二次世界大战后，运动疗法进入一个全新的发展时期，同时确立其在康复治疗中的重要地位。此时的治疗技术不限于关节活动技术、肌力训练、牵伸技术，还开始出现以神经生理学和神经发育学为特色的运动疗法，包括运动学习理论、本体感觉神经促通技术等。1938年，美国成立了物理治疗师学会。以Rusk教授为代表的学者为康复医学的早期发展做了大量贡献，西方国家陆续建立起大批的康复中心，康复医学的理念也逐渐完善。1950年，国际物理医学与康复学会成立。1969年，国际康复医学会成立。表明康复医学学科发展日臻成熟。

我国是世界上首先发展采用运动疗法防病治病的国家之一，比如古人采用导引术、八段锦、五禽戏等传统运动疗法治疗种类疾病，实现防病治疗和延年益寿的目的。于20世纪80年代，我国在改革开放时期引进现代康复医学。党和政府十分重视康复医学的发展计划，通过派出人才学习国外先进经验，同时在国内开展康复工作，成立中国康复研究中心。随着中国现代康复医学学科的建设与临床发展，特别是综合性医院康复医学科与康复医院的建设，现代运动疗法技术在我国进入飞速发展期。进入21世纪，物理治疗的运动疗法被赋予新的内涵，在理论体系深入发展的基础上，运动疗法技术结合高新科技与康复工程等手段开辟了更多新的专业领域。

（四）应用范围

运动疗法技术内容丰富，项目较多，其应用范围也十分广泛，适用的疾病范围大致可包括：骨关节肌肉系统疾病、神经系统疾病、心肺系统疾病和其他疾病等。具体举例分述如下：

1. 骨关节肌肉系统疾病

（1）颈椎病。指颈椎间盘退变、突出，颈椎骨质增生、韧带增厚、钙化等退行性病变刺激或压迫其周围的肌肉、血管神经、脊髓引起的一系列症状，有多种分型。颈椎病以非手术疗法为首选的基本原则，运动疗法治疗颈椎病的目的是为了减轻脊椎负荷，改善局部循环，缓解疼痛以及改善颈椎活动度。牵引是常见而有效的方法，推拿及关节松动训练可放松肌肉，使紊乱的关节复位。颈背部的肌肉锻炼能恢复及增进颈椎的活动功能，以增强颈椎稳定性。

（2）下腰痛。指后背腰骶部的疼痛或不适感，可伴有或不伴有下肢的放射痛，是骨科疾患中最常见的症状之一。随着社会老龄化趋势，下腰痛症的发病率也随之增高。下腰痛的病因复杂，临床治疗仍以非手术治疗为主。运动疗法可达到减轻疼痛、促进血液循环、维持柔软性、强化躯干肌和预防废用性萎缩的作用。

（3）肩周炎。指肩关节周围炎症，或称五十肩、冻结肩、粘连性关节囊，是肩周肌、肌腱、滑囊及关节囊的慢性炎症。原发性肩周炎好发于50岁以上的中老年人，女性较男性多见，起病隐匿，病程缓慢，其主要临床表现是肩部疼痛及关节活动受限。急性期的关节活动训练可防止组织粘连和肌肉萎缩，恢复期注重主动活动和功能锻炼。运动疗法对于肩周炎具有不可替代的作用，常常能取得显著效果，改善生活质量。

（4）网球肘。也称肱骨外上髁炎，指肘关节外侧前臂伸肌起点处肌腱发炎引起疼痛。网球肘是过劳性综合征的典型例子，多数发病缓慢，不伴有明显活动受限。治疗的目的是减轻或消除症状，避免复发，并逐渐恢复合适的运动锻炼。

（5）骨性关节炎。骨关节炎是指由于增龄老化、炎症、感染、创伤或其他因素引起的以关节软骨变性或破坏、关节边缘骨赘形成为特征的慢性骨关节病，好发于负重大关节如髋、膝关节。常见功能障碍包括疼痛、活动受限甚至关节畸形，运动疗法是骨关节炎的首选治疗，急性期应休息、制动、无痛范围的活动为主，而缓解期的治疗目的是强化患者肌力，预防肌萎缩；增加关节稳定性，防止关节畸形和疼痛复发；改善或恢复关节功能，提高生活质量。保守治疗无效的再考虑关节置换术。

（6）骨折。指因任何原因造成骨在解剖学上的连续性中断的状态。随着手术治疗方法的发展及早期运动疗法的介入，骨折患者的康复时间明显缩短，术后生活质量显著提高。运动疗法的目的是在骨折治疗过程中，把身体局部和整体的功能障碍尽可能地降至最低程度。正确、及时的康复治疗能促进骨折愈合，防止和减少并发症与后遗症的发生。临床常见骨折的运动疗法见第十三章。

（7）人工关节置换术。指由于关节病损严重，影响日常生活质量，而采取的一门利用机械装置植入人体恢复部分或全部关节功能的特别外科矫形技术。术后的康复治疗对于患者恢复功能水平，减少并发症有重要作用。运动治疗的原则不仅要注重个体化、全面康复训练，还要做到循序渐进、长期坚持。

2. 神经系统疾病

（1）脑卒中。又称脑血管意外，是一组脑部血液循环障碍引起的急性起病的局灶性神经功能障碍，且持续时间超过24小时或引起死亡的临床症候群。脑卒中具有发病率高、致残率高的特点，给患者本人、家庭及社会带来沉重的负担，是威胁人类健康的最严重疾病之一。康复治疗对脑卒中患者的疗效和重要性已经得到大量的研究证实和国际医疗组织的认可。其中运动疗法有助于促进偏瘫侧肢体运动功能的恢复，改善和提高移乘能力，预防及治疗废用综合征和并发症等。训练的目的在于促进正常运动模式的恢复，并提高生活自理能力，让患者尽早回归家庭社会。

（2）脊髓损伤。指由于交通事故、体育损伤等因素导致的脊髓神经损伤，是一种严重致残的伤病。脊髓损伤后，可出现损伤平面以下的运动功能障碍、感觉功能障碍、排尿排便障碍、脊髓反射障碍、循环系统障碍、呼吸系统障碍等相应改变。患者的基本康复目标为通过功能训练、适应性训练等提高患者的独立生活能力，最大限度重返工作和社会生活。具体的治疗手段依损伤平面而定，运动训练需根据循序渐进和个体化康复的原则进行，其功能恢复的预后也与损伤平面有较大关系。

（3）周围神经损伤。指中枢神经系统以外的神经成分的结构和功能障碍，包括运动神经、感觉神经和自主神经，损伤后表现为该神经所支配的靶组织功能障碍。其治疗是包括手术、药物和康复在内的综合性治疗，而损伤的程度不同，治疗方案及预后也不尽相同。运动疗法对周围神经损伤患者的康复非常重要，早期运动治疗的目的主要为保持关节的功能位，维持正常的关节活动度，预防肌肉萎缩。恢复期，应根据患者的损伤部位和残存肌力进行力量训练，促进肌力和肌耐力的提高，提高患者的生活和工作能力。

3. 心肺系统疾病

（1）冠心病。即冠状动脉粥样硬化性心脏病，指冠状动脉粥样硬化造成血管腔狭窄或阻塞，或（和）因冠状动脉功能性改变（痉挛）导致心肌缺血缺氧或坏死而引起的心脏病。冠心病康复包括生活方式的改变，恢复心脏功能和心理健康，生活质量的评估与改善等。而运动能使心血管系统产生适应性变化，提高心肌有氧代谢能力，增强机体运动耐量、耐力和骨骼肌的肌力。治疗前需对患者进行危险性分层，根据不同危险性级别，为患者制定合适的运动处方，严格把握患者运动强度，避免急性心血管事件的发生。

（2）慢性阻塞性肺疾病。是一种常见的以持续气流受限为特征的肺部疾病，气流受限不完全可逆，呈进行性发展。临床症状包括慢性咳嗽、咳痰、气短或呼吸困难，合并有明显的日常生活活动受限和运动耐量下降。肺康复通过多方面的作用提高慢阻肺患者整体的功能水平，其主要作用包括：减少呼吸困难；增加肌力和肌耐力（外周肌肉和呼吸肌）；增加运动耐量；改善日常生活活动能力；促进运动习惯的养成；缓解焦虑和恐惧，改善健康相关生活质量；增加肺部疾病知识，提高自我管理的能力。

二、运动治疗的目的和技术分类

（一）目的

运动疗法是康复医学中主要的和基本的治疗技术之一，患者常通过运动治疗达到以下目的：

（1）修复和预防残损。

（2）重建或提高躯体功能。

（3）预防和减少健康相关危险因素。

（4）改善整体健康水平，提高生活质量。

（二）技术分类

根据临床具体应用情况，运动疗法技术大致可以分为以下几类：

1．关节活动度训练

指利用各种方式维持和改善关节功能障碍的治疗技术，包括被动活动、助动活动和主动活动。适当的关节活动训练还可保持肌肉的生理长度和张力，是维持关节正常形态和功能的重要方式。

2．关节松动技术

指通过徒手的被动运动，治疗关节僵硬、活动受限或疼痛，使关节恢复到正常的生理状态的治疗技术。

3．肌力训练

即增强肌肉力量，包括肌力、爆发力和肌耐力的训练方法。临床常用不同的肌肉收缩形式和训练方法以达到不同的训练目的。

4．有氧训练

即大肌群进行中等强度、节律性、周期性的运动，持续一定时间，以提高机体有氧代谢能力和全身耐力为目的的一种训练方式。常见形式包括步行、慢跑、自行车、游泳等。

5．肌肉牵伸技术

肌肉牵伸技术是指运用外力（人力或机械力）牵伸缩短、挛缩或紧张的肌肉组织并使之延长，改善肌肉组织的伸展性、柔韧性，降低肌肉组织的张力，以改善或恢复关节活动度的治疗技术。常见形式包括被动牵伸、主动牵伸、PNF牵伸等。

6．牵引

即徒手或借助器械将作用力和反作用力作用于人体脊柱或四肢关节，通过持续牵拉的作用来达到治疗目的的一种康复治疗手段，包括颈椎牵引和腰椎牵引。

7．平衡和协调功能训练

即提高患者维持身体平衡功能和运动协调能力的各种训练措施，训练过程需要骨骼肌肉系统和中枢神经系统的共同参与。

8．移乘功能训练

包括体位转移训练、床与轮椅的移乘训练、各种辅助器具的使用以及步行训练等。

9．神经生理学疗法

基于神经生理学的基本原理，主要针对中枢神经损伤引起运动功能障碍的治疗方法。包括Bobath疗法、Brunnstrom疗法、PNF疗法和Rood技术。

10．运动再学习疗法

以生物力学、运动科学、神经科学等为理论基础，以作业或功能为导向，在强调患者主观参与和认知重要性的前提下，按照科学的运动学习方法对患者进行教育其恢复运动功能的一套方法。其强调重获运动功能是一个学习的过程，指导思想是强调早期活动和主动活动。

11. 麦肯基疗法

麦肯基先生发明的一套诊疗体系。其应用反复运动和保持体位的方法，可预测患者对各种运动和体位的反应。理论体系还形成了将下腰痛、颈痛明确地划分为姿势综合征、功能不良综合征和间盘移位综合征 3 种综合征的分类方法，提出了患者自我治疗和教育可以帮助患者独立、不依赖他人治疗和预防复发。

12. 悬吊技术

广泛应用于康复、体育等领域的一种新兴治疗技术。不仅适用于神经系统疾患、骨骼肌肉系统疾患、儿童发育障碍等多种疾病，还可以用来测试人体肌肉链中存在的薄弱环节，通过快速测试，设计有针对性的治疗方案。

（王于领）

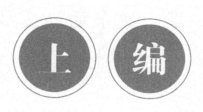

运动治疗技术

第一章 关节活动度训练

学习目标

掌握

1. 维持和改善四肢关节活动度的训练
2. 维持和改善脊柱关节活动度的训练

熟悉

1. 关节活动度训练的适应证及目标
2. 关节活动度训练的局限性及注意事项

了解

1. 关节活动度的定义及概述
2. 四肢和躯干的正常关节活动

第一节 关节活动度的概述

肌肉收缩或外力作用致使骨骼相对移动时，即产生了人体的关节活动。关节完整的可动范围称为关节活动度（range of motion，ROM）。关节的构造以及邻近软组织的完整性及柔软度都会对关节活动度造成影响。

关节活动度可分为被动关节活动度、主动关节活动度及主动-协助式关节活动度。被动关节活动度（passive ROM）是借助外力使肢体在未受限制的活动范围内移动产生的活动，并无肌肉的主动收缩。外力可来源于重力、仪器、其他人的协助等。主动及主动-协助式关节活动度（active and active-assistive ROM），是由跨关节的肌肉在未受限制的活动范围内主动收缩产生的肢体的动作。主动-协助式关节活动度是由于主要动作肌的肌力不足需要协助来完成动作，因而辅以徒手或机械装置外力的方式来完成主动关节活动度的运动方式。

关节活动度运动的适应证及目标：

1. 被动关节活动度运动的适应证及目标

PROM 适应证如下：①急性炎症的组织；②无法主动活动肢体的患者，如昏迷、瘫痪或完全卧床状态者。

PROM 的目标包括：①保持关节及软组织的活动性；②降低关节挛缩的风险；③维持肌肉的力学弹性；④促进循环及血流动力学情况；⑤促进关节滑膜运动及关节内物质的弥散以营养关节软骨；⑥降低或抑制疼痛；⑦促进损伤或手术后组织愈合；⑧有助于维持患者运动的感知。

2. 主动关节活动度运动的适应证及目标

AROM 的适应证如下：①患者能主动收缩肌肉，在有或无协助的情况下可主动运动肢体；②当患者肌肉力量较弱，无法完成正常活动范围的活动时，通常需要利用主动－协助式关节活动度训练（active – assistive ROM）来达到所要求的活动度，进而逐步进行抗阻训练来增强肌肉的力量；③AROM 可用于有氧运动体适能的训练；④当患者身体某部分需要制动一段时间时，制动部位的上、下邻近关节需要进行 AROM 来尽可能维持其正常的活动度及组织完整性，为功能性活动做准备。

AROM 的目标包括：①维持参与主动关节运动的肌肉的生理学弹性及收缩能力；②为收缩的肌肉提供感觉的反馈；③为骨骼和关节组织的完整性提供活动的刺激；④促进血液循环，预防血栓的形成；⑤发展协调性及运动的技巧以完成功能性活动。

第二节　四肢关节和躯干的正常关节活动

人体四肢关节和躯干的关节活动均有正常的角度范围，关节活动度的正常值根据个体、性别、年龄、职业、人种、运动史等而有所不同。掌握身体各关节正常的活动范围是发现关节活动受限或障碍以及改善关节活动度的基础。

一、上肢

1. 肩关节

肩部骨骼包括肱骨、锁骨、肩胛骨以及与肩部运动密切相关的胸骨和肋骨，组成肩部的 6 个关节：①盂肱关节，由肱骨头和肩胛骨的关节盂构成，狭义的肩关节是指盂肱关节。②肩锁关节，由肩胛骨的肩峰和锁骨的外侧端构成。③胸骨关节，由胸骨和锁骨的内侧端构成。④喙锁关节，由喙骨和锁骨的外侧端构成。⑤肩峰下关节，由肩峰和肱骨头构成。⑥肩胸关节，由肩胛骨和胸廓后壁构成，由于非骨性关节，所以这种关节称为假关节或功能性关节。肩关节的正常关节活动包括前屈、后伸、外展、内收、内旋、外旋、水平外展及内收。

2. 肘关节

肘关节由肱桡关节、肱尺关节和桡尺近侧关节共同组成。3个关节包裹在同一个关节囊内，关节囊纤维层前、后较薄弱，而双侧有强厚的桡侧副韧带及尺侧副韧带加强。肘关节的正常关节活动包括肘屈曲/伸展、前臂旋前及旋后。

3. 腕关节

腕部区域包含15块骨头、17个关节和一个广泛的韧带系统。主要的关节包括桡腕关节、腕中关节和腕掌关节。腕关节的正常关节活动包括腕屈曲、伸展及桡侧偏、尺侧偏。

二、下肢

1. 髋关节

髋关节是典型的球窝关节，是结构上最稳定的关节。髋关节具有3个自由度的运动：屈-伸、外展-内收、内旋-外旋。在大多数功能性活动中，髋关节的这3种类型的运动常组合在一起。受髋部韧带的限制，正常人的髋关节的活动终末端感觉通常是紧张的。髋关节正常的关节活动包括前屈、后伸、外展、内收、内旋、外旋。

2. 膝关节

膝关节是一个复杂关节，由股骨远端、胫骨和腓骨近端及髌骨共同构成，内侧胫股关节、外侧胫股关节和髌骨关节3个关节均围在同一个关节囊内。膝关节囊内还有半月板和前、后交叉韧带等结构。内侧和外侧半月板是纤维软骨，其作用是增加胫股关节的适应性和分散压力。膝关节的运动有两个自由度：屈-伸和轴旋转。膝关节的屈曲范围取决于大腿后面接触的小腿三头肌的大小，通常在120°～130°。由于受跨过髋和膝两个关节的股直肌的限制，当伸髋时屈膝运动范围减小。正常膝关节的被动内、外旋终末感是紧张的。因为运动被关节囊和韧带结构所限制，这些结构包括侧副韧带、交叉韧带、腘斜韧带、支持带和髂胫束。膝关节正常的关节活动包括屈曲、伸展。

3. 踝关节

踝足关节功能主要包括支持体重、控制和稳定小腿着地，适应不规则的地面，在步行、跑步、跳跃着地时缓冲吸收震荡等。踝关节正常的关节活动包括踝背屈、跖屈、内翻及外翻。

三、躯干

脊柱的运动节段是由两个相邻的椎骨、3个椎间关节、椎间盘的软组织、纵韧带和节段间韧带以及关节囊组成。大多数的椎骨联结可做6个自由度的运动，包括前后弯曲（屈、伸）、左右侧弯（侧屈）、左右旋转。

1. 颈椎

颈椎由7块椎骨组成。枕骨、寰椎和枢椎形成颅椎区，关节面近乎水平，有2个或3个自由度。寰枕关节有两个自由度，主要产生矢状面上的点头动作。寰枢关节是由枢椎的齿突和寰椎前弓后方的关节面组成关节，齿突后方有强厚的寰椎横韧带。运动轴垂直通过齿突，颈部旋转活动度约50%在寰枢关节。关节突关节是典型的颈椎联结，关节面方向由水平逐渐变为与水平面和冠状面成45°。关节面的方向松弛，而有弹性的关节囊允许关节在两个平面上活动。颈椎的活动度和活动频率最大，颈椎的正常生理运动包括前屈、后伸、侧屈、旋转活动。

2. **胸椎**

胸椎由12块椎骨组成，胸椎的活动度相对较小，主要起着稳定脊柱的作用。

3. **腰椎**

腰椎由5块椎骨组成，腰椎的椎体及椎间盘较大，前纵韧带和髂腰韧带强厚，在直立位时可承受腰以上的人体重量。腰椎关节突关节面呈半月形，位于矢状面和冠状面上。腰椎的正常生理运动包括前屈、后伸、左右侧屈及旋转。

第三节　维持和改善关节活动度的训练

一、上肢

1. **肩关节**

a. 前屈：发生在矢状面上，其运动范围是0°～180°。

（1）被动活动技术：患者取仰卧位，治疗师立于患侧，一手握住患侧腕关节处，另一手握住肘关节稍上方，然后慢慢把患者上肢沿矢状面向上高举过头。见图1-1A，B。

（2）主动助力活动技术：患者取仰卧位，健手握住患肢腕部掌侧，使其掌心向上，肘伸直，健手缓慢带动患侧沿矢状面向上高举过头，至最大关节活动范围。患者也可使用器械如肋木、体操棒、肩梯等完成。

（3）主动活动技术：患者主动将手臂沿矢状面从前方向上高举过头。

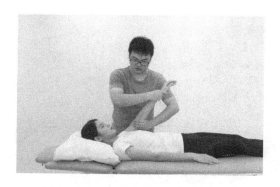

图1-1A　肩关节被动前屈起始位置

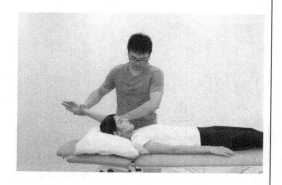

图1-1B　肩关节被动前屈终末位置

运动疗法

b. 后伸：与前屈相反。当上臂到达身体的后面，称为过伸。由于上、中盂肱韧带的限制，过伸的范围为50°～0°。

（1）被动活动技术：患者取俯卧位，治疗师立于患侧，一手握住患侧腕关节处，另一手握住肘关节稍上方，然后慢慢把患者上肢沿矢状面向上。见图1-2A，B。

（2）主动助力活动技术：患者取俯卧位，健手握住患肢腕部手背侧，使其掌心向上，肘伸直，健手缓慢带动患侧沿矢状面向上，至最大关节活动范围。患者也可使用器械如肋木、体操棒等完成。

（3）主动活动技术：患者主动将手臂沿矢状面从后方向上举起。

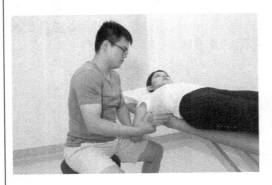

图1-2A 肩关节被动伸展

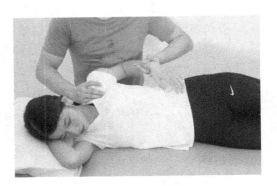

图1-2B 肩关节被动过度后伸

c. 外展：发生在冠状面上，沿前后轴进行。外展运动的范围取决于盂肱关节的旋转，其运动范围是0°～180°。

（1）被动活动技术：患者取仰卧位，治疗师立于患侧，一手握住患侧腕关节处，另一手握住肘关节稍上方，然后慢慢把患侧上肢沿冠状面外展，但当患者上肢被移动到外展90°时，要注意将上肢外旋后再继续移动直至接近患者同侧耳部。见图1-3A，B，C，D。

「肩关节水平外展」：患者取仰卧位，治疗师立于患侧身体及外展的上肢之间，一手握住患侧腕关节处，另一手握住肘关节稍上方，然后慢慢把患侧上肢沿水平面做外展。见图1-4A，B，C。

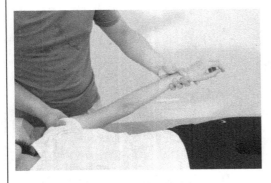

图1-3A 肩关节被动外展

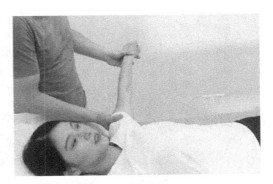

图1-3B 肩关节被动外展90°

第一章 关节活动度训练

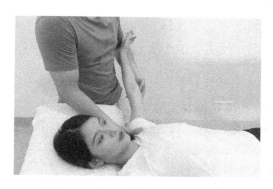

图1-3C 肩关节被动外展大于90°

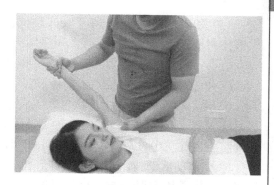

图1-3D 肩关节被动外展大于120°

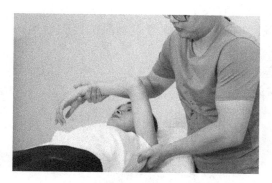

图1-4A 肩关节被动水平外展/内收起始位置

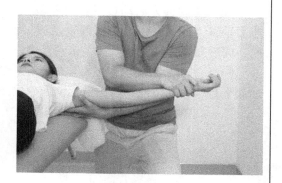

图1-4B 肩关节被动水平外展

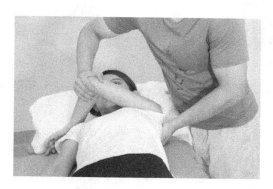

图1-4C 肩关节被动水平内收

（2）主动助力活动技术：患者取站立位，躯干前屈，患侧臂下垂，向体侧作水平位摆动，进行外展内收运动练习。患者也可通过器械完成。

（3）主动活动技术：患者主动将手臂沿冠状面从下向上举起过头。

d. 内收：与外展相反，其运动范围为180°～0°，从中立位开始，水平内收0°～30°。

（1）被动活动技术：患者取仰卧位，治疗师立于患侧，一手握住患侧腕关节处，另一手握住肘关节稍上方，然后慢慢把患侧上肢沿冠状面向身体对侧移动。（同外展图1-3A，B）

13

运动疗法

「肩关节水平内收」：患者取仰卧位，治疗师立于患侧身体及外展的上肢之间，一手握住患侧腕关节处，另一手握住肘关节稍上方，然后慢慢把患侧上肢沿水平面做内收。（同外展图1-4A，B）

（2）主动助力活动技术：同外展。

（3）主动活动技术：患者主动将手臂沿冠状面向身体对侧移动。

e. 旋转：发生在水平面上，屈肘90°时，可将盂肱关节的旋转和前臂的旋前和旋后分开。当盂肱关节在外展90°和屈肘90°时，外旋的正常范围近90°，内旋大约为70°。

（1）被动活动技术：患者取仰卧位，患侧肩关节外展90°，肘关节屈曲，治疗师立于患侧，一手固定肘关节，另一手握住腕关节，以肘关节为轴，将患侧前臂沿肱骨干轴线向头、向足方向运动，使肩关节被动内旋或外旋。见图1-5A，B，C。

（2）主动助力活动技术：患者取仰卧位，患侧肩关节水平外展，肘关节屈曲，与床面垂直，健手握住患肢腕部手掌侧，使其掌心向前，健手缓慢带动患侧沿矢状面向前、向后靠近床面，至最大关节活动范围。

（3）主动活动技术：患者取仰卧位，将肩关节水平外展，肘关节屈曲90°，前臂与地面平行，主动将前臂沿矢状面向上、向下移动。

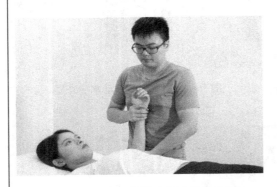

图1-5A 肩关节被动旋转起始位置

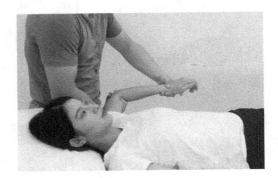

图1-5B 肩关节被动内旋

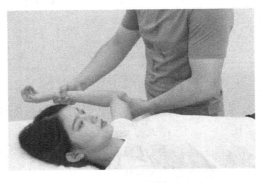

图1-5C 肩关节被动外旋

第一章 关节活动度训练

2. 肘关节

a. 屈曲。发生在矢状面上，其运动范围是 0°～145°。

（1）被动活动技术：患者取仰卧位，肘伸直，掌心向上，治疗师一手固定患侧上臂，另一手握住患侧手腕，缓慢弯曲患侧前臂沿矢状面往肩膀的方向，至最大关节活动范围。见图1-6A，B。

（2）主动助力活动技术：患者取仰卧位，肘伸直，掌心向上，健手握住患肢手腕，缓慢带动患侧前臂沿矢状面往肩膀的方向，至最大关节活动范围。患者也可使用器械如悬吊装置、弹力带等完成。

（3）主动活动技术：患者主动弯曲患侧前臂沿矢状面往肩膀的方向，至最大关节活动范围。

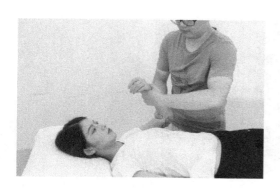
图1-6A 肘关节被动屈曲

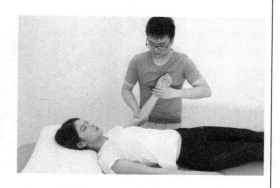
图1-6B 肘关节被动伸展

b. 伸展。发生在矢状面上，其运动范围是 145°～0°。

（1）被动活动技术：患者取仰卧，手肘弯曲，掌心向下，治疗师一手固定患侧上臂，另一手握住患侧手腕，缓慢带动患侧前臂沿矢状面伸直肘关节，至最大关节活动范围。（图1-6A，B）

（2）主动助力活动技术：患者取仰卧位，手肘弯曲，掌心向下，健侧手握住患侧手腕，缓慢带动患侧前臂沿矢状面伸直肘关节，至最大关节活动范围。

（3）主动活动技术：患者主动将弯曲的前臂沿矢状面伸直肘关节，至最大关节活动范围。

c. 旋前。发生在冠状面上，其运动范围为 0°～90°。

（1）被动活动技术：患者取仰卧位，患侧肩0°、肘屈曲90°，手掌手指伸直，前臂处于中立位，治疗师一手固定患侧前臂远端，另一手握住患侧手腕使手掌从中立位旋转移动至手臂旋前位，至最大活动范围。见图1-7A，B，C。

（2）主动助力活动技术：患者取坐位，患侧肩0°、肘屈曲90°，手掌手指伸直，前臂处于中立位，健手握住患侧手腕使手掌从中立位旋转移动至手背向上的位置，至最大活动范围。

（3）主动活动技术：患者主动使手掌从中立位旋转移动至手背向上的位置，至最大活动范围。

运动疗法

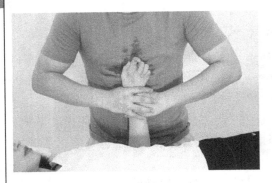

图1-7A 肘关节被动旋前起始位置

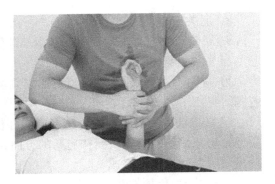

图1-7B 肘关节被动旋前终末位置

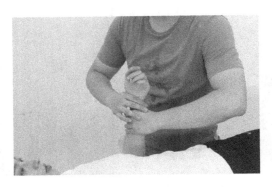

图1-7C 肘关节被动旋后起始位置

d. 旋后：发生在冠状面上，其运动范围为0°～90°。

（1）被动活动技术：患者取仰卧位，患侧肩0°、肘屈曲90°，手掌手指伸直，前臂处于中立位，治疗师一手固定患侧前臂近端，另一手握住患侧手腕使手掌从中立位旋转移动至手臂旋后位，至最大活动范围。见图1-7A，B，C。

（2）主动助力活动技术：患者取坐位，患侧肩0°、肘屈曲90°，手掌手指伸直，前臂处于中立位，健手握住患侧手腕使手掌从中立位旋转移动至手掌向上的位置，至最大活动范围。

（3）主动活动技术：患者主动使手掌从中立位旋转移动至手掌向上的位置，至最大活动范围。

3. 腕关节

a. 前/掌屈：发生在矢状面上，0°～90°。

（1）被动活动技术：患者取卧位或者坐位，患侧肩0°、肘屈曲90°，手掌手指伸直，治疗师一手固定患侧前臂远端，另一手握住患侧手向掌侧弯曲，至最大活动范围。见图1-8A，B，C。

（2）主动助力活动技术：患者取坐位，患侧肩0°、肘屈曲90°，手掌手指伸直，健侧手握住患侧手向掌侧弯曲，至最大活动范围。

（3）主动活动技术：患者主动活动手腕使其沿矢状面向下弯曲，至最大活动范围。

第一章 关节活动度训练

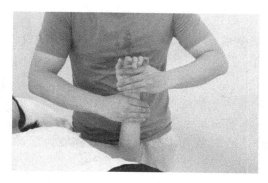

图1-8A 腕关节被动前/掌屈起始位置

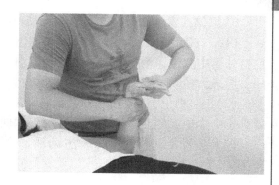

图1-8B 腕关节被动前/掌屈（卧位）

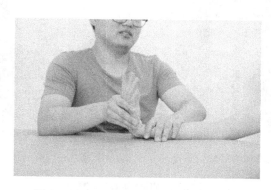

图1-8C 腕关节被动前/掌屈（坐位）

b. 背屈：发生在矢状面上，0°～70°。

（1）被动活动技术：患者取卧位或坐位，患侧肩0°、肘屈曲90°，手掌手指伸直，治疗师一手固定患侧前臂远端，另一手握住患侧手向手背侧弯曲，至最大活动范围。见图1-9A，B。

（2）主动助力活动技术：患者取坐位，患侧肩0°、肘屈曲90°，手掌手指伸直，健侧手握住患侧手腕向手背侧弯曲，至最大活动范围。

（3）主动活动技术：患者主动活动手腕使其沿矢状面向上抬起，至最大活动范围。

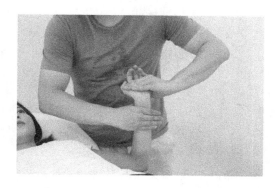

图1-9A 腕关节被动背屈起始位置

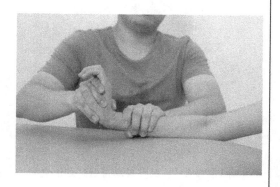

图1-9B 腕关节被动背屈（坐位）

运动疗法

c. 尺偏：发生在冠状面上，其运动范围是 0°～35°。

（1）被动活动技术：患者取卧位或坐位，患侧肩 0°、肘屈曲 90°，手掌手指伸直，前臂处于中立位，治疗师一手固定患侧前臂远端，另一手握住患侧手沿矢状面向尺侧侧屈，至最大活动范围。见图 1-10A，B。

（2）主动助力活动技术：患者取坐位，患侧肩 0°、肘屈曲 90°，手掌手指伸直，前臂处于中立位，健侧手握住患侧手沿矢状面向尺侧侧屈，至最大活动范围。

（3）主动活动技术：患者主动活动手腕使其沿矢状面向尺侧侧屈，至最大活动范围。

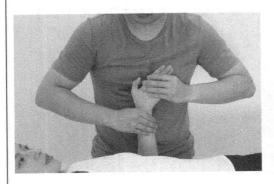

图 1-10A　腕关节被动尺偏起始位置

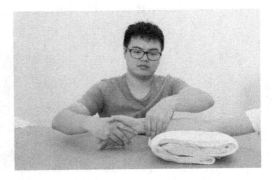

图 1-10B　腕关节被动尺偏（坐位）

d. 桡偏：发生在冠状面上，其运动范围是 0°～25°。

（1）被动活动技术：患者取卧位或坐位，患侧肩 0°、肘屈曲 90°，手掌手指伸直，前臂处于中立位，治疗师一手固定患侧前臂远端，另一手握住患侧手沿矢状面向桡侧侧屈，至最大活动范围。见图 1-11A，B。

（2）主动助力活动技术：患者取坐位，患侧肩 0°、肘屈曲 90°，手掌手指伸直，前臂处于中立位，健侧手握住患侧手腕沿矢状面向桡侧侧屈，至最大活动范围。

（3）主动活动技术：患者主动活动手腕使其沿矢状面向桡侧侧屈，至最大活动范围。

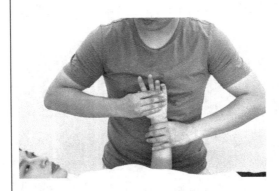

图 1-11A　腕关节被动桡偏起始位置

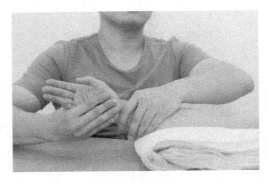

图 1-11B　腕关节被动桡偏（坐位）

第一章 关节活动度训练

二、下肢

1. 髋关节

a. 屈曲：发生在矢状面上，其运动范围是 0°～125°。

（1）被动活动技术：患者取仰卧位，治疗师立于患侧，一手握住患侧踝关节处，另一手托住股骨远端，然后慢慢把患侧大腿沿矢状面向躯干靠近，至最大活动度。见图 1-12A，B，C。

（2）主动助力活动技术：患者取健侧卧位，健侧大腿伸直，患者在治疗师的辅助下，缓慢主动弯曲患侧大腿向躯干靠近，至最大活动度。患者也可借助器械如悬吊装置、减重装置来完成。

（3）主动活动技术：患者取仰卧位，主动弯曲患侧大腿沿矢状面向躯干靠近，至最大活动度。

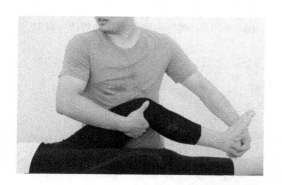
图 1-12A 髋关节被动屈曲起始位置

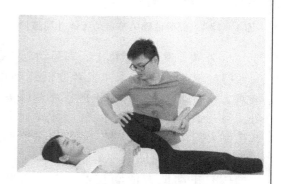
图 1-12B 髋关节被动屈曲终末位置（屈膝）

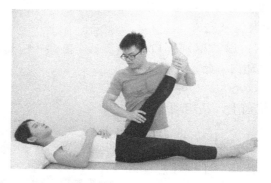
图 1-12C 髋关节被动屈曲（伸膝）

b. 后伸：发生在矢状面上，后伸是 0°～15°。

（1）被动活动技术：患者取俯卧位，治疗师立于患侧，一手握住患侧踝关节处，另一手托住股骨远端，然后慢慢把患侧大腿沿矢状面向上方抬起，至最大活动度。见图 1-13A，B。

（2）主动助力活动技术：患者取健侧卧位，健侧大腿伸直，患者在治疗师的辅助下，缓慢主动后伸患侧大腿至最大活动度。患者也可借助器械如悬吊装置、减重装置来完成。

（3）主动活动技术：患者取俯卧位，主动把患侧大腿沿矢状面向上方抬起，至最大活动度。

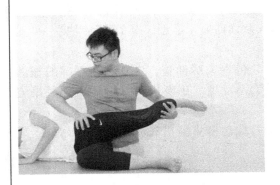

图1-13A 侧卧位髋关节被动后伸（屈膝）

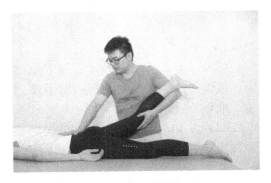

图1-13B 侧卧位髋关节被动后伸（伸膝）

c. 外展：发生冠状面上，其运动范围是0°～45°。

（1）被动活动技术：患者取健侧卧位，健侧大腿屈曲，治疗师一手握住患侧踝关节处，另一手握住股骨远端，缓慢主动向上抬起患侧大腿至最大活动度。或可以采取仰卧位下被动外展。见图1-14。

（2）主动助力活动技术：患者取仰卧位，双下肢伸直并拢，患者缓慢沿床面移动患侧大腿打开至最大活动度。患者也可借助器械如悬吊装置、减重装置来完成。

（3）主动活动技术：患者取健侧卧位，健侧大腿屈曲，缓慢主动向上抬起患侧大腿至最大活动度。

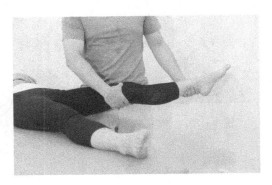

图1-14 髋关节外展活动技术

d. 内收：发生冠状面上，其运动范围是0°～30°。

（1）被动活动技术：患者取仰卧位，健侧大腿中立位伸直，治疗师一手握住患侧踝关节处，另一手握住股骨远端，缓慢移动患侧大腿靠近身体中线，至最大活动度。见图1-15。

（2）主动助力活动技术：患者取仰卧位，健侧大腿中立位伸直，患者在治疗师的协助下，缓慢沿床面移动患侧大腿靠近身体

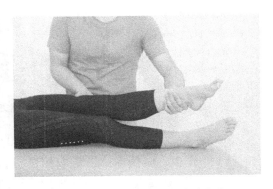

图1-15 仰卧位髋关节被动内收

中线至最大活动度。患者也可借助器械如悬吊装置、减重装置来完成。

（3）主动活动技术：患者取仰卧位，健侧大腿中立位伸直，患者缓慢沿床面移动患侧大腿靠近身体中线至最大活动度。

e. 内旋：发生水平面，其运动范围是0°～45°。

（1）被动活动技术：患者取坐位，屈膝90°，双侧小腿悬于床边，治疗师一手固定膝关节，另一手握住患侧踝关节向外，内旋髋关节至最大活动度。或可以采取仰卧位进行髋被动内旋活动。见图1-16A，B。

（2）主动助力活动技术：患者取坐位，屈膝90°，双侧小腿悬于床边，患者借助弹力带等装置将患侧踝关节向外，内侧髋关节至最大活动度。

（3）主动活动技术：患者取坐位，屈膝90°，双侧小腿悬于床边，主动活动患侧踝关节向外，内侧髋关节至最大活动度。

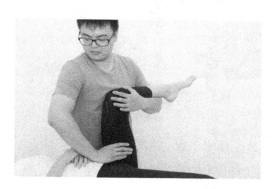

图1-16A 仰卧位髋关节被动内旋

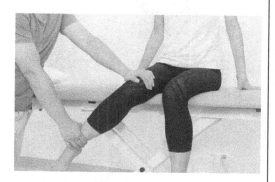

图1-16B 坐位髋关节被动内旋

f. 外旋：发生水平面，其运动范围是0°～45°。

（1）被动活动技术：患者取坐位，屈膝90°，双侧小腿悬于床边，治疗师一手固定膝关节，另一手握住患侧踝关节向内，外旋髋关节至最大活动度。也可取仰卧位进行髋关节被动外旋，见图1-17。

（2）主动助力活动技术：患者取坐位，屈膝90°，双侧小腿悬于床边，患者借助弹力带等装置将患侧踝关节向外侧旋转活动至最大活动度。

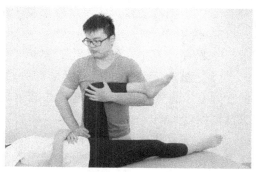

图1-17 仰卧位髋关节被动外旋

（3）主动活动技术：患者取坐位，屈膝90°，双侧小腿悬于床边，主动活动患侧踝关节向内，外旋髋关节至最大活动度。

2. 膝关节

a. 屈曲：发生矢状面上，其运动范围是0°～130°。

（1）被动活动技术：患者取仰卧位，双下肢伸直，治疗师一手握住患侧踝关节处，另一手握住患侧膝盖，缓慢移动患侧下肢使膝盖靠近躯干，至最大活动度。或者可以采取俯卧位被动屈曲膝关节。见图 1-18A，B。

（2）主动助力活动技术：患者取仰卧位，双下肢伸直，在治疗师的帮助下患者主动缓慢移动患侧下肢使膝盖靠近躯干，至最大活动度。患者也可借助器械如悬吊装置、减重装置等来辅助完成。

（3）主动活动技术：患者取仰卧位，双下肢伸直，主动移动患侧下肢使膝盖靠近躯干，至最大活动度。

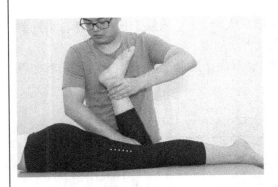

图 1-18A 仰卧位膝关节被动屈曲

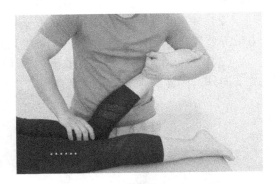

图 1-18B 仰卧位膝关节被动伸直

b. 伸直：发生在矢状面上，其运动范围是 130°～0°。

（1）被动活动技术：患者取俯卧位，双侧小腿屈曲，治疗师立于患侧，一手握住患侧踝关节处；另一手放在大腿后侧中部，然后慢慢把患侧膝盖伸直，至最大活动度，见图 1-18A。也可以采用仰卧位被动伸直膝关节，见图 1-18B。

（2）主动助力活动技术：患者取俯卧位，在治疗师的辅助下，缓慢把患侧膝盖伸直，至最大活动度。

（3）主动活动技术：患者取坐位，主动伸膝至最大活动度。

3. **踝关节**

a. 跖屈：发生在矢状面上，其运动范围是 0°～45°。

（1）被动活动技术：患者取仰卧位，髋关节与膝关节伸直，踝关节在解剖位置，治疗师立于患侧，一手固定患侧小腿远端；另一手握住脚背，慢慢向下活动踝关节至最大活动度。见图 1-19A。

（2）主动助力活动技术：患者取坐位，髋关节与膝关节屈曲，双小腿垂于床边，踝关节在解剖位置，在治疗师的辅助下，缓慢向下活动踝关节至最大活动度。

（3）主动活动技术：患者取坐位，髋关节与膝关节屈曲，双小腿垂于床边，踝关节在解剖位置，主动向下活动踝关节至最大活动度。

b. 背屈：发生在矢状面上，其运动范围是 0°～20°。

（1）被动活动技术：患者取仰卧位，髋关节与膝关节伸直，踝关节在解剖位置，治疗师立于患侧，一手固定患侧小腿远端；另一手握住脚底，慢慢向上活动踝关节至最大活动度。见图 1-19B。

（2）主动助力活动技术：患者取坐位，髋关节与膝关节屈曲，双小腿垂于床边，

第一章　关节活动度训练

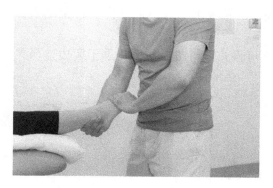
图1-19A　仰卧位踝关节被动跖屈

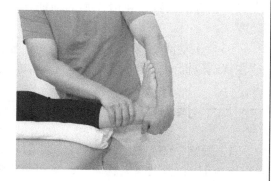
图1-19B　仰卧位踝关节被动背屈

踝关节在解剖位置，在治疗师的辅助下，缓慢向上背屈踝关节至最大活动度。

（3）主动活动技术：患者取坐位，髋关节与膝关节屈曲，双小腿垂于床边，踝关节在解剖位置，主动向上背屈踝关节至最大活动度。

c. 内翻：发生在水平面、矢状面与冠状面多个平面，其运动范围是0°～30°。

（1）被动活动技术：患者取仰卧位，髋关节与膝关节伸直，踝关节在解剖位置，治疗师立于患侧，一手固定患侧小腿远端；另一手握住脚背，慢慢内翻踝关节（脚掌向内向上）至最大活动度。见图1-20A，B。

（2）主动助力活动技术：患者取坐位，髋关节与膝关节屈曲，双小腿垂于床边，踝关节在解剖位置，在治疗师的辅助下，缓慢内翻踝关节（脚掌向内向上）至最大活动度。

（3）主动活动技术：患者取坐位，髋关节与膝关节屈曲，双小腿垂于床边，踝关节在解剖位置，主动内翻踝关节（脚掌向内向上）至最大活动度。

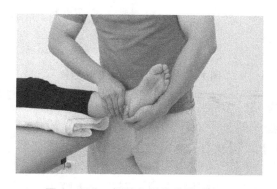
图1-20A　仰卧位踝关节被动内翻

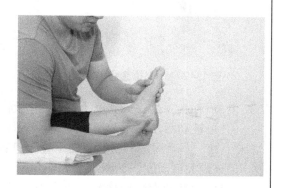
图1-20B　仰卧位踝关节被动外翻

d. 外翻：发生在冠状面上，其运动范围是0°～25°。

（1）被动活动技术：患者取仰卧位，髋关节与膝关节伸直，踝关节在解剖位置，治疗师立于患侧，一手固定患侧小腿远端；另一手握住脚背，慢慢外翻踝关节（脚掌向外向上）至最大活动度。见图1-20A，B。

（2）主动助力活动技术：患者取坐位，髋关节与膝关节屈曲，双小腿垂于床边，踝关节在解剖位置，在治疗师的辅助下，缓慢外翻踝关节（脚掌向外向上）至最大活动度。

（3）主动活动技术：患者取坐位，髋关节与膝关节屈曲，双小腿垂于床边，踝关节在解剖位置，主动外翻踝关节（脚掌向外向上）至最大活动度。

三、脊柱

1. 颈椎

a. 前屈：发生在矢状面上，其运动范围是 0°～45°。

（1）被动活动技术：患者取坐位，颈部处于解剖中立位，双手置于膝上，治疗师立于一侧，一手固定肩膀；另一手置于患者头上，缓慢沿矢状面向下弯曲颈椎，至最大活动度。见图 1-21A。

（2）主动助力活动技术：患者取坐位，颈部处于解剖中立位，双手置于膝上，在治疗师的辅助下，缓慢沿矢状面向下弯曲颈椎（低头），至最大活动度。患者还可借助悬吊或减重装置协助颈椎前屈。

（3）主动活动技术：患者取坐位，颈部处于解剖中立位，双手置于膝上，主动沿矢状面向下弯曲颈椎（低头），至最大活动度。

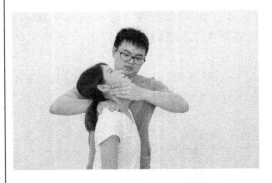
图 1-21A 坐位颈椎被动前屈

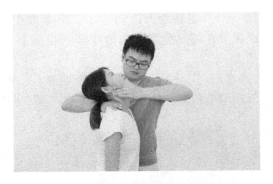
图 1-21B 坐位颈椎被动后伸

b. 后伸：发生在矢状面上，其运动范围是 45°～0°。

（1）被动活动技术：患者取坐位，颈部处于解剖中立位，双手置于膝上，治疗师立于一侧，一手固定肩膀，另一手置于患者头上，缓慢沿矢状面向上向后伸展颈椎（仰头），至最大活动度。见图 1-21B。

（2）主动助力活动技术：患者取坐位，颈部处于解剖中立位，双手置于膝上，在治疗师的辅助下，缓慢沿矢状面向上向后伸展颈椎（仰头），至最大活动度。患者还可借助悬吊或减重装置协助颈椎前屈。

（3）主动活动技术：患者取坐位，颈部处于解剖中立位，双手置于膝上，主动沿矢状面向上向后伸展颈椎（仰头），至最大活动度。

c. 侧屈：发生冠状面上，其运动范围是 0°～45°。

（1）被动活动技术：患者取坐位，颈部处于解剖中立位，双手置于膝上，治疗师

第一章　关节活动度训练

立于患者后侧，一手固定肩膀，另一手置于患者对侧头上，缓慢沿冠状面弯曲颈椎（头侧偏），至最大活动度。见图1-22A，B。

（2）主动助力活动技术：患者取坐位，颈部处于解剖中立位，双手置于膝上，在治疗师的辅助下，缓慢沿冠状面弯曲颈椎（头侧偏），至最大活动度。患者还可借助悬吊或减重装置协助颈椎侧屈。

（3）主动活动技术：患者取坐位，颈部处于解剖中立位，双手置于膝上，主动沿冠状面弯曲颈椎（头侧偏），至最大活动度。

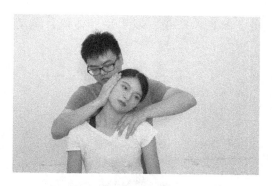

图1-22A　坐位颈椎被动左侧屈

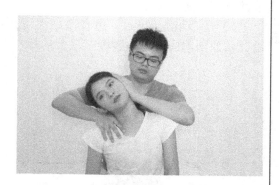

图1-22B　坐位颈椎被动右侧屈

d. 旋转：发生水平面上，其运动范围是0°～60°。

（1）被动活动技术：患者取坐位，颈部处于解剖中立位，双手置于膝上，治疗师立于患者后侧，双手置于患者头上，缓慢使患者头转向一侧，至最大活动度。见图1-23A，B。

（2）主动助力活动技术：患者取坐位，颈部处于解剖中立位，双手置于膝上，在治疗师的辅助下，缓慢地把头转向一侧，至最大活动度。患者还可借助悬吊或减重装置协助颈椎侧屈。

（3）主动活动技术：患者取坐位，颈部处于解剖中立位，双手置于膝上，主动把头转向一侧，至最大活动度。

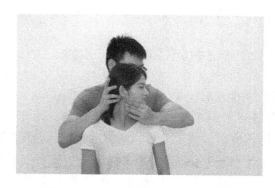

图1-23A　坐位颈椎被动左侧旋转

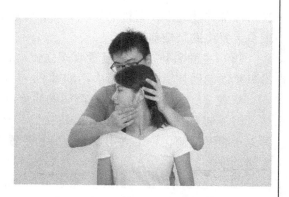

图1-23B　坐位颈椎被动右侧旋转

2. 腰椎

a. 前屈：发生在矢状面上，腰椎屈曲的活动度相当于脊柱前凸曲线变直的活动量。

（1）被动活动技术：患者取仰卧位，脊柱处于解剖中立位，双手置于体侧，屈髋屈膝，治疗师立于患者一侧，一手固定患者大腿后侧；另一手置于患者双脚，缓慢地被动弯曲腰椎，使双膝尽量靠近前胸，至最大活动度。见图1-24A。

（2）主动助力活动技术：患者取站立位，脊柱处于解剖中立位，双手置于体侧，在治疗师的辅助下，缓慢沿矢状面向前向下弯曲腰椎至最大活动度。患者还可借助悬吊或减重装置协助腰椎前屈。

（3）主动活动技术：患者取站立位，脊柱处于解剖中立位，双手置于体侧，主动沿矢状面向前向下弯曲腰椎至最大活动度。

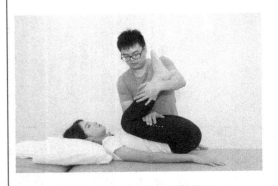 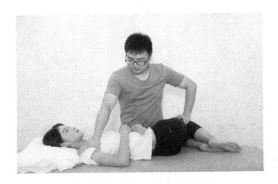

图1-24A 仰卧位腰椎前屈　　　　　　图1-24B 俯卧位腰椎后伸

b. 后伸：发生在矢状面上，腰椎屈曲到伸直动作过程中，起始位置和终末位置的距离差是2英寸左右。

（1）被动活动技术：患者取俯卧位，脊柱处于解剖中立位，双手置于体侧，治疗师立于患者一侧，一手固定髂骨；另一手托住患者双腿，缓慢向后过度伸展腰椎，至最大活动度。

（2）主动助力活动技术：患者取站立位，脊柱处于解剖中立位，双手置于体侧，在治疗师的辅助下，缓慢沿矢状面向后伸展腰椎，至最大活动度。患者还可借助悬吊或减重装置协助腰椎前屈。

（3）主动活动技术：患者取站立位，脊柱处于解剖中立位，双手置于体侧，主动沿矢状面向后伸展腰椎至最大活动度。

c. 侧屈：发生在冠状面，侧屈的活动范围以两侧比较。

（1）被动活动技术：患者取站立位，脊柱处于解剖中立位，双手置于体侧，治疗师立于患者后侧，一手固定髂骨；另一手置于同侧肩部，缓慢沿冠状面侧曲腰椎，至最大活动度。

（2）主动助力活动技术：患者取站立位，脊柱处于解剖中立位，双手置于体侧，在治疗师的辅助下，缓慢沿冠状面侧曲腰椎，至最大活动度。

（3）主动活动技术：患者取站立位，脊柱处于解剖中立位，双手置于体侧，主动

第一章 关节活动度训练

沿冠状面侧由腰椎至最大活动度。

　　d. 旋转：发生在水平面上，旋转的活动范围以两侧比较。

　　（1）被动活动技术：患者取仰卧位，脊柱处于解剖中立位，屈髋屈膝，肩关节外展90°置于身体两侧，治疗师立于患者一侧，一手固定一侧胸廓；另一手缓慢沿对侧（相反方向）旋转躯干（腰椎），至最大活动度。见图1-24B。

　　（2）主动助力活动技术：患者取站立位，脊柱处于解剖中立位，双手置于体侧，在治疗师的辅助下，缓慢沿水平面向一侧旋转躯干（腰椎），至最大活动度。

　　（3）主动活动技术：患者取站立位，脊柱处于解剖中立位，双手置于体侧，主动沿水平面向一侧旋转躯干（腰椎），至最大活动度。

第四节　ROM 运动的局限性及注意事项

一、ROM 运动的局限性

1. PROM 的局限性
（1）无法预防肌肉萎缩。
（2）不能提升肌肉力量或耐力。
（3）无法达到像主动肌肉收缩促进循环系统的水平。

2. AROM 的局限性
（1）对于本身强壮的肌肉，AROM 无法维持或增加肌肉力量。
（2）如果 AROM 不结合在运动模式中应用，则无法促进运动技巧或协调的能力。

二、ROM 活动训练的注意事项及禁忌证

1. 当活动影响组织愈合时，禁止进行 ROM 活动
（1）组织愈合早期，谨慎的无痛范围内的控制性运动有利于愈合及早期恢复。
（2）活动中出现疼痛加剧和炎症增加时，证明过度活动或错误运动。

2. 当患者出现危及生命的反应或情况时，禁止进行 ROM 活动
（1）PROM 应谨慎地用于患者身体的大关节部位，踝足部位的 AROM 则可降低静脉瘀血及血栓形成的危险。
（2）心肌梗死、冠脉搭桥术后、经皮腔内冠状动脉成形术后的患者，上肢的 AROM 及低强度的步行训练应在患者可耐受的范围内，训练时必须严格监控患者症状。

参考文献

[1] SALTER R B. Text book of disorders and injuries of the musculoskeletal system [M]. ed 3. Baltimore: Williams & Wilkins, 1999.
[2] NORKIN C C, WHITE D J. Measurement of joint motion: a guide to goniometry [M]. ed 3. Philadelphia: FA Davis, 2003.
[3] KISNER C, COLBY L A. Therapeutic exercises: foundations and techniques [M]. Philadelphia: FA Davis, 2012.
[4] PALMER M L, EPLER M. 肌肉骨骼评估：基础与技术（*Fundamentals of Musculoskeletal Assessment Techniques*）[M]. 江传江, 译. 台北：合记图书出版社, 2003.

（冯蓓蓓）

第二章 关节松动技术

学习目标

掌握

1. 关节松动术的适应证和分级标准
2. 生理性运动和附属运动的概念
3. 关节松动术在肩关节、肘关节、腕关节、髋关节、膝关节、踝关节、颈椎和腰椎的操作技巧

熟悉

1. 熟悉骨性结构活动的不同形式
2. 熟悉肩锁关节、胸锁关节的关节松动技巧

了解

了解关节松动术的第五级手法

第一节 基础理论

一、概念定义

（一）关节松动

定义：由治疗师施以被动运动，且速度较慢足以让患者可以主动阻止动作进行。可以用快速振动动作或持续性牵张以降低疼痛或增加关节活动度。可以用生理性活动或附属运动的方式进行。

（二）生理性运动与附属运动

1. 生理性活动
患者能够主动做出的动作，例如肩关节屈曲、外展或旋转。

2. 附属运动
正常的关节活动必须有关节内和关节周围组织的运动，但无法由患者主动做出。附属运动包括子动作和关节内活动两部分。

（1）子动作是伴随主动作发生时的动作，不由意志控制。肩关节屈曲时发生的肩胛骨和锁骨向上旋转，踝关节活动时伴随的腓骨旋转即子动作。

（2）关节内活动是发生在关节面之间的动作，以及关节囊弹性扩张使骨骼可以做出的动作。这些动作对于关节完成正常活动度是必要的，可以被动发生，但无法由患者主动做出。关节内活动包括关节面之间的牵张、滑动、挤压、旋转和转动。

二、关节活动的基本概念

1. 骨骼活动
骨骼活动连带产生其附近关节的活动。骨骼的活动（骨骼运动学）和关节的活动（关节运动学）的相互关系是关节松动术治疗的基础。

2. 骨骼活动方式
包括旋转和移位两种。
（1）旋转：围绕着轴心旋转的曲线动作。
（2）线形移位：和轴心平行的线性活动。
骨骼的旋转活动造成关节的旋转滑行（roll-gliding），线形移位则造成关节的牵引、压缩和滑行。
关节面牵张或滑动以减轻疼痛或重建关节内活动是本章所叙述的关节松动术技巧。

三、关节松动术适应证

（一）疼痛、防御性肌缩及痉挛

1. 小幅度的关节振动及牵张动作
可以刺激机械感受器，进而抑制脊髓或脑干传来的伤害性刺激。

2. 小幅度的关节牵张或滑动
可促进滑膜液的流动，将养分带入无血液供应的关节软骨。和缓的关节内活动技巧可以协助维持关节内的养分交换，因而避免因关节肿胀、疼痛、无法完成关节活动度造成的滑膜液滞留的关节疼痛或退化。

第二章　关节松动技术

（二）可逆性关节活动受限

可逆性关节活动不足可以由渐进性关节内活动牵张技巧来延展活动不足的关节囊及韧带的结缔组织。持续性或振动性牵张力量是以机械式的方法延长缩短的组织。

（三）逐渐加重的关节受限

因疾病造成动作逐渐受限可通过关节内活动来维持可用的动作或减缓机械性限制。

（四）功能性固定

当患者在一段时间内无法正常使用关节时，可通过非牵张的关节滑动或关节牵张技术来维持关节内活动，并且可以避免因固定造成的关节退化或活动受限的影响。

四、分级松动技巧

（一）分级松动法

以下分级松动法可以用于描述关节的生理性活动或附属性活动。
第一级：在活动范围起始做小幅度有节律的振动。
第二级：在活动范围内尚未到达关节活动的末端，做大幅度有节律的振动。
第三级：在关节活动范围末端处做大幅度有节律的振动。
第四级：在关节活动范围末端处做小幅度有节律的振动。
第五级：在关节活动至末端处做小幅度、高度的闪动技巧，经常伴有"啪"的一声打断粘连的组织。

（二）适应证

第一、二级手法常用于治疗由疼痛或防御性肌缩导致的关节活动受限。通过重复刺激能够阻碍脊髓或脑干通路上的机械感受器，从而达到抑制疼痛感知的效果。第一、二级手法可以产生关节滑液来营养软骨。
第三、四级手法主要用于牵伸技术。改变松动的速度，比如低幅度而高速度的手法，可以抑制疼痛或抑制防御性肌缩。

第二节 上肢关节松动技术

一、肩关节复合体

肩关节复合体包括3个滑液关节（胸锁关节、肩锁关节以及盂肱关节）和功能性的肩胛胸壁关节。为了使肱骨完全前屈上抬，需要锁骨能够正常上抬和旋转、肩胛骨旋转和肱骨外旋。考虑进行肩关节松动时，治疗师要对这些骨头之间的运动有所了解。

（一）盂肱关节

1. 盂肱关节分离（图2-1）

（1）患者体位：仰卧，上肢处于休息位。

（2）手的摆位：靠近患者的手置于其腋窝处，拇指在前，其余四指在后；另一手支撑患者肱骨。

（3）力的方向：置于腋窝处的手向外侧用力。

注意：肱骨处于不同的位置时，都可以进行盂肱关节分离术，但施加于肱骨分离的力需始终与关节盂垂直。

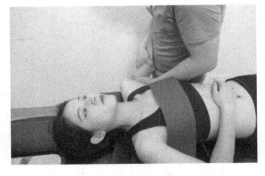

图2-1 盂肱关节分离

2. 盂肱关节向尾端滑动（图2-2）

适应证：增加盂肱关节外展。

盂肱关节向尾端滑动的第一种方法：

（1）患者体位：仰卧，上肢处于休息位。

（2）手的摆位：一手置于患者腋窝处，对盂肱关节施加一级的分离手法；另一手的虎口从头端置于患侧肩峰稍外侧。

（3）力的方向：置于肩峰稍外侧的手向患者脚的方向用力。

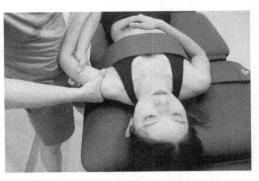

图2-2 盂肱关节向尾端滑动

盂肱关节向尾端滑动第二种方法：

（1）患者体位：仰卧，上肢尽可能外展至极限。

（2）治疗师体位和其手的摆位：治疗师站在患侧，面朝其脚的方向，远离患者的手固定其肘部，通过躯体稍稍向外移动达到分离盂肱关节的目的，靠近患者的手置于其肩峰稍外侧。

(3) 力的方向：施力方向同上。

3. 盂肱关节向后滑动（图2-3）

（1）适应证：增加屈曲，增加内旋。

（2）患者体位：仰卧，上肢处于休息位。

（3）治疗师体位和其手的摆位：背靠患者躯干，面朝患者面部。远离患者的手抓住患侧肘部，提供稍稍分离盂肱关节的力；靠近患者的手的尺侧边缘从上方往下置于关节线稍外侧。

（4）力的方向：治疗师通过屈曲膝关节使其身体重量从上往地面的方向作用在关节线外侧。

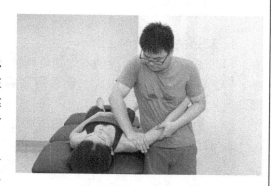

图2-3 盂肱关节向后滑动

4. 盂肱关节向前滑动

（1）适应证：增加后伸，增加外旋。

（2）患者体位：俯卧，患者上肢置于床外，用毛巾垫住肩峰。

（3）手的摆位：治疗师前后弓箭步站立，面朝患者头部。远离患者的手和治疗师的前脚共同支撑患者上肢，并提供稍分离的力；靠近患者的手的尺侧边缘置于关节的肩峰稍外侧。

（4）力的方向：靠近患者的手从后向前并稍稍向内侧施力。

5. 盂肱关节外旋

（1）适应证：增加外旋。

因为当盂肱关节外旋时施加从后向前的力可能导致关节半脱位的情况，因此可以采用在分离的情况下增加外旋角度。

（2）患者体位：仰卧，上肢处于休息位。

（3）手的摆位：治疗师外旋患者肩关节至极限，施加靠近患者的手置于腋窝处。

（4）力的方向：靠近腋窝的手从内向外对盂肱关节施加三级分离手法。

（二）肩锁关节

锁骨在肩峰上向前滑动：

（1）患者体位：坐位。

（2）手的摆位：患者坐位，治疗师站在患者后方，用外侧手固定肩峰；另一手在上斜方肌上向下压，拇指刚好放在锁骨上。

（3）力的方向：利用身体发力，将锁骨向前方推。

（三）胸锁关节

1. 胸锁关节向后向上滑动
（1）适应证：向后滑动增加锁骨回缩，向上滑动增加锁骨下压。
（2）手的摆位：拇指放在锁骨内侧端上，屈曲食指，用食指第二指节压在锁骨上辅助拇指。
（3）力的方向：拇指从前往后压锁骨，食指从下往上推锁骨。

2. 胸锁关节向前向下滑动
（1）适应证：向前滑动增加锁骨前伸，向下滑动增加锁骨上抬。
（3）手的摆位：拇指在锁骨下方，其他四指在锁骨上方，捏住锁骨。
（4）力的方向：捏住锁骨将之上抬可使锁骨向前滑动，其他四指从上往下拉锁骨可使之向下滑动。

二、肘关节复合体

（一）肱尺关节

凸的滑车和凹的鹰嘴窝形成的关节。
休息体位：肘关节屈曲70°，前臂旋后10°。
治疗平面：于鹰嘴窝内，与尺骨长轴呈约45°。

1. 肱尺关节牵引（图2-4）
（1）适应证：疼痛控制（一、二级手法），增加屈伸角度（三、四级手法）。
（2）患者的姿势：仰卧，肘关节露出治疗床缘或以软垫支持于鹰嘴突近端。手腕搭在治疗师肩上，使肘关节处于休息体位。
（3）手的摆放：使用内侧手，手指置于尺骨近端掌侧面，另一手握在同处以加强握力。
（4）力的方向：以与尺骨骨干呈约45°的力量，对尺骨近端施力。

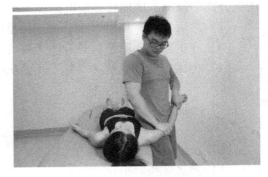

图2-4　肱尺关节牵引

（二）肱桡关节

凸的肱骨小头与凹的桡骨头形成的关节。
休息姿势：肘关节伸直，前臂旋后。
治疗平面：在凹的桡骨头部内垂直于桡骨的长轴。

第二章 关节松动技术

1. 肱桡关节牵引

（1）适应证：增加桡骨的活动度，矫正脱位的肘关节（桡骨近端移位 pushed elbow）。

（2）患者的姿势：仰卧，手臂靠放在治疗床上。

（3）治疗师的姿势和手的摆放：治疗师站在患者前臂尺侧，靠近患者的手固定其肱骨，远离患者的手的大鱼际及其他四指握在桡骨远端；要注意不是握在尺骨远端。

（4）力的方向：将桡骨向远端牵引（即长轴牵引）。

2. 近端桡骨背侧和掌侧滑动（图2-5）

（1）适应证：桡骨背侧滑动增加伸直角度，掌侧滑动增加屈曲活动度。

（2）患者的姿势：仰卧，肘关节尽量伸直并旋后。

（3）治疗师的姿势和手的摆放：从患者手臂内侧固定肱骨。治疗师外侧手的手掌置于桡骨头部掌侧，手指置于桡骨头部背侧。

（4）力的方向：手掌将桡骨头部向背侧推，或是手指用力将其往掌侧推。

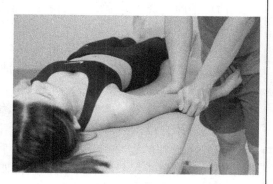

图2-5 近端桡骨背侧和掌侧滑动

（三）近端桡尺关节

凸的桡骨头与尺骨上凹的桡骨切迹形成的关节。

休息姿势：肘关节屈曲70°，前臂旋后35°。

治疗平面：在尺骨上的桡骨切迹，与尺骨的长轴平行。

固定：尺骨近端。

近端桡尺关节掌面和背面滑动（图2-6）：

（1）适应证：背面滑动可增加前臂旋前活动度，掌面滑动可增加旋后活动度。

（2）患者的姿势：仰卧或坐位，肘关节和前臂处于休息位。

（3）治疗师的姿势和手的摆放：以治疗师内侧手环绕前臂内侧固定尺骨；另一手手掌环绕桡骨头部，手指在掌侧，手掌在背侧。

（4）力的方向：用手掌将桡骨头部向掌侧推或由其他四指向背侧拉。

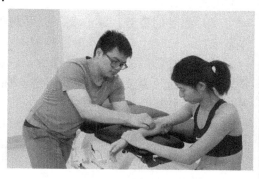

图2-6 近端桡尺关节掌面和背面滑动

三、腕和手的关节复合体

（一）远端桡尺关节

凹的尺骨切迹与凸的尺骨头部形成的关节。
休息姿势：旋后10°。
治疗平面：桡骨关节面，与桡骨长轴平行。
固定：尺骨远端。
远端桡尺关节掌侧和背侧滑动见图2-7。
（1）适应证：背侧滑动增加旋后活动度，掌侧滑动增加旋前活动度。
（2）患者的姿势：坐位，手臂置于治疗床上，前臂休息位。
（3）治疗师的姿势和手的摆放：一手的拇指和大鱼际置于尺骨远端掌面，其他四指置于背面以固定尺骨；另一手以相同手法握住桡骨远端。
（4）力的方向：将远端桡骨向背侧滑动或向掌侧滑动，始终与尺骨平行。

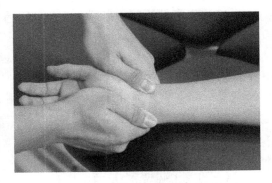

图2-7 远端桡尺关节掌侧和背侧滑动

（二）桡腕关节

1. 桡腕关节牵伸（图2-8）
（1）适应证：减轻腕关节疼痛，增加腕关节的关节活动度。
（2）患者的姿势：掌心朝下，手腕处于休息位。
（3）治疗师的姿势和手的摆放：一手握紧其前臂接近手腕处，用身体固定其前臂；另一手握紧手腕远端。
（4）力的方向：远端的手沿着前臂的方向向手指端施加分离的力。

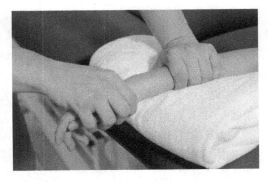

图2-8 桡腕关节牵伸

（三）腕骨

1. 腕骨的整体滑动（图2-9）
（1）适应证：腕骨向背侧滑动可以增加腕关节屈曲，向掌心滑动可以增加背伸，向桡侧滑动可以增加尺偏，向尺侧滑动可以增加桡偏。

（2）患者的姿势：前臂处于旋前位置于治疗床上，手腕放置于床外，以进行掌侧和背侧滑动技术；前臂处于旋前旋后的中间位，手腕放置于床外，以进行桡侧和尺侧滑动技术。

（3）治疗师的姿势和手的摆放：一手把前臂固定在治疗床上，如果有需要，用毛巾或楔形板辅助固定；另一手握紧其接近腕关节的远端，根据需要，可以握住第一排或第二排腕骨。

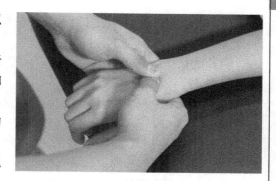

图2-9　腕骨的整体滑动

（4）力的方向：远端固定的手从上向下施力，或根据其受限的方向进行方向调整。

2. 特定腕骨的松动

（1）适应证：特定腕骨的松动对腕关节进行全范围活动是必要的。

（2）患者的姿势：坐位，放松。

（3）治疗师的姿势和手的摆放：站立位，握住其手腕，此时患者肘关节失去支撑，重力可以提供部分腕关节牵伸分离的力。

（4）增加腕关节背伸：拇指从背面向掌面施力（此时对腕部神经、血管、肌腱的压力是较小的，用力可以相对较大）。

- 拇指放在手舟骨的背面，食指固定桡骨。
- 拇指放在月骨的背面，食指固定桡骨。
- 拇指放在手舟骨的背面，食指固定大-小多角骨。
- 拇指放在头状骨的背面，食指固定月骨。
- 拇指放在钩骨的背面，食指固定三角骨。

（5）增加腕关节屈曲：拇指从背面向掌面施力。

- 拇指放在桡骨的背面，食指固定手舟骨。
- 拇指放在桡骨的背面，食指固定月骨。
- 拇指放在大-小多角骨的背面，食指固定手舟骨。
- 拇指放在月骨的背面，食指固定头状骨。
- 拇指放在三角骨的背面，食指固定钩骨。

（四）腕掌关节

1. 腕掌关节分离（图2-10）

（1）适应证：减轻腕关节疼痛，增加腕关节的关节活动度。

（2）患者的姿势：手心向下，处于休息位。

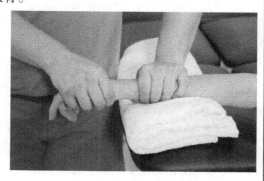

图2-10　腕掌关节分离

（3）治疗师的姿势和手的摆放：选择要处理的掌骨，一手紧握住该掌骨最接近的腕骨，另一手直接捏住掌骨。

（4）力的方向：捏住掌骨的手向远端施力。

2. 掌骨向掌侧滑动（图2-11）

（1）适应证：减轻腕关节疼痛，恢复手的拱形结构。

（2）患者的姿势：掌心放置在治疗床面上。

（3）治疗师的姿势和手的摆放：从尺侧握住患者的手，用拇指和手指握住掌骨的底部（图示为第3掌骨）；另一手从桡侧握住患者的手，也是用拇指和手指握住相邻的掌骨底部（图示为第2掌骨）。

（4）力的方向：一手固定，另一手用力朝床面方向施力。

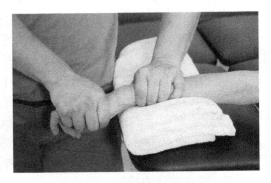

图2-11 掌骨向掌侧滑动

（五）拇指的腕掌关节

1. 拇指腕掌关节分离

（1）适应证：疼痛控制，提高整体的活动性。

（2）患者的姿势：前臂和手自然放置于治疗床面上。

（3）治疗师的姿势和手的摆放：一手固定大多角骨，另一手捏住拇指掌骨。

（4）力的方向：施加长轴牵引。

2. 拇指腕掌关节滑动

（1）适应证：尺侧滑动以增加屈曲，桡侧滑动以增加后伸，背侧滑动以增加外展，掌侧滑动以增加内收。

（2）患者的姿势：自然将前臂和手放置于治疗床上。

（3）治疗师的姿势和手的摆放：一手固定大多角骨及桡骨，另一手捏住拇指掌骨。

（4）力的方向：根据需要，捏住掌骨的手分别施加尺侧、桡侧、掌侧、背侧滑动的力。

（六）掌指骨关节和指骨间关节

掌指关节和指间关节分离：

（1）适应证：疼痛控制，提高整体活动性。

（2）患者的姿势：自然将前臂和手放置于治疗床上。

（3）治疗师的姿势和手的摆放：一手固定近端的骨头（掌骨或近端指骨），另一手捏住远端骨头（近端指骨或远端指骨）。

(4)力的方向：施加长轴牵引。

第三节　下肢关节松动术

一、髋关节

休息姿势：髋关节屈曲30°，外展30°，轻微外旋。

1. 髋关节向后滑动（图2-12）

（1）适应证：增加屈曲及内旋。

（2）患者的姿势：仰卧，髋部放于床尾端。患者通过屈曲对侧髋关节并双手抱住大腿来帮忙固定其骨盆。被松动的髋关节置于休息位。

（3）治疗师的姿势和手的摆放：治疗师站在大腿内侧，用治疗带绕过治疗师肩膀和患者大腿下方，以托住下肢重量。治疗师远端的手放在大腿末端下方，近端的手放在大腿近端前侧。

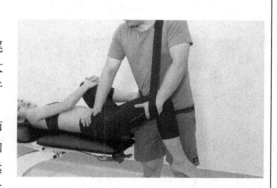

图2-12　髋关节向后滑动

（4）力的方向：治疗师手肘伸直，近端的手给予大腿近端向后的力。

2. 髋关节向前滑动（图2-13）

（1）适应证：增加髋关节伸直及外旋。

（2）患者的姿势：俯卧，躯干放在床上，髋关节和大腿垂出床外，对侧足部踩在地板上。

（3）治疗师的姿势及手的摆放：治疗师站在患者大腿内侧，通过治疗带绕过治疗师肩部及患者大腿以辅助支撑腿部重量。治疗师远端的手抓住小腿，近端的手放在大腿近端后方。

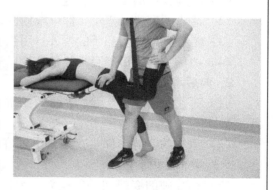

图2-13　髋关节向前滑动

（4）力的方向：治疗师手肘伸直，通过近端手对髋关节后方施以向前的力。

二、膝关节

（一）胫股关节

即凹面的胫骨平台与凸面的股骨髁之间形成的关节。
休息姿势：屈曲25°。
治疗平面：沿着胫骨平台的表面，当膝关节角度改变时随着胫骨而移动。
固定：用治疗带或治疗床固定股骨。

1. 关节牵引：长轴牵引（图2-14、图2-15）

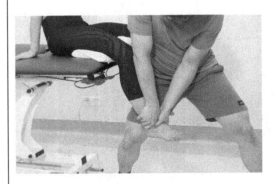
图2-14 关节牵引：长轴牵引Ⅰ

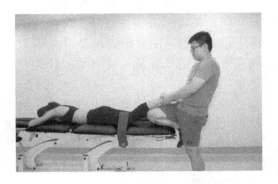
图2-15 关节牵引：长轴牵引Ⅱ

（1）适应证：测试，疼痛控制。
（2）患者的姿势：坐位、仰卧或俯卧，开始时膝关节处于休息位。
（3）治疗师的姿势和手的摆放：用双手抓住小腿末端、足踝之上。
（4）力的方向：沿着胫骨长轴牵拉以分开关节面。

2. 向后滑动（图2-16）

（1）适应证：测试，增加膝关节屈曲角度。
（2）患者的姿势：仰卧，足部平放在床上，伴轻微小腿内旋。
（3）治疗师的姿势和手的摆放：治疗师坐在床上，以大腿固定患者足部，双手抓住胫骨近端，拇指在前方，其余四指在后方。
（4）力的方向：治疗师肘关节伸直，将身体重量向前倾，用拇指将胫骨近端向后推。

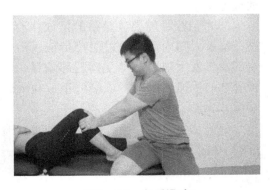
图2-16 向后滑动

3. 向前滑动（图2-17）

（1）适应证：增加膝关节伸直角度。
（2）患者的姿势：俯卧，膝关节处于休息位，可在股骨末端下放置一个小枕头以避免髌骨受压迫。

（3）治疗师的姿势和手的摆放：治疗师一手抓住胫骨末端，一手手掌面放于胫骨近端后侧。

（4）力的方向：固定胫骨远端，同时胫骨近端后方的手向前发力。

（二）髌股关节

1. 向远端滑动（图2-18）

（1）适应证：增加髌骨活动度以增加膝关节屈曲。

（2）患者的姿势：仰卧，膝关节伸直。

（3）治疗师的姿势和手的摆放：治疗师站在患侧，面朝其足部。一手虎口部握在髌骨上缘处，另一手可叠加其上以加强施力。

（4）力的方向：将髌骨往尾端的方向滑动，平行于股骨。

2. 内-外侧滑动（图2-19）

（1）适应证：增加髌骨活动度。

（2）患者的姿势：仰卧，膝关节伸直。

（3）治疗师的姿势和手的摆放：手指及拇指分别放在髌骨内、外侧。

（4）力的方向：将髌骨往内、外侧滑动，以抵抗其周围软组织限制。

（三）近端胫腓关节

向前（腹侧）移动见图2-20。

（1）适应证：增加腓骨头活动度，将错位的腓骨头复位。

（2）患者的姿势：侧卧，患侧腿在上方，屈曲使膝关节和小腿能放在床面上或枕头上。

（3）治疗师的姿势和手的摆放：治疗师站在患者身后，一手放在胫骨下方固定胫骨；另一手掌心放在腓骨头后方，手指向前环绕。

（4）力的方向：上方的手掌心向前发力，

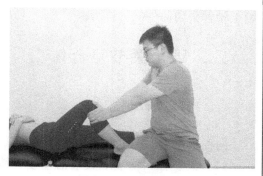

图2-17　向前滑动

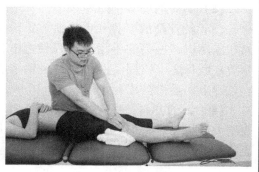

图2-18　向远端滑动

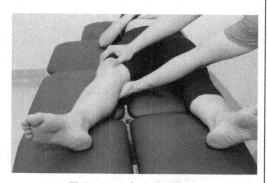

图2-19　内-外侧滑动

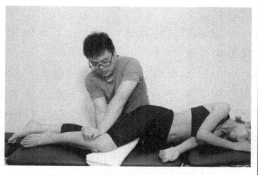

图2-20　向前（腹侧）移动

给予腓骨头向前外侧的推力。

三、踝足关节复合体

（一）远端胫腓关节

向前或向后滑动见图2-21。

（1）适应证：增加踝关节活动度，特别是踝关节背屈受限时。

（2）患者的姿势：仰卧。

（3）治疗师的姿势和手的摆放：治疗师站在床尾端，一手的手指放在胫骨之下，拇指放在胫骨之上以固定胫骨；另一手掌心放在外踝上，手指在其下方。

（4）力的方向：外踝处掌心给予向下垂直施力以将腓骨头向后移动，或手指向上拉以将腓骨头向前移动。

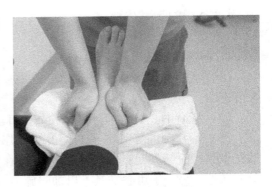

图2-21　向前或向后滑动

（二）距小腿关节

凸面的距骨和胫骨腓骨组成的凹面榫眼形成的关节。距骨的滑车表面前方较为宽大，所以当足背屈时，跗骨会把足踝的榫臼部分推开。在这个位置上，跗骨刚好在胫骨、腓骨和胫腓韧带联合所形成的凹处，这个组合可以阻止距骨移动，而使这个关节较为稳定。

休息姿势：趾屈10°。

治疗平面：在榫眼内，相对小腿向前、向后的方向。

固定：用治疗带或床面固定胫骨。

1. 关节牵引（图2-22）

（1）适应证：测试，疼痛控制，治疗起始。

（2）患者的姿势：仰卧，下肢伸直，脚踝处于休息位。

（3）治疗师的姿势和手的摆放：站于床尾，双手手指交叉重叠，置于距小腿关节面稍下方（距骨上），两拇指放在足底以维持趾屈姿势。

（4）力的方向：通过身体重心向后将距骨沿着小腿长轴向远方牵引。

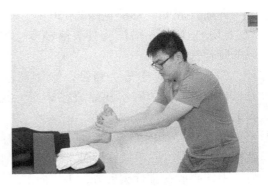

图2-22　关节牵引

2. 向背侧滑动（图2-23）

（1）适应证：增加踝关节背屈角度。

（2）患者的姿势：仰卧，小腿支撑于床面上，脚跟露出床外。

（3）治疗师的姿势和手的摆放：站在患者身旁，用一手或治疗带将小腿固定在床上；另一手虎口掌侧放在距骨上。

（4）力的方向：先给予距骨远端牵引的力，然后虎口向下压，将距骨相对胫骨外后的方向滑动。

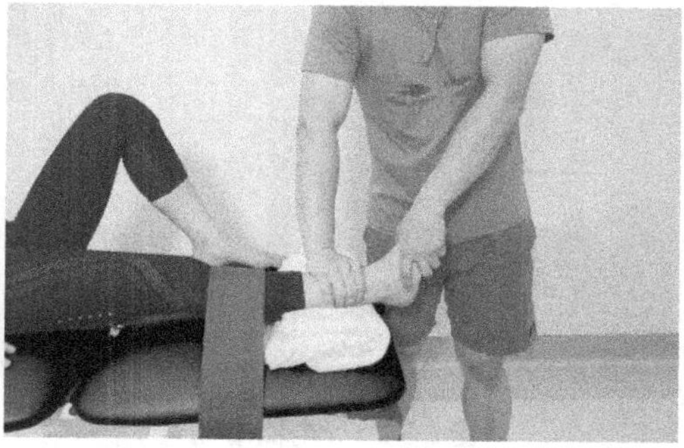

3. 向腹侧滑动（图2-24）

（1）适应证：增加足部趾屈角度。

（2）患者的姿势：俯卧，膝关节伸直，足部露出床外。

（3）治疗师的姿势和手的摆放：站在床尾，将外侧的手横跨足背给予轻微牵张的力量，另一手虎口放在距骨及跟骨后方。

（4）力的方向：将跟骨相对胫骨往前推，这可以使距骨向前滑动。

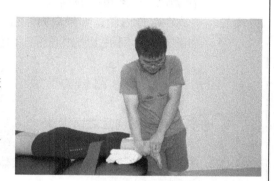

图2-23　向背侧滑动

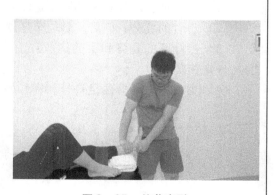

图2-24　向腹侧滑动

（三）距骨下关节

休息姿势：内翻与外翻之间。

治疗平面：距骨上，稍微平行于足底。

1. 关节牵引（图2-25）

（1）适应证：测试，治疗起始，疼痛控制，增加内翻/外侧活动度。

（2）患者的姿势：仰卧，小腿支撑于床面上，脚跟露出床外，利用治疗师大腿施压使踝关节固定在背屈角度。

（3）治疗师的姿势和手的摆放：一手从足后方抓住跟骨，另一手从上方固定住距骨和脚踝。

（4）力的方向：后方抓住跟骨的手沿着小腿长轴向远方施加牵引力量。

图2-25　关节牵引

2. 内侧/外侧滑动（图2-26、图2-27）

（1）适应证：向内侧滑动增加足外翻角度，向外侧滑动增加足内翻角度。

（2）患者的姿势：侧卧或俯卧，小腿放在床上，或用毛巾卷支撑。

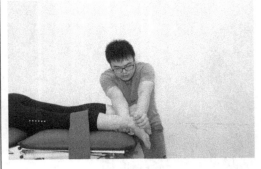
图2-26 内侧滑动

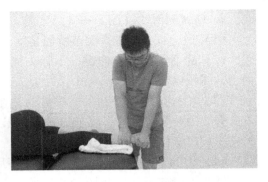
图2-27 外侧滑动

（3）治疗师的姿势和手的摆放：一手固定距骨，另一手掌心放在跟骨上，如果向外侧松动则放在跟骨内侧，如果向内侧松动则放在跟骨外侧，其余手指围绕在足底面。

（4）力的方向：用手指将跟骨推向内侧，或用手掌心将跟骨推向外侧。

（四）跗间关节和跗跖关节

1. 舟状骨和楔骨向足底面滑动

（1）适应证：增加趾屈的附属运动（这对于旋后至关重要）。

（2）患者的姿势：仰卧，屈髋屈膝体位；或者坐位下，膝关节屈曲放置在床缘，足跟放在治疗师大腿上。

（3）治疗师的姿势和手的摆放：治疗师一手的食指从外向内固定足舟骨，另一手握住前脚的楔骨。

（4）力的方向：握住楔骨的手从脚面向脚掌心方向施力。

2. 足舟骨和楔骨向足背面滑动

（1）适应证：增加背屈的附属运动（这对于旋前至关重要）。

（2）患者的姿势：俯卧，膝关节屈曲，脚放松位。

（3）治疗师的姿势和手的摆放：治疗师一手固定住小腿和跟骨，另一手握住内侧的足舟骨和楔骨。

（4）力的方向：握住足舟骨和楔骨的手从上往下施力。

第四节　脊柱关节松动

一、腰椎

1. 后向前椎体中心加压

（1）患者体位：俯卧，双手放于体侧，头向一侧旋转。

(2)治疗师姿势：治疗师站在患者左侧，右手的小鱼际端（豌豆骨和钩骨的头部）直接与所松动关节的棘突接触，右侧手腕保持伸直，前臂处于中立位，肘关节伸直，肩关节刚好位于所松动关节的上端，左手叠加在右手上以加强向下的松动。

(3)力的方向：通过治疗师调整身体重心，将力传导到右手豌豆骨以松动腰椎。

(4)注意事项：该技术适用于治疗疼痛和伴有保护性肌肉收缩的征兆。

2．后向前椎体中心加压伴躯干侧屈（右侧屈）（图2-28）

(1)患者体位：俯卧，双手放于体侧，头向一侧旋转，躯干向右侧屈曲。

(2)治疗师姿势：治疗师站在患者右侧，左右手的摆放同上述方法。

(3)力的方向：通过治疗师调整身体重心，将力传导到右手豌豆骨以松动腰椎。

(4)注意事项：应用该技术时，一般使用Ⅳ级手法。

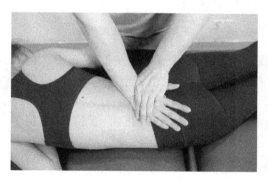

图2-28 后向前椎体中心加压伴躯干侧屈

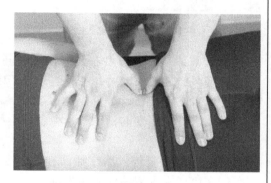

图2-29 后向前椎体单侧加压

3．后向前椎体单侧加压（右侧）（图2-29）

(1)患者体位：俯卧，双手放于体侧，头向一侧旋转。

(2)治疗师姿势：治疗师站在患者右侧，双手拇指指尖互相依靠，用指尖垂直压住腰椎棘突的右侧。

(3)力的方向：通过治疗师调整身体重心，将力传导至双手指尖，穿透厚厚的棘旁肌，可对腰椎横突产生从后向前的松动。

(4)注意事项：该技术对于治疗深层小肌肉痉挛特别有效。

4．椎体侧向加压（图2-30）

(1)患者体位：俯卧，双手放于体侧，头向一侧旋转。

(2)治疗师姿势：治疗师站在患者右侧，双手拇指指腹交叠，放置于腰椎棘突右侧。

(3)力的方向：处理单侧疼痛时，一般将棘突从无痛侧推向疼痛侧，以打开疼痛侧的腰椎关节。

(4)注意事项：该技术治疗来源于上腰

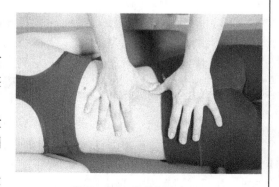

图2-30 椎体侧向加压

段的症状有效，如果症状来源于下腰段，则后向前加压或旋转技术更有效。

5. 腰椎旋转（图2-31、图2-32）

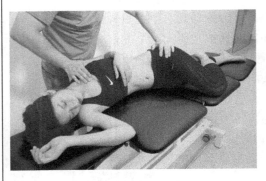
图2-31　腰椎旋转Ⅰ

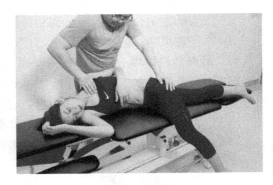
图2-32　腰椎旋转Ⅱ

（1）患者体位：患者右侧卧位，不同的旋转松动等级对应不同的起始姿势：当准备进行轻柔的旋转松动时，患者躯干处于中立位，髋膝关节屈曲；当进行更大幅度的松动时，患者躯干旋转，腹部朝向天花板，靠下方的腿（右侧）微微屈曲，上方腿屈曲较多；当进行大幅度的松动时，患者躯干尽可能旋转使腹部朝向天花板，同时下方腿伸直放到床外。

（2）治疗师姿势：治疗师站在患者身后，左手控制患者上方骨盆使其旋转向前，右手固定患者左手肩膀使其躯干旋转。

（3）力的方向：治疗师双手协同用力，左手向前右手向后方施力，使患者腰椎旋转。

（4）注意事项：旋转技术可以有效治疗单侧疼痛症状，一般让患者无痛侧在下方。

二、颈椎

1. 长轴运动（图2-33）

（1）患者体位：仰卧，颈部处于中立位，头部放于治疗床顶端。

（2）治疗师姿势：治疗师前后弓箭步站在患者头端，右手握住其颈部，四指绕到颈部左侧，固定枕骨，食指刚好处于左侧上项线，治疗师左手握住患者下巴，避免压迫胸骨。

（3）力的方向：治疗师通过身体有节律的前后运动带动患者颈部进行长轴向的牵伸。如果松动的节段是下颈段，则颈部前屈约30°；如果松动的节段是中间颈段，则颈部与身体处于一条直线上。

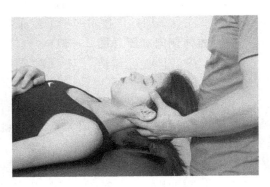
图2-33　长轴运动

(4)注意事项：避免在颈部处于后伸位置时进行长轴牵引，牵引力应轻微温柔，不引起患者疼痛。

2. 后向前椎体中心加压（图2-34）

(1)患者体位：俯卧，可以用手背垫在额头处，下巴回缩，以更好暴露第一、三颈椎棘突。

(2)治疗师姿势：治疗师站在患者头端，双手拇指指腹放在所要松动颈椎的棘突上，其余四指放松自然握在颈部。

(3)力的方向：拇指垂直向下，对棘突施加非常温柔的松动，针对不同的受限情况，可以对棘突施加向下伴向头端或尾端方向的松动。

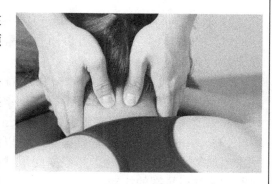

图2-34　后向前椎体中心加压

(4)注意事项：第二和第七颈椎非常容易被松动，第一和第三颈椎不易被触及，施力过程中避免手指对颈部肌肉施加不必要的刺激。

3. 后向前椎体单侧加压（图2-35）

(1)患者体位：俯卧，可以用手背垫在额头处，下巴回缩。

(2)治疗师姿势：治疗师站在患者头端，双手拇指指腹（或双手拇指指腹叠加）放在有症状一侧的关节突上，其余四指放松自然握在颈部。

(3)力的方向：拇指垂直向下并向内侧施加非常温柔的松动。

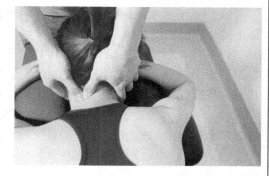

图2-35　后向前椎体单侧加压

(4)注意事项：避免施力过大，该技术对恢复上颈段无痛的全关节活动非常有效。

4. 后向前C2椎体单侧加压（C2旋转30°）（图2-36）

(1)患者体位：俯卧，头向一侧（左侧）旋转30°，用手背垫在额头处。

(2)治疗师姿势：治疗师站在患者头端，双手拇指指腹（或双手拇指指腹叠加）放在C2左侧的关节突上，其余四指放松自然握在颈部。

(3)力的方向：拇指垂直向下，对C2左侧关节突施加非常温柔的松动，此时虽然进行的是后向前的松动，但实际上对C2产生旋转的松动力量。

(4)注意事项：当颈部处于中立位时，对C2的单侧椎体进行从后向前的加压松动

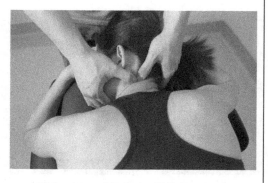

图2-36　后向前C2椎体单侧加压

的是 C2/3 节段；如果患者头部向左旋转 30°，对 C2 的左侧关节突进行从后向前的加压松动的是 C1/2 节段。该技术对治疗来源于 C1/2 节段的枕骨下症状或头痛症状效果良好。

5. 后向前椎体双侧加压（图 2-37）

（1）患者体位：俯卧，可以用手背垫在额头处，下巴回缩。

（2）治疗师姿势：治疗师站在患者头端，交叉双手的拇指，将拇指指腹放于颈椎两侧的关节突上，其余四指放于颈椎横突上。

（3）力的方向：拇指垂直向下，可以对颈椎施加较大幅度的松动，并根据受限情况进行向头端或尾端的松动。

（4）注意事项：该技术容易使患者产生较舒适感觉，可以使关节产生较大的运动幅度。

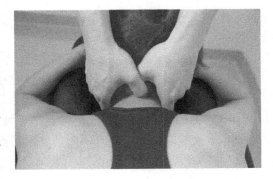

图 2-37 后向前椎体双侧加压

6. 椎体侧向加压（C2-6）（图 2-38）

（1）患者体位：俯卧，可以用手背垫在额头处，下巴回缩。

（2）治疗师姿势：治疗师站在患者头端右侧，双手拇指指腹叠加于椎体棘突右侧，其余手指放置于颈椎骨突上以固定拇指。

（3）力的方向：从右侧向左侧对椎体棘突施加非常温柔的松动。

（4）注意事项：当应用该技术治疗的一侧疼痛时，建议从无痛侧向疼痛侧进行松动。此外，存在颈部单侧的症状时，如果已经排除神经根症状，并且症状区域局限，则可以应用该技术。

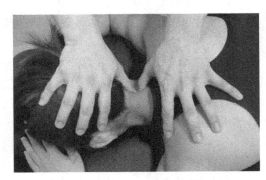

图 2-38 椎体侧向加压

7. 颈椎旋转（向左侧旋转）（图 2-39、图 2-40）

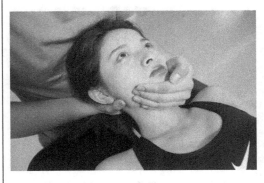

图 2-39 颈椎旋转 I

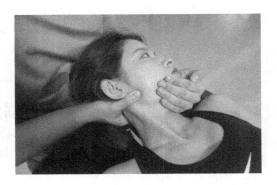

图 2-40 颈椎旋转 II

(1) 患者体位：仰卧，头部位于治疗床外缘。

(2) 治疗师姿势：治疗师站在患者头端，右手握住患者头部，其大鱼际位于右侧枕骨下，其余四指固定左侧颈部和枕骨，左手握住患者下巴，左手前臂托住其面部。

(3) 力的方向：治疗师双手协同旋转患者头部向左侧。

(4) 注意事项：旋转过程中保持对患者头部的承托，旋转的主动力是治疗师右手手指和左手对下巴的旋转。如果过程中诱发眩晕应马上停止。

8. 颈椎侧屈（向右侧侧屈）

(1) 患者体位：仰卧，头部位于治疗床外缘。

(2) 治疗师姿势：治疗师站在患者头端，右手握住患者头部，其大鱼际位于右侧枕骨下，其余四指固定左侧颈部和枕骨，左手握住患者下巴，左手前臂托住其面部，并用胸部顶住患者头顶。

(3) 力的方向：治疗师身体重心从左侧转移至右侧，带动双手使患者头部向右侧侧屈。

(4) 注意事项：应用该技术可以恢复患者颈部主动活动度。当处理单侧的疼痛症状时，一般向远离疼痛的一侧屈曲。

9. 颈椎屈曲（图2-41）

(1) 患者体位：仰卧，头部接近治疗床边缘。

(2) 治疗师姿势：治疗师站在患者头部的一侧，左手固定患者胸骨，右手托住其枕骨；如果进行上颈段屈曲，则左手固定患者下巴，右手托住枕骨。

(3) 力的方向：治疗师右手主动进行颈部的屈曲。

(4) 注意事项：该技术主要用于屈曲受限但伴有轻微疼痛或无疼痛的情况。

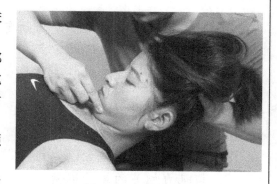

图2-41 颈椎屈曲

参考文献

[1] KISNER CAROLYN, COLBY LYNN ALLEN. Therapeutic exercise：foundations and techniques [M]. 6th ed. Philadelphia：F. A. Davis，2012.

[2] GEOFF MAITLAND, ELLY HENGEVED. Maitland's vertebral manipulation [M]. 7th ed. Philadelphia：Butter Worth-Heinemann，2005.

（陈可迪）

运动疗法

第三章 肌力训练

学习目标

掌握

提高肌肉肌力、耐力和爆发力训练的原则和方法

熟悉

1. 肌肉肌力、耐力、爆发力的定义
2. 肌肉收缩类型及运动方式
3. 肌力训练的适应证与注意事项

了解

1. 肌力训练的实施方法
2. 与肌力相关的影响因素
3. 肌力训练运动处方的设计思路

第一节 提高肌力、肌耐力和爆发力的基本原理

一、概述

肌力是指肌肉对抗某种阻力时所产生的力量，即指肌肉在一次收缩时所能产生的最大力量；肌肉耐力是指肌肉维持使用某种肌力时，能持续用力的时间或重复的次数；肌肉爆发力是肌肉动力性的一种表现形式，爆发力的大小取决于肌肉的收缩力量和速度，即为单位时间内所做的功。

肌肉的力量和耐力是健康和体质的重要表现之一，许多因素如疾病、运动损伤、废

用、固定不动、久坐、久卧等都是造成肌力、耐力减退的原因。而肌力耐力的减退常会造成人体日常活动能力的减退，比如坐、站、行等的障碍表现。通过增强肌力耐力训练可以很大限度地改善人体身体素质，改善身体运动功能，缓解骨关节疼痛与功能障碍，减缓因衰老而发生的肌肉力量及骨密度的下降，肌力训练并非只能解决与疾病相关的问题，通过规律的肌力训练可使人的体型更加健美，增强自信心。

二、影响因素及肌肉运动类型

在肌肉收缩时给予阻力可使肌肉随时间产生适应而增加肌力。因此，通过运动训练逐渐给予一定量的超负荷以增加肌肉的新陈代谢能力，可使肌肉产生适应性变化，肌肉这类收缩性增加的同时，肌肉的心血管反应也相对改善，使肌耐力及肌爆发力亦随着增加。

在设计提高肌力、耐力及爆发力训练计划时，要充分考虑相关影响因素、运动方式、训练方法以及训练个体的状况。

（一）影响肌肉肌力的因素

1. 肌肉的生理横断面

一般认为肌肉的生理横断面越大，产生的肌力就越大。一块肌肉生理横断面为每条肌纤维横断面之和，单位生理横断面所能产生的最大肌力被称为绝对肌力。

2. 肌肉开始收缩时的初始长度

即肌肉收缩前的长度。肌肉具有一定的伸展性，在其生理限度内当肌肉收缩前被预先拉伸至适宜长度时，肌肉收缩能产生更大的肌力。即肌肉长度 – 张力关系。

3. 肌肉的募集

即运动单位被激活的数量。运动单位由一个运动神经元及其所支配的所有肌纤维构成。肌肉收缩时激活的运动单位数量越大肌力也越大，肌肉募集受中枢神经系统功能状态影响，当运动神经发出的冲动强度越强，动员的运动单位就越多，当运动神经冲动的频率越高，激活的运动单位就越多。

4. 肌肉收缩方式与收缩速度

肌肉收缩的方式不同，产生的力也不同。向心收缩和离心收缩所产生的肌力不同，通常离心收缩所产生的肌力较向心收缩肌力大。收缩速度越慢，肌肉募集量越多，产生的肌力越大。

5. 年龄和性别

男性肌力较女性大，女性肌力一般为男性的2/3，尤其以握力和垂直跳的力量差别最明显，女性握力仅为男性的60%，垂直跳的爆发力约为男性的65%。肌力与年龄也有关系，20岁以前，肌力是逐渐增加的；20岁以后，肌力随着年龄的增大而逐渐下降。

6. 心理因素

肌力易受心理的影响。在暗示、大声命令及有积极的训练目的时，训练者所发挥的肌力比自主最大收缩力大20%～30%。

（二）影响肌肉耐力的因素

(1) 肌肉、韧带及关节等运动器官系统长时间持续工作的能力。
(2) 供给肌肉运动所必需的能源物质及储存能力。
(3) 为肌肉工作提供磷酸能（adenosine triphosphate，ATP）所必需的代谢能力。
(4) 大脑皮层神经调节过程的强度及其频繁刺激的耐受能力。
(5) 心血管和呼吸系统的机能水平。

发展肌肉耐力素质的基本途径有两个：一是增强肌肉力量，提高肌肉耐力的训练；二是提高心肺的功能。适宜和规律的耐力性负荷训练可使肌肉、器官、心肺系统以及物质代谢调节产生适应现象。

（三）影响爆发力的因素

1. 力量和速度
肌肉在动作中收缩产生的力量和速度是两个主要影响爆发力的因素。

2. 做功等
爆发力可通过增加肌肉在一定时间内所做的功，或减短产生一定力量所需的时间等方法来改善。虽然爆发力与力量及速度有关，但在爆发力训练计划中多以速度作为变数。运动的强度越强，产生力量的时间越短，爆发力越大。

3. 肌肉纤维的类型
它是构成爆发力表现的因素。在短时间内从事高强度的运动即为无氧性爆发力，通常是Ⅱ类快肌纤维在做功，易疲劳；在长时间从事低强度的运动即为有氧性爆发力（有氧性爆发力与肌耐力是等同的意思），通常是Ⅰ类慢肌纤维在做功，不易疲劳。肌肉是同时由Ⅱ类（快肌、动态）和Ⅰ类（慢肌、张力）两种肌肉纤维构成，某些肌肉的张力性纤维成分较多，而某些肌肉的动态性纤维成分较多。一般用于维持姿势的肌肉其构成成分含Ⅰ类肌纤维较多，可长时间收缩抵抗重力以维持躯干的稳定度；而产生大量爆发力的肌肉中含高成分的Ⅱ类动态运动单元，可以协助个体爬楼梯时提起躯干，使用拐杖时将身体驱动向前，或是抬举、推拉重物。

4. 运动强度、持续时间和运动速度
肌力训练计划中，可通过控制强度、持续时间和运动速度来诱发征召不同的肌纤维。

肌力、肌耐力和爆发力之间是相关联的，均可通过肌力训练得以改善和加强。治疗师必须根据个体的情况设计适宜的肌力训练方案。

（四）肌肉运动的类型

肌肉在做静态或动态收缩时会有以下几种运动模式：等张（向心与离心肌肉收缩）

第三章　肌力训练

运动、等长运动和等速运动。而其最终目标是要透过肌力、肌耐力或爆发力的改善来增强患者的功能。

1. 等张运动

等张运动是指肌肉在关节可活动范围内、保持张力不变的情况下对抗某一固定或变化的负荷，做伸长或收缩的一种动态运动模式。但事实上，当肌肉对抗某一固定负荷收缩时，所产生的张力会随肌肉纤维的伸长或缩短而改变，而且在整个动作范围内的某一点会产生最大张力。因此，所使用的重量应不超过整个动作范围中肌张力最高点所能控制的重量。等张运动可以以肌肉的向心、离心或两者结合的收缩方式进行，也可以以开链或闭链的运动方式进行。

（1）向心与离心收缩运动。向心性收缩运动，是指肌力训练中，肌肉收缩时肌肉的附着点之间的距离缩短的运动。在抵抗相等负荷下，向心肌肉收缩所征召到的运动单元较离心肌肉收缩多，亦即向心运动的机械效益较离心运动差。所以，肌肉最大向心收缩所产生的力量比最大离心收缩所产生的力量小。

离心性收缩运动，是指肌力训练中，肌肉收缩时肌肉的附着点之间的距离拉长的运动。即肌肉受到外力产生张力及物理性伸长现象的动态肌肉运动。肌肉离心收缩属于一种负功，常发生于一些功能性的活动，如抗重力的情况下慢慢蹲下、下楼梯，或是在方向、动力突然改变的情况下控制并减缓肢体的移动速度。另外，肌肉离心收缩在闭链运动中扮演吸收冲击力的角色。

在等张运动中，大部分时候都同时包含向心与离心肌肉收缩。而有所针对的训练，向心等张肌力训练主要是促进向心肌力，离心等张肌力训练主要是促进离心肌力。在控制相同负荷的情况下，必须参与离心收缩的运动单元较向心收缩少，因此在负荷相同的情况下以离心肌肉收缩控制较容易。同时运动速度也会直接影响神经肌肉单位产生力量的能力，在慢速控制的情况下，最大离心肌肉收缩的力量也比最大向心肌肉收缩所产生的力量大。所以在康复早期，患者关节活动尚可但肌力很弱的情况下，做离心肌肉收缩比向心肌肉收缩容易，患者只要在对抗重力的情况下学会将肢体慢慢放下，之后再以轻阻力来训练肌力。

（2）开链运动与闭链运动。开链运动，是指发生在开放性动作链的动作，即远端肢体（足部或手部）在空中自由的移动。例如，手举起或放下手握的重物，大部分使用徒手或器械阻力运动都是采用开链运动。开链运动可以动态（向心或离心）或静态肌肉收缩的方式来完成。在患者不能负重时运动治疗的方式必须采取开链运动模式。

闭链运动，是指发生在闭锁动作链的动作，即身体在固定的远端肢体上移动。例如在下肢承重的情况下，步行、上下阶梯、蹲起过程中足部着地肌肉收缩使身体抬起或放下，在上肢承重的情况下做俯卧撑等。

闭链运动多是在功能性的动作模式下进行，需要一定程度的承重，肌肉收缩的方式可以是向心、离心或等长等方式。闭链运动训练中不只是肌肉承重，其他如骨骼、关节、韧带、肌腱及关节囊等也要承重。因此，相对开链运动更容易刺激到关节内及其周围某些机械感受器，刺激肌肉做出共同收缩的动作而增加关节的稳定度。由此，闭链运动训练不仅能改善肌力、耐力及爆发力，还可改善功能负重姿势下的稳定度、平衡能力、协调能力及灵活度。很明显，如果负重活动为禁忌，则不可做闭链运动训练。

2. 等长运动

等长运动是指肌肉长度不变且无明显关节活动的静态肌肉收缩运动模式。虽然这种肌肉收缩模式并不做功（作用力×距离），但是肌肉所产生的张力及力量相当大。若要增加肌力及耐力，肌肉必须对抗阻力维持至少6秒的等长收缩，这样使得肌肉每次收缩都有足够的时间达到最大张力并产生代谢上的变化。

组织受损后或术后的愈合，各阶段可使用不同形式和强度的等长收缩运动，以达到不同的康复目标及患者功能的恢复。这些运动方式包括肌肉定位收缩运动、阻力等长运动及稳定性运动。

（1）肌肉定位收缩运动。肌肉定位收缩运动是肌肉在几乎没有任何阻力的情况下所做的低强度等长收缩。这类肌肉等长收缩运动是软组织受伤后的急性愈合期用于放松肌肉，增加血液循环以及减缓肌肉疼痛和痉挛的运动方式。并可在肌纤维愈合过程中维持肌纤维的活动度，预防肌肉萎缩但肌力并不会增加。常见的肌肉定位收缩如股四头肌和臀肌的收缩。

（2）阻力等长运动。当关节活动会产生疼痛或关节受伤不适宜做动作时，等长肌肉收缩运动再加上徒手或机械阻力则可以增加肌力。在做阻力等长收缩运动时，只要用最大肌力的60%～80%作为阻力即可达到增加肌力的目的。肌肉收缩前的初长度与肌肉收缩所产生的肌力大小有关，只有在适宜的初长度才能使肌肉产生最大收缩力，初长度过长或缩短的情况下其收缩力都会下降。

（3）稳定性运动。等长运动可以加强关节和姿势的稳定度。通过激活关节周围的主动肌和拮抗肌共同收缩以达到稳定的目的，而肌肉的共同收缩可在抗重力的姿势下以及在关节活动范围中点引发抗阻力肌肉的等长收缩。稳定性运动多为负重下以闭链运动模式进行，强调控制躯干或肢体近端关节的肌肉做等长收缩运动，以各种姿势做对抗徒手阻力或对抗重力来完成。节律性固定及动态稳定运动为两种增加关节和姿势稳定度的等长运动方式。

3. 等速运动

等速运动是一种利用可控制速度的设备来控制身体某一部分动作的速度以控制肌肉伸长或缩短的一种动态运动方式。在等速运动中，肌肉用于加速肢体动作的力量就是产生阻力的来源，由于肢体动作的速度固定，等速设备所提供的阻力是一直在变化的，因此等速运动也可称为调节阻力运动。等速运动动作范围内阻力是随着肌肉产生力量的大小来改变的，同时也与运动速度有关。在进行等速运动时所要控制的是肢体动作的速度，速度范围由慢速（每秒15°～30°）至极快速（每秒300°～400°）。进行向心等速运动时，肌肉张力的产生是随着速度增加而减少，而进行离心等速运动时肌肉张力的产生先随着速度的增加而增加，达到一定程度后则维持此高峰或降低。

等速运动与等张运动训练不同。前者在训练过程中只要是在适当的时机做快速的动作训练，对肌肉骨骼不会产生不良影响。而等张运动训练通常必须在低速下进行，才能控制动作的动力并避免肌肉关节的损伤。等速运动不仅能增加肌力也能增加肌耐力和爆发力,这种运动方式可以让患者以相当大的力量对抗极大的阻力以最大的速度来运动进而改善爆发力而不发生危险。另外,肌耐力可在各种速度下,通过重复多次小量肌肉收缩的等速运动训练来改善。

第二节 肌力训练的一般原则

肌力训练中,根据训练的目的设定不同的训练方式与强度,但基本上都有一定的训练原则以期达到训练的效果。因此,在进行肌力、耐力及爆发力训练时首先要遵循以下基本原则:

一、抗阻训练原则

肌力训练中施加阻力是增强肌力的重要因素,阻力主要来自于躯体或肢体本身的重力或在移动的过程中所受的阻力及附加阻力等。其中,超负荷训练理念是肌力训练的基本原则,它是指对于运动强度的要求以超出平时所能适应的负荷才能达到训练目的。这是一种为提高肌力、耐力及爆发力所实施的超过自身平时最大能力的训练,并通过增加训练相关变项的负荷及次数,使得肌肉功能因训练内容而获得相对的改善,比如在训练中不断地调整运动强度(抗阻负荷)、重复次数及频率。

二、超量恢复原则

超量恢复原则是指肌肉或肌群经过适当的训练后,产生适度的疲劳。肌肉先经过疲劳恢复阶段,然后达到超量恢复阶段。在疲劳恢复阶段,训练过程中消耗的能源物质、收缩蛋白、酶蛋白恢复到运动前水平;在超量恢复阶段,这些物质继续上升并超过运动前水平,然后又逐渐降到运动前水平。所以,当下一次训练在前一次超量恢复阶段内进行就能以前一次超量恢复阶段的生理生化水平为起点,起到巩固和叠加超量恢复的作用,逐步达到提升肌力的目的,所以训练间隔时间也要适宜,间隔时间不能太短也不能太长。但是要注意,在肌力训练时要引起一定肌群的适度疲劳,因为无明显的肌肉疲劳就没有超量恢复的出现。但切忌出现过度疲劳,因为过度疲劳会对较弱的肌肉造成损伤,过度疲劳的表现为运动速度减慢、运动幅度下降、肢体出现明显的不协调或主诉疲乏劳累。一旦出现过度疲劳应立即停止训练。

三、渐进性原则

在提高肌力的训练中,逐步增加运动量从而使训练计划能够安全有效地进行。在训练计划中如果突然给予远超肌肉本身能负担的负荷则容易造成伤害事故。所以应采用渐进的方式逐渐地增加运动强度、次数、组数和频率。

四、特殊性原则

不同的训练有不同的效果，不同的个体有不同的训练方案。因此，在运动处方中根据个体及训练目的设定不同的训练内容。高强度、高阻力、少重复次数的训练可增强肌力和肌肉体积；低强度、低阻力、多重复次数的训练可增强肌肉耐力。提高肌肉力量的负重训练主要是动员无氧系统的功能，而提高肌肉耐力的负重训练主要是动员有氧系统的功能。

另外，在临床肌力训练常用的方法中，也有需要遵循的基本训练原则。临床肌力训练常用的方法有徒手阻力运动训练和机械阻力运动训练。

（一）实施徒手阻力运动训练的原则

（1）运动开始前，评估患者的肢体关节活动度及肌力并确认其功能受限程度。以作为评判训练效果及确定实施训练方案时给予阻力的大小和类型。

（2）以整个被动运动模式先向患者示范动作，并解释清楚运动计划及实施步骤。

（3）确保患者在用力做动作时不憋气。

（4）在进行训练当中，患者及治疗师均应处以舒适的姿态。

（5）在进行徒手阻力运动时，要考虑给予阻力的部位。通常给予阻力的部位是在欲加强肌力的肌肉所附着的肢体远端部分。

（6）为避免特定肌肉在做肌力训练时产生代偿动作，治疗师必须固定好患者的身体，通常固定的部位是在欲加强肌力的肌肉近端的附着点，并确定阻力的方向与肢体动作方向相反。

（7）施加适当的阻力，让患者必须尽最大努力而又不致产生疼痛的原则下完成动作。在进行抗阻运动时患者的动作要流畅不可有颤抖的现象。阻力的给予与减量都必须缓慢以避免产生不顺畅的动作。

（8）给予适当的口令，口令要清晰、简单易懂，避免使用医学术语。比如，给予等长收缩的阻力时，告诉患者"停住动作""不要让我移动你""抵抗我的力量"；给予向心肌肉收缩的阻力时，告诉患者"推"或"拉"；给予离心肌肉收缩的阻力时，告诉患者"当我推或拉你时慢慢放下"。

（9）决定重复动作的次数，一般来说同一个动作重复8～10次，就会产生肌肉疲劳。间歇休息后再重复下一组动作。

（二）设备使用的一般原则

机械阻力训练计划中，要安全而有效地使用设备，治疗师必须注意以下几点：

第三章　肌力训练

（1）使用设备前先评估患者的肌力、肌肉关节活动度、关节稳定度，骨骼或关节是否存在变形、疼痛以及皮肤的完整性。

（2）确定可促进受伤肌肉的肌力、耐力和爆发力最有利的运动类型并选择合适的设备。

（3）使用设备时应遵循所有关于安全的注意事项，比如运动前确认所有的带子、套子、皮带及扣环有无绑紧，并根据患者做好调整；固定或支撑好身体各部位以避免产生不适的动作造成身体各部位不当的压力。

（4）运动完成后，卸除整个设备并将其保存在适当的位置以确保下次能安全使用。

（5）运动完成后，观察并再次评估患者以确定患者承受此次运动训练的情形，并即刻记录观察所得及客观数据。

第三节　肌力训练方法和技巧

肌力训练的方法有不同的分类，而临床中最常用的肌力训练方法有徒手阻力运动训练和机械阻力运动训练两种。

一、徒手阻力运动

徒手阻力运动，是在患者进行动态或静态肌肉收缩时治疗师给予一定阻力的主动运动方式。该运动可在单一解剖平面内进行，如对角线模式的本体感觉神经肌肉促进技术（PNF）中的动作模式，也可模拟功能性活动的综合动作模式。特定肌肉的肌力可在肌肉收缩时给予阻力来加强，如用徒手肌力测定的方法。

实施徒手阻力运动训练的技巧，首先在大部分徒手阻力训练时，患者要采取仰卧姿势或俯卧姿势，治疗师所采取的姿势和手部抓握位置可根据治疗师及患者的身材与肌力而改变。一个阻力训练计划中最好能够同时包含同一关节的两个相反方向的运动，如：屈曲和伸直、外展和内收、外旋和内旋，这样可以同时训练作用肌（agonist）与拮抗肌（antagonist）的肌力及平衡的神经肌肉控制。这种神经肌肉训练技巧对于许多功能性活动是必要的，动作方向的转变需要主要动作肌及稳定肌的肌肉控制，并结合向心及离心肌肉收缩方式以减低动力，有效地控制动作方向的变换。在此以图示的方式叙述上下肢的开链阻力运动训练，附图中施予阻力的方向是以箭头表示：

上肢：

1. 肩关节屈与伸（图3-1、图3-2）

肩关节屈曲，在肩关节稳定且无疼痛感的状态下，阻力可置于手臂的远端，或是前臂远端的前面部位，由治疗床提供肩胛及躯干的稳定度。

肩关节伸直，在肩关节稳定且无疼痛感的状态下，阻力可置于手臂的远端，或是前臂远端的后面部位，由治疗床提供肩胛及躯干的稳定度。

运动疗法

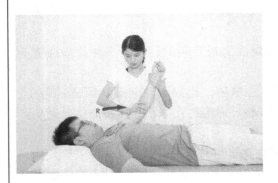

图3-1　肩关节屈曲

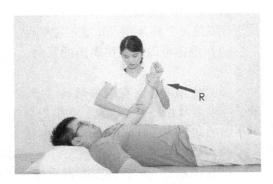

图3-2　肩关节伸直

2. 肩关节的外展与内收（图3-3、图3-4）

患者仰卧，训练肢肘关节屈曲90°，阻力施予肘关节远端。若外展则阻力施加于手臂的外侧面，若内收则阻力施加于手臂的内侧面。

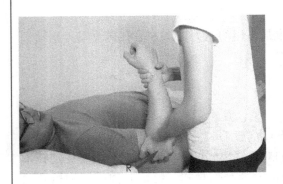

图3-3　肩关节外展、肩关节内收

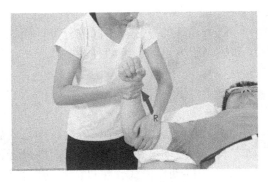

图3-4　肩关节内旋

3. 肩关节内、外旋（图3-5、图3-6）

患者仰卧，训练肢肘关节屈曲90°，肩关节外展90°。肩关节内、外旋时阻力施加于前臂远端，肩关节内旋时固定锁骨部位；外旋时由治疗床固定器背部及肩胛。

4. 肩关节水平外展与内收（图3-6）

患者仰卧，训练肢肩、肘关节屈曲90°，肩关节摆放在正中旋转姿势，阻力施加予手臂远端肘关节的部位。肩关节做水平内收时固定肩关节前侧，水平外展时肩胛及躯干固定于治疗床上。该动作可采取仰卧、侧卧或俯卧的体位进行。

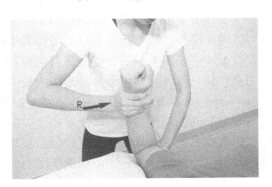

图3-5　肩关节外旋

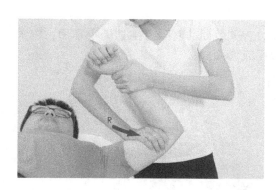 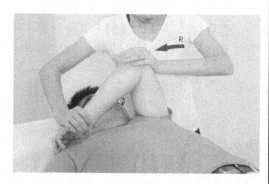

图 3-6 肩关节水平外展、肩关节水平内收

5. 肘关节屈曲与伸直（图 3-7、图 3-8）

患者仰卧，训练肢肘关节伸直位，肘关节屈曲时阻力施予前臂远端前面部位；训练肢肘关节屈曲位，肘关节伸直时阻力施加于手臂远端的后面部位。肘关节屈曲与伸直时，固定肱骨上半部位。

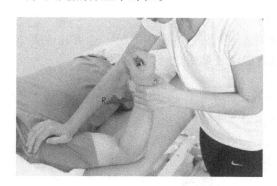 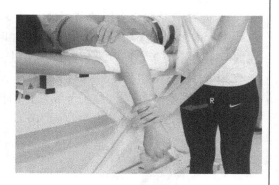

图 3-7 肘关节屈曲　　　　　　　　图 3-8 肘关节伸直

6. 前臂旋前与旋后（图 3-9）

患者仰卧，训练肢肘关节屈曲 90°，阻力施予前臂远端桡骨处，固定肱骨以避免肩膀移动。

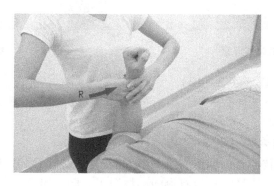

图 3-9 前臂旋前旋后

7. 腕关节屈曲与伸直（图3-10）

患者仰卧，训练肢肘关节伸直置于治疗床，腕关节屈曲时阻力施加于手掌面，腕关节伸直时阻力施加于手背面。固定前臂远端腹面或背面。

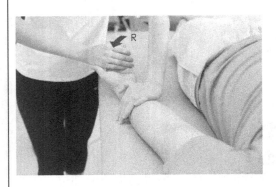

图3-10 腕关节屈曲与伸直

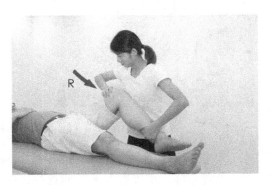

图3-11 髋关节屈曲合并膝关节屈曲

下肢：

1. 髋关节屈曲合并膝关节屈曲（图3-11）

患者仰卧，双下肢伸直，训练肢屈曲时阻力施予大腿远端前侧部位。也可在膝关节屈曲时阻力施加于小腿远端后方踝关节处。以腹肌的收缩固定骨盆及腰椎。

2. 髋关节伸直（图3-12）

患者仰卧，训练肢髋膝关节屈曲初始位，一手施阻力于大腿远端后面部位，另一手施阻力于足跟远端下面。由治疗床固定骨盆及腰椎。

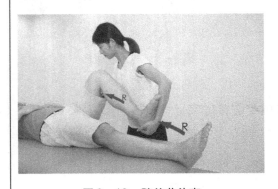

图3-12 髋关节伸直

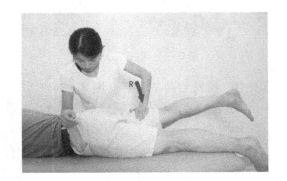

图3-13 髋关节过度伸直

3. 髋关节过度伸直（图3-13）

患者俯卧位，双下肢伸直，训练肢后伸时阻力施予大腿远端后侧部位。固定骨盆后侧以预防腰椎产生动作。

4. 髋关节外展与内收（图3-14）

患者仰卧，双下肢伸直，训练肢髋关节外展与内收时阻力分别施予大腿远端外侧与内侧部位。若是膝关节够稳定且没有疼痛的情况下，阻力可施加于小腿远端，踝骨以上外侧与内侧部位。

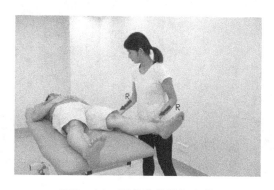

图 3-14 髋关节外展与内收

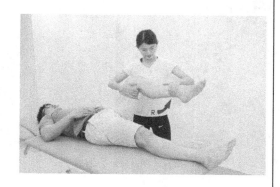

图 3-15 仰卧髋关节内外旋

5. 髋关节内旋及外旋（图 3-15、图 3-16）

患者仰卧，训练肢髋膝关节屈曲，髋关节外旋时阻力施予小腿踝骨上方内侧部位；内旋时阻力施加于小腿踝骨上方外侧部位。治疗师支撑患者大腿时固定骨盆前方使髋关节保持屈曲 90°。

患者俯卧，髋关节伸直，膝关节屈曲，阻力施加于小腿内、外侧，治疗师施压于臀部以固定骨盆。

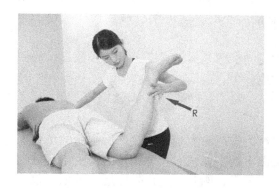

图 3-16 俯卧髋关节内外旋

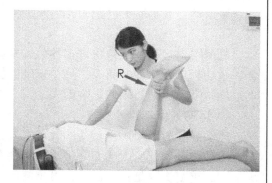

图 3-17 膝关节屈曲、膝关节伸直

6. 膝关节屈曲与伸直（图 3-17）

患者俯卧，髋关节伸直初始位，膝关节屈曲时阻力施加于小腿后侧脚跟上方，治疗师施压于臀部以固定骨盆；膝关节屈曲初始位（将一毛巾置于大腿远端前侧下方，以备膝关节伸直时髋关节可以正常地滑动），膝关节伸直时阻力施加于小腿踝骨前方。膝关节伸直训练可在仰卧或坐位下进行。

7. 踝关节背屈与跖屈（图 3-18、图 3-19）

患者仰卧，训练肢伸直，踝关节背屈时阻力施加于足背部；踝关节跖屈时阻力施加于足底跖骨处，固定小腿。

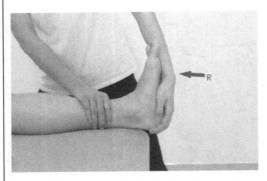
图3-18 踝关节背屈

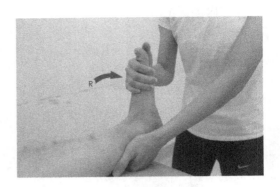
图3-19 踝关节跖屈

二、机械阻力运动

机械阻力运动是一种由机械提供阻力（运动负荷）的运动型式。这种运动型式有许多名称，如渐进抗阻肌力训练（progressive resistance exercise，PRE）、主动阻力训练（active resistive training）、超载训练及抗负荷阻力运动等。

在康复治疗或体适能训练中，机械阻力运动可以用于增加肌力、耐力和爆发力。为增加肌肉功能，可通过增加阻力或运动的重复次数来逐渐达到超载的程度。等患者可以独立做运动，或是肌力已超过治疗师所能控制的大小时，就可用机械取代徒手给予阻力了。

机械阻力运动训练包含许多参数，这些常见的参数是运动强度、重复次数、运动回合、运动频率及运动时间等；另，运动的方式或种类、运动速度、肢体动作幅度和姿势也是机械阻力运动效果的影响因素。

1. 运动强度与重复次数

运动强度与肌肉所受负荷的大小有关，以次大量或最大量肌肉收缩所承受的负荷来确定运动强度。在肌力训练中，治疗师要根据患者的个体情况及训练目的来决定运动训练强度。重复次数是指一次动作可重复的次数。通常，刚开始进行阻力运动计划时很难决定所用负荷的大小。

（1）早期使用的第罗姆（Delorme）及瓦特金（Watkins）所发明的"最大重复举重量"（repetition maximum，RM），即最大举重量是指一条肌肉在其动作范围内做特定次数动作时所能移动的最大重量（负荷）。因此，阻力训练强度通常用一次最大重复（1 RM）的百分比或最大重复次数（RM）来表示。1~5 RM为高强度抗阻负荷，以发展肌肉最大力量为主；6~12 RM为中等抗阻强度，以发展肌肉力量和体积为主；10~15 RM为低强度抗阻负荷，以发展肌耐力为主。

（2）在康复训练阶段，另一种决定肌力训练计划所用负荷大小的方法是根据体重的百分比，不同肌群所使用的百分比不同。如：上肢仰卧推举，体重的30%；下肢伸直，体重的20%；下肢屈曲伸直，体重的50%等。

（3）机械阻力运动中，负荷的大小显示运动强度。而另一参数就是运动的重复次数，逐渐增加运动的次数即肌肉持续超载，久之，肌肉产生适应性变化。运动计划中要加强肌耐力常用的方法是在不增加运动负荷下逐渐增加运动的重复次数。

2．运动的回合与频率

所谓运动的回合是指每节运动时间内运动的组数。一个回合（组）的动作是指在某训练强度下重复动作的次数，每节包含几个回合，每回合之间休息一下。

（1）无论是几个回合，或是几次重复动作都可以有效地改善肌力及肌耐力。根据过去的研究报告，3组最大6次重复举重量、2组最大12次重复举重量以及6组最大3次重复举重量都可明显增加肌力。

（2）甚至有研究报告，以最大1次重复举重量（1 RM）也有改进肌力的效果。虽然临床上并不实用，但只要肌肉负荷逐渐增加，肌力、肌耐力和爆发力都会改善。

所谓运动频率是指一天或一周内运动的次数。大部分运动计划都是隔天做一次或一周2～3次的运动。若要肌力进步，运动后必须要给予足够的休息时间以恢复体力。

3．运动的持续时间和间歇时间

所谓运动的持续时间，即执行运动计划的总天数、周数或月数。要使肌力有明显的进步，运动计划至少要持续6周。每组运动间歇时间决定了血液和肌肉中三磷酸腺苷及磷酸肌酸能源再合成的多少及乳酸浓度的高低。乳酸浓度升高与肌肉疲劳和肌肉力量下降高度相关。组间长间歇（2～3分钟）比短间歇（30～40秒）更能有效地增加肌肉力量和爆发力；组间间歇时间短（如1分钟）会降低急性运动能力，但对提高肌肉耐力有利。

4．运动速度

肌肉收缩的速度与其产生的张力明显相关。肌肉缩短的速度增加时，所产生的力量将减少。等张阻力运动（使用沙包、哑铃或阻力滑轮系统），是由患者控制肢体动作的速度，通常慢速控制可以确保患者的安全。

5．运动型式

所谓运动型式是指运动时肌肉的收缩方式，是动态还是静态、离心还是向心等。选择运动计划中所使用的肌肉收缩类型是根据患者受伤或疾病的种类、组织愈合程度、关节状况以及其所能承受的负荷和康复目的而定。

（1）根据"运动的特异性"概念，治疗师在选择阻力运动的形式时，必须根据患者的功能需要来选择。若是其功能性活动需要以静态肌力来完成，则训练计划应以等长收缩运动为主；若是必须以动态肌力完成，则应将向心和离心肌肉收缩以等张或等速肌力运动纳入训练计划中。

（2）肌肉骨骼受伤早期的康复，若是患者的肢体被固定不动，或是不能承受有阻力的肌肉关节活动时，可以进行渐进阻力的肌肉等长收缩运动。

（3）当肢体肌肉产生张力的能力很差又需要练习抗阻动作时，可选择离心运动。

（4）大部分机械阻力设备，如哑铃、沙袋及重力滑轮系统的特性在于使用这些东西运动时，可同时将肌肉向心和离心收缩融入运动计划中。抗重力举起时即产生肌肉向心收缩，放下重量时即产生肌肉离心收缩以控制整个重物下降的过程。

6．患者的姿势

患者在加强某一特定肌群时采用的姿势将影响肌肉产生张力的能力、所控制的重量

运动疗法

以及将运动应用到功能性活动上的能力。阻力运动可以远端肢体在空间自由移动（开链），或是让患者在承重的姿势下远端肢体固定或与地面接触下移动（闭链）。治疗师必须考虑患者的肌力进步应该是在开链还是闭链的功能性活动中较重要，依此决定运动型式。

三、特殊运动处方

研究者已研究发展出各种利用等张运动、等长运动或等速运动的阻力训练计划。每种训练方法最终目的是要以最有效及最有效率的方法来增加肌力、耐力和爆发力。然而，理想的重量训练计划的强度、重复的次数、运动的回合数及运动的频率都不确定。因此，很难比较或决定哪种方式是最好的，以下列出几种比较常用的特定处方：

1. 渐进阻力运动（progressive resistance exercise，PRE）

步骤：

（1）决定最大10次重复举重量（10 RM）。

（2）以此最大10 RM 的1/2做10个重复动作，以此最大10 RM 的3/4做10个重复动作，以此最大10 RM 做10个重复动作。

（3）每节做3组、每组间稍作休息。

（4）随着肌力增加，每周增加举重量。

2. 牛津技巧（The Oxford technique）

步骤：

（1）决定最大10次重复举重量（10 RM）。

（2）以此最大10 RM 做10个重复动作，以此最大10 RM 的3/4做10个重复动作，以此最大10 RM 的1/2做10个重复动作。

（3）此技巧的目的是要减轻因肌肉疲劳所产生的不良影响。

（4）在执行以上组的重复动作前，必须先以主动运动作为热身期。

3. 间断重复性等长肌力运动训练（brief repetitive isometric exercise，BRIME）

方法：每天最多做20个最大等长肌肉收缩，每次收缩维持6秒，每次收缩间歇有20秒的休息时间。在肌肉收缩的同时配合节奏的呼吸以免血压升高。

4. 等速肌力训练处方

大多数发展肌力、肌耐力和爆发力的等速肌力训练计划都是用等速肌力训练仪在慢、中、快角速度下做运动。一个等速肌力训练计划中通常至少会用3种不同的肌肉收缩速度，一个回合中包含有60度/秒、120度/秒、180度/秒，或60度/秒、150度/秒、240度/秒3种速度，每个速度下做6～10个重复动作，每完成一个回合稍作休息。也可以在同一速度下做几个回合。

四、注意事项

肌力训练过程中常会出现一些不适及可能的损伤，为预防与保护可能出现的损伤需要了解相关的注意事项及禁忌证。

1. 心脏血管的反应

在做肌力训练时，应避免用力憋气（valsalva maneuver），也就是在声门关闭时用力吐气的动作。通常在进行较费力或较长时间的动作时容易出现这种现象。

憋气会使血压升高，其造成的心脏血管反应过程如下：深呼吸→关闭声门→腹肌收缩→胸腔腹腔内压增加→心脏静脉回流减少→心输出减少→造成动脉血管压力暂时下降，心跳速度随即增加→当吐气后静脉血液瞬即快速回流至心脏，心脏因而必须用力将血液泵出，血压将明显上升至 200 mmHg 或更高。

因此，在肌力训练时应避免用力憋气的现象发生，以免对心血管系统及腹壁产生过大的负荷。训练过程中应提醒训练对象不要憋气，配合动作保持呼吸的节奏。训练值得关注的高危人群是：

（1）有心脏血管疾病病史的患者（脑血管疾病、心肌梗死、高血压等）。

（2）接受腹部手术、腹壁脱出、腹股沟疝气等患者。

（3）老年患者、孕妇。

在进行等长或重阻力运动时，最容易发生用力憋气的现象。由于肌肉等张收缩产生的血压升高程度和所使用的最大自主力量的百分百成正比。若患者在速度增加的情况下以最大力量从事动态运动，虽然肌肉所产生的力量减少但血压的上升在各种动作速度下都相同。因此，只要是有心脏血管疾病病史的患者在接受运动治疗时，必须仔细监测，并尽可能避免从事等长收缩运动或费力的动态运动。

2. 疲劳

这是一种会影响功能表现的复杂现象。疲劳的定义根据程度及类别分以下几种。

a. 局部肌肉疲劳，为肌肉在接受重复刺激后反应变弱的情形。此为肌肉的正常生理反应，特征是运动单元电位振幅减弱使得神经肌肉系统产生力量的能力下降。

（1）无论是做动态或静态肌肉收缩，高强度或低强度的运动一段时间后都会产生肌肉疲劳。

（2）造成肌肉反应变差的原因有：由于能量储存减少，氧气不足，乳酸堆积破坏了肌肉本身收缩的机制；中枢神经系统抑制性（保护性）的作用；肌肉神经接洽处冲动的传导变慢，特别是快收缩肌纤维。

（3）肌肉疲劳的特征是肌肉收缩产生的最大力矩值会降低并伴随有肌肉感觉不适或甚至疼痛及痉挛的现象。肌肉疲劳时，其反应会变慢，主动动作范围也会变小。

b. 全身性肌肉疲劳，为个体在从事长期体能活动，如行走或慢跑时反应减弱的情形。

（1）长时间做低强度运动造成全身性肌肉疲劳的原因有：血糖降低，肌肉及肝脏内肝醣储存量减少，钾离子流失，特别是老年患者。

（2）耐力训练及体适能加强训练中，全身性肌肉疲劳是一个相当重要的考虑因素。

c. 特殊临床疾病造成的疲劳。某些神经肌肉或心肺功能缺失的疾病，疲劳发生的速度较快或发生的时间可预测。

（1）多发性硬化症的患者经过一夜休息，一大清早时体能较好。午后疲劳程度最严重而变得相当虚弱，到傍晚疲劳即消失，力量随即改善。

（2）心脏疾病、周围血管疾病及肺部疾病皆会导致氧气输送系统的缺失，因而这类疾病患者较易出现疲劳，运动后也需要较长时间的恢复。

3. 运动后体能的恢复

肌力训练计划中必须包含适当的体力恢复时间。剧烈的运动后，必须有适当的时间让体能恢复到运动前的状态。通常，在剧烈运动后，3～4分钟使肌肉恢复到运动前的90%～95%的收缩能力，而最快速恢复期是发生在第一分钟。

a. 恢复期内肌肉产生的变化有：

（1）恢复能力储存量。

（2）运动后约1小时，乳酸即由骨骼肌及血液中移除。

（3）肌肉恢复氧储存量。

（4）几天后肝醣储存量才恢复正常。

b. 根据研究证实，运动后的恢复期内若做一些轻量运动，体能恢复的速度比完全休息还要快。

c. 只要患者在每次运动训练后有充分的时间恢复体力的情况下，其往后长期的体能表现（肌力、耐力和爆发力）才能改善。

4. 做功过度或训练过度

（1）重阻力的运动或耗体能的训练必须小心进行，以免造成做功或训练过度。

（2）做功或训练过度造成肌力暂时或永久性减弱可发生于正常人或某些神经肌肉疾患者身上，因此，适量的运动可使身体健康，更多量的运动就能使身体更健康的观念是错误的。

（3）疲劳与做功过度的意义并不相同。个体的神经肌肉系统若是完整的，疲劳时也会产生不适感，通常不会产生训练过度及伴随肌无力的现象。但是，对于接受非常严格的剧烈训练的正常人，若没有足够的食物摄取或脂肪储存以提供运动时增加的能量消耗，身体将分解肌肉中的蛋白质作为运动时的能量来源，如此会造成肌纤维的分解流失。

（4）非进行性下运动神经元疾病的患者若接受激烈的肌力运动训练，肌力将由于做功过度而产生逐渐变弱的现象。动物实验中也发现相同的现象，研究显示动物在周围神经损伤后立即做剧烈的运动会延迟功能性肌力的恢复。

（5）训练过程中仔细的监测运动的强度、时间和频率，按部就班地进行训练可避免产生训练过度的现象。在训练过程中，定期评估患者的肌力可以让治疗师了解患者的肌力进步情况是否适度并反映肌力训练计划的效果。

5. 代偿动作

在运动时，若对收缩肌肉给予过大的阻力会产生代偿动作。当肌肉因疲劳、瘫痪或疼痛而无力时患者会以任何可能的方法取代这些无力的肌肉来做出动作。比如，当三角肌与棘上肌肌力不足或手臂外展会疼痛时，患者即以上举肩胛（耸肩）以及将躯干侧弯至对侧的方式来取代手臂外展的动作。

为避免运动时产生代偿动作，徒手或器械给予的阻力大小要适当，且要适当地固定身体其他部位。

6. 骨质疏松

骨质疏松是以骨量减少、骨的微观结构退化为特征，骨质吸收的不平衡造成骨骼内矿物质成分流失的病理现象，常会见骨干变窄骨髓腔变宽。

骨质疏松的改变使得骨骼无法承受正常的压力。因而容易发生病理性骨折，所谓病理性骨折即骨骼因病理变化，使其承受压力的能力变弱，只要些许压力即能使骨骼发生骨折。最常发生病理性骨折的部位有髋关节、脊椎、腕关节和肋骨等处。

使骨质疏松发生概率增加的原因有：

（1）神经肌肉或肌肉骨骼机能损伤的患者常因长期不动、卧床或肢体无法载重使骨骼容易疏松。如，常见脊髓损伤，或是神经肌肉疾病的瘫痪患者，因缺乏肌肉的使用而至无压力的骨骼萎缩。

（2）正常人在老化的过程中都会有骨质流失的现象。主要是由于在衰老过程中其骨重建平衡发生明显的衰退，成骨细胞生殖能力明显下降，破骨细胞吸收明显增加骨量减少。绝经后的女性也有骨质流失的现象。

（3）营养状况，特别是饮食中钙质的摄入不足也较容易发生骨质疏松。

（4）闲散的生活形态及缺乏规律的运动会增加骨质疏松的发生概率。

骨质疏松患者的运动计划应以耐力性运动为主，低强度、低频率、低撞击力的承重运动计划，要循序渐进并避免突然的扭转动作。

7. 运动引发的肌肉酸痛

训练经常会使肌肉发生不同程度的酸痛感。肌肉酸痛可以发生在剧烈运动期间或运动结束后的短期内，称为急性肌肉酸痛。肌肉的酸痛也可以发生在剧烈运动或不常做的运动及肌肉过度收缩后的12～48小时，常表现为触痛及暂时性僵硬的现象，称为迟发性肌肉酸痛（delayed-onset muscular soreness，DOMS）。急性肌肉酸痛在运动后持续1小时左右消失，其机制可能是由于无氧运动后肌肉的血供不足、代谢产物的堆积，如乳酸即钾的暂时堆积使肌肉疲劳而产生酸痛。急性肌肉酸痛是暂时的，只要运动后有足够的血流及氧气供给即很快消失，在运动的缓和期做低剂量的运动可以诱发此恢复的过程。

迟发性肌肉酸痛（DOMS）通常是在做剧烈及不熟悉的运动，或是肌肉在过度收缩之后12～24小时，所产生的肌肉触痛及暂时性僵硬的现象，这种现象通常会逐渐变强，在运动后24～48小时达到高峰。肌肉疼痛和僵硬的感觉将持续5～7天，由第四组无髓鞘传入神经元的神经纤维来传导弥漫性肌肉疼痛感觉。整体肌腹及肌肉肌腱接合处都可感到肌肉疼痛。引起DOMS的机制目前尚未完全清楚，但有几种假说：

（1）肌肉痉挛假说，认为DOMS是由于运动时肌肉血供相对不足，缺血导致致痛物质（如前列腺素等）在肌肉内蓄积而至肌肉反射性收缩和痉挛，而肌肉痉挛又加重缺血，由此形成疼痛-痉挛反射循环（pain - spasm reflex cycle），如此反复引起运动后12～48小时的肌肉酸痛。然而，此项假说并未被往后的实验证实。

（2）结缔组织受损假说，认为DOMS是由于运动时肌肉和肌腱内的结缔组织受到损伤所致，造成这类组织的退化及坏死而致发炎及水肿的现象。其最有力的支持证据之一是羟脯氨酸，一种结缔组织损伤后释放的代谢产物。DOMS明显的人其尿液中羟脯氨酸的浓度显著高于不明显者。

（3）骨骼肌损伤假说，认为 DOMS 是由于运动时肌肉中单个肌纤维被撕裂和受损引起。研究发现，做完剧烈的离心运动（eccentric exercise）后所产生的迟发性肌肉酸痛比做完向心运动（concentric exercise）还严重。这是由于肌肉和结缔组织在做伸长收缩时参与收缩的肌纤维比做缩短性收缩时要少，结缔组织因此必须吸收一部分的负荷，导致更严重的迟发性肌肉酸痛。实际上，肌肉最大离心收缩所产生的力矩比最大向心收缩所产生的力矩要大。有一些研究指出，造成离心运动所产生的迟发性肌肉酸痛比向心运动时还严重，是因为没有控制好运动的强度和时间，而与运动肌肉收缩方式无关。

肌肉的功能特别是肌力及柔软度，在迟发性肌肉酸痛期间会变差。肌肉的疼痛与僵硬将使肌肉柔软度及关节活动度减少，肌肉酸痛发作时会有暂时性肌力减弱的现象，且可能一直持续到肌肉酸痛的症状消失后数个星期。对于迟发性肌肉酸痛的预防与治疗，目前成效并不明显。临床经验认为肌肉酸痛的症状可通过逐渐增加运动强度及时间，做低强度的热身及缓和运动，或是在运动前后温和地伸展所运动的肌肉来减缓疼痛。另外，低频、长脉冲的经皮神经电刺激（TENS）或热疗对于迟发性肌肉酸痛显示出有减轻的疗效。

五、禁忌证

1. 发炎（inflammation）

肌肉或关节发炎或肿胀时不适合做动态阻力运动。此时给予阻力将导致更严重的肿胀及对肌肉关节的破坏。低强度等长运动（low intensity isometric exercise）（肌肉定位收缩）如果不会增加疼痛感，可在肌肉关节发炎时做。

2. 疼痛（pain）

患者若是在做运动时或运动后超过 24 小时出现关节或肌肉严重疼痛现象，则应停止此运动或减少运动量。治疗师必须仔细评估导致疼痛的原因。

3. 严重心脏病患者

如快速性心律失常、心力衰竭等。

4. 骨折早期

骨折早期只行石膏固定、骨折断端尚未形成牢固骨痂时，不宜进行等张或等速肌力训练。

5. 全身严重感染、高热、活动性出血等

肌力训练过程中会增加血液循环，对已有感染、高烧或活动性出血的症状会有加重的作用。

参考文献

[1] SALTER R B. Textbook of disorders and injuries of the musculoskeletal system [M]. ed 3. Baltimore：Williams & Wilkins，1999.

[2] NORKIN C C, WHITE D J. Measurement of joint motion: a guide to goniometry [M]. ed 3. Philadelphia: F. A. Davis, 2003.

[3] KISNER C, COLBY L A. Therapeutic exercises: foundations and techniques [M]. Philadelphia: F. A. Davis, 2012.

[4] 陈佩杰, 王人卫, 庄洁, 等. 健康体适能平定理论与方法 [M]. 上海: 上海教育出版社, 2013.

（郑停停）

运动疗法

第四章 有 氧 运 动

学习目标

掌握

1. 运动处方的制定原则和要素
2. 运动处方的实施

熟悉

1. 有氧运动的适应证与禁忌证
2. 有氧运动过程中的生理反应

了解

运动训练的生理适应性变化

第一节 概 述

有氧运动（aerobic exercise）是指大肌群进行中等强度、节律性、周期性的运动，持续一定时间，以提高机体有氧代谢能力和全身耐力为目的的一种训练方式。运动过程中所需能量主要由有氧代谢提供。体力活动缺乏可对人体健康造成众多不良影响（表4-1），而有氧运动对心血管功能、危险因素控制、疾病管理及个人整体健康状况均有益处（表4-2）。美国运动医学学院（American College of Sports Medicine，ACSM）曾提出，对于以获得或保持体适能为目的的大多数成年人，推荐每周进行至少5天中等强度的有氧运动，或者至少3天较大强度的有氧运动，或者是每周进行3～5天中等强度和较大强度相结合的运动。

第四章 有氧运动

表4-1 体力活动缺乏的不良影响

系统	影响
心血管系统	↓静息和亚极量心脏每搏输出量（stroke volume, SV） ↑静息和亚极量心率（heart rate, HR） ↓最大心率 ↓最大心排量（cardiac output, CO） ↓最大耗氧量（oxygen consumption, VO_2） ↓心脏大小 ↓总血容量 ↓血红蛋白浓度 ↑发生静脉血栓的风险 ↑发生体位性低血压的风险
呼吸系统	↓肺活量 ↓残气量 ↓呼吸肌耐力 ↓动脉氧分压（partial pressure of arterial oxygen, PaO_2） ↓清除痰液的能力 ↑通气/灌注的不匹配
骨骼肌肉系统	↓肌肉容积 ↓肌肉中毛细血管密度 ↓肌力 ↓肌耐力 ↓氧化酶 ↓肌糖原 ↓柔韧性
中枢神经系统	↓认知功能 情绪和行为异常 心理敏感
代谢系统	高钙血症 骨质疏松

注：↓：下降；↑：上升。

表4-2 有氧运动对人体健康的影响

降低心血管病危险因素：
➢ 高血压
➢ 血脂异常（↓低密度脂蛋白胆固醇和↑高密度脂蛋白胆固醇、↓甘油三酯）
➢ 身体脂肪过量蓄积，腹部脂肪

续上表

- ➢ 胰岛素抵抗，葡萄糖不耐受，Ⅱ型糖尿病
- ➢ 血小板黏附和聚集
- ➢ 久坐的生活方式

降低某些疾病的发生风险：
- ➢ 心血管疾病（高血压、冠心病、脑中风、外周动脉疾病）
- ➢ 肥胖
- ➢ Ⅱ型糖尿病
- ➢ 骨质疏松症
- ➢ 癌症（结肠癌、乳腺癌）

一级预防的作用：
- ➢ 减少各种原因的提前死亡
- ➢ 降低心血管疾病、Ⅱ型糖尿病、骨质疏松的骨折、结肠癌和乳腺癌及胆囊疾病的发病率和死亡率

二级预防（延缓疾病进程或逆转疾病进展）：
- ➢ 降低心血管病死亡率和全因死亡率（心肌梗死后患者参与心脏康复项目）
- ➢ 减缓Ⅱ型糖尿病进程

改善功能状况：
- ➢ 肌力和肌耐力，减少跌倒风险
- ➢ 呼吸效率
- ➢ 关节灵活性和减轻关节炎的症状
- ➢ 结合饮食调整，有利于体重管理
- ➢ 心理健康，如缓解压力、焦虑和抑郁
- ➢ 睡眠质量
- ➢ 生活质量

一、重要名词解释

1. 体适能（fitness）

体适能是指人体从事体力活动的能力，能够从事体力活动必须具备良好的心肺功能、肌力、耐力以及肌肉骨骼柔韧性等能力，分为健康体适能和技能体适能。

2. 最大耗氧量（maximum oxygen consumption）

反映机体运用氧的能力，指当机体达到最大运动状态时，每分钟消耗的最大氧量。

3. 耐力（endurance）

耐力指持续长时间运动的能力及对抗疲劳的能力。它包括肌肉耐力和心血管耐力。

肌肉耐力是指单一肌群从事重复性肌肉收缩的能力；心血管耐力是指从事大肌肉群参与的活动的能力，如长时间的步行、游泳或骑单车等。

4. 适应（adaptation）

心血管系统和肌肉对长时间的训练产生的适应性变化，显著性变化见于持续训练至少8～12周后。

5. 去适应（deconditioning）

常见于长期抱病卧床的患者，以及长期卧床或久坐生活方式的健康人群。去适应表现为肌肉容量、肌力、骨密度、心血管功能、全血容量、血浆量、心脏容积、直立位耐受程度及运动耐量的下降。

6. 心肌耗氧量（myocardial oxygen consumption）

心肌消耗的氧量，其量的多少由心率、收缩压、心肌收缩力和后负荷共同决定。后负荷由左室壁张力和中心主动脉压决定。

二、有氧运动的适应证和禁忌证

1. 有氧运动的适应证

包括：①心血管疾病及心脏手术后心血管功能稳定者；②慢性呼吸系统疾病及胸腔手术后恢复期；③代谢性疾病：糖尿病、单纯性肥胖症；④其他慢性疾病状态：慢性肾功能衰竭稳定期、慢性疼痛综合征、慢性疲劳综合征、长期缺乏体力活动及长期卧床恢复期；⑤中老年人的健身锻炼。

2. 有氧运动的禁忌证

包括：①各种疾病急性发作期或进展期；②心血管功能不稳定；③急性肺栓塞或梗死；④肢体功能障碍而不能完成预定的运动强度和运动量；⑤不合作或不能理解运动，精神疾病发作期间或严重的神经症。

第二节 有氧运动过程中的生理反应

运动过程中机体的能量消耗增加，为满足机体有足够的能量供应，呼吸循环系统需要为机体提供足够的氧气和营养物质，并将代谢产物 CO_2、乳酸及多余的热量排出体外。此代谢过程的顺利进行，是由神经肌肉、呼吸、心血管、新陈代谢及内分泌等系统的相互协调共同达成的。运动肌肉氧的输送及其线粒体对氧的利用依赖于足够的血流和细胞呼吸。

运动疗法

一、运动中心血管系统的生理反应

(一) 运动中交感神经系统的反应

运动刺激骨骼肌内小的有髓鞘纤维及无髓鞘纤维,引起交感神经系统做出反应。表现为外周不收缩肌群中的血管收缩、心肌的收缩力增强、心率增加、收缩压增加。这些改变源于心输出量的增加及血流的重新分配。反应程度取决于运动所涉及的肌群大小及运动强度。

(二) 运动中心脏的反应

窦房结去极化频率增加,即表现为心率增加;迷走神经兴奋性下降,交感神经兴奋性增强;心肌收缩力增强,心脏每搏输出量增加;收缩压增加。

(三) 运动中外周的反应

运动过程中外周血管阻力下降,血液由不收缩的肌肉、肝肾脾及其他内脏流至收缩肌肉,收缩肌肉中的血流增加。收缩肌肉的动脉血管床阻力的下降,受代谢产物如镁离子(Mg^{2+})、钙离子(Ca^{2+})、二磷酸腺苷酸(ADP)及二氧化碳分压(Pco_2)的影响。收缩及未收缩肌肉的静脉都维持在收缩的状态,外周静脉压增加。

二、运动中呼吸系统的生理反应

运动中,呼吸系统反应非常迅速,在运动起始时即出现。在运动的前1~2秒内,肺泡与微血管膜之间的气体交换(O_2、CO_2)即开始增加。运动过程中,肌肉代谢的增强,导致肌肉从动脉血中萃取的O_2增加,静脉中Pco_2增加及H^+增加,机体体温升高,肾上腺素分泌增加,对关节和肌肉受体的刺激增加。这些因素中的1个或多个同时刺激到呼吸系统,产生相应的反应。压力感受器反射、保护性反射、疼痛、心理和呼吸的自主控制都导致呼吸的增加。

运动过程中,潮气量增加,呼吸频率增加,每分钟通气量增加;肺泡通气量,即毛细血管和肺泡膜之间发生的气体弥散,在高强度运动训练时可增加10~20倍,以补充机体增加的氧需和排出多余的CO_2。

三、运动中骨骼肌肉系统的生理反应

收缩肌肉中的血流量增加;肌肉从每升血中萃取的O_2量增加,此过程是由于局部肌肉耗氧量增加,氧分压下降,CO_2产量增加,局部组织温度增加,及糖酵解产生的2,

3-二磷酸甘油酸（2,3-diphosphoglycerate，DPG），促进了血红蛋白中 O_2 的释放。

运动过程中氧气的消耗量受以下几个因素的影响：①肌肉中分布的血流量；②肌纤维的分布情况；③线粒体的数量；④肌纤维中线粒体氧化酶存在与否。肌肉的氧化能力可通过观察动静脉 O_2 含量差得出。

第三节 运动处方的制定与实施

科学的"运动处方"，是安全和有效地进行运动训练的前提。运动处方是在运动功能评定的基础上，根据患者或运动者的预期目标，按其健康状况、体力水平以及心血管功能状况，以处方的形式为患者或运动者制订的运动方案，方案内容包括运动频率、运动强度、运动时间和运动形式。运动处方的制定包括五大原则和四大要素，运动处方的实施包括三个环节，下面将分别对其进行阐述。

一、运动处方的制定原则

运动训练的一般原则包括超量负荷原则、特异性原则、个体化原则、可逆性原则及循序渐进的原则。合理利用这些原则可以优化运动处方的效果，注重对患者的宣教可提高运动训练依从性并改善治疗效果。

（一）超量负荷原则（principle of overload）

为达到改善功能和起到训练的效果，运动必须要起到一定的生理负荷，这就需要合理制定运动处方的内容，要求运动训练对机体的需求应高于平时的水平。超量负荷可表现在运动时间的延长或特定运动形式的强度增加。对于有氧运动训练，一开始应该增加运动的持续时间，一旦持续时间达到预期目标，则着重于增加运动强度。

（二）特异性原则（principle of specificity）

运动训练的适应性变化依赖于运动训练的种类及训练量和强度。为了达到最好的训练效果，运动训练方案的设计应类似于机体想要改善的某些目标技能，因此训练应该以个体化的目标为中心，比如以重返工作为目标，或以提高日常生活活动能力（activity of daily living，ADL）为目标等。

运动训练方案的设计应该要符合特定目标的不同运动模式的要求。比如，如果机体想要重新回到以自行车为主的运动和休闲生活，那他/她的训练就应该选择固定式或标准化的自行车，而不是游泳或慢跑。然而，训练模式的多样化相当重要，因为它可以提高训练人员的兴趣，以防厌倦运动。

当评估运动训练的效果时，所选择的运动试验方案最好与运动训练的运动方式相统一，如跑步机用于评估步行和跑步能力，功率自行车用于评价骑自行车的能力。

（三）个体化原则（principle of individuals）

不同的个体在进行相同的运动方案时也可能呈现出不同的反应和适应性改变。引起这种差异的因素包括：基因因素、原先的体适能水平、进阶的比率和治疗的改进程度。

（四）可逆性原则（principle of reversibility）

当个体突然停止运动，生理功能和运动表现都会减弱。研究表明，2周的停止运动会导致机体代谢能力、运动耐量显著下降（表4-1）。停止训练4~12周，最大摄氧量可下降50%，停止训练10周到8个月，可返回到运动前水平，如果是坚持有氧运动多年的人，最大摄氧量下降的程度会减慢。

因此，尽管是参与高强度训练的运动员，运动训练的效果也是暂时的和可逆的。以保持运动训练效果为目的的运动，运动强度低于要起到运动训练效果的运动强度。比如，为了保持心肺耐力，每周2次，每次持续时间和运动强度保持恒定即可；每周1~2次的连续性训练可以维持肌力。

（五）循序渐进原则（principle of progression）

个体的运动方案进阶的程度与其运动目标、运动耐量、对运动方案的适应性、健康状况及活动喜好有关。循序渐进的运动训练方案可分为三个阶段。

第一阶段：即初始阶段。促进患者养成低水平运动的习惯，同时减少骨关节损伤。本阶段刚开始时，可采取间歇性运动训练的方式，每天2~3次，逐渐增加运动训练的持续时间和减少休息时间。个体一旦可以耐受连续性运动，即每次运动时间20~30 min，每周3~5天的运动，运动强度为心率储备（heart rate reserve，HRR）的40%~60%，那他/她则可以进阶到第二阶段。第一阶段一般持续4~6周。

第二阶段：即提高阶段。通过增加运动持续时间及运动强度提高运动刺激的强度。运动的持续时间从每次30 min开始增加，运动频率为每周4次或5次，运动强度达到HRR的50%~85%。渐进性原则为先增加运动时间及运动频率，再增加运动强度。这一阶段运动训练所产生的体适能改变可持续4~8个月。

第三阶段：即维持阶段。个体一旦达到体适能训练目标，则可能进行到维持训练阶段，维持第二阶段产生的体适能变化，避免停止训练。本阶段中，个体应持续每周3~5次的运动训练，每次运动持续时间为20~60 min，运动强度为HRR的70%~85%。多样化的运动时间、运动强度和运动方式的安排，可提高运动的趣味性。

二、运动处方四要素

有效的运动训练必须具有健身或提高心肺功能的效果,为了保证运动训练的有效性,运动处方所包括的四项内容(FITT),即运动频率(frequency)、运动强度(intensity)、运动时间(time)和运动形式(type),应该得到合理的设置。这四要素中,运动强度、运动时间和运动频率之间有一定的关联,即其中1个要素受限制时,可通过调整其他2个要素,以达到相同的改善效果。总结以往各运动训练的指南,可将有氧运动处方的四要素做一归纳(表4-3)。

表4-3 有氧运动处方四要素指南推荐

要 素	指 南 推 荐
运动形式	大肌群进行的中等强度、有节律的周期性运动,并持续一定时间。比如:步行、慢跑、自行车、跳舞、有氧操、游泳、越野滑雪、滑船、爬楼梯
运动强度	依赖于体适能水平、健康状况和运动训练的目标 对于健康人,从久坐的生活方式到活跃的生活方式,运动强度一般是基于年龄预测的最大心率或运动试验所得最大心率的百分比(如:70%~85%最大心率或60%~80% HRR),根据患者的运动耐量决定百分比 对于老年患者或合并有慢性疾病或正在服用影响心率的药物的成年人,运动强度要基于耐力评估的结果,确定自我感觉用力程度的上限 如果患者的目标是减少体脂、控制血压,或缓解间歇性跛行,那么低强度长时间的运动训练更加推荐
持续时间	不同体适能状态的个体,持续时间各异 对于体能下降的个体,一开始进行短时间的间歇性运动训练更合适,间歇期可休息1~2 min,然后递增运动训练的时间,或缩短休息时间及减少休息次数 对于健康人,从久坐的生活方式到活跃的生活方式,起初从可耐受的运动(即出现疲劳或不适)持续时间开始,然后每天增加1~2 min 运动持续时间的目标为总时间至少30 min,中等强度的运动,或40~60 min低强度的运动,或20 min高强度的运动(>6 METS或≥77%最大心率) 当无足够的时间进行运动时,少量运动优于不运动;如果可能,应尽量进行至少10 min的运动 长时间、低强度的运动训练被推荐用于控制体重、控制高血压和间歇性跛行
运动频率	依赖于运动持续时间和运动强度 如果运动持续时间低于15~20 min,则每天应进行2~3次 如果运动持续时间大于20 min,则每天一次,或尽可能每周多天,依赖于运动强度 如果是低中等强度的运动,运动训练应每周至少5次,最好为7次 如果高强度的运动训练,每周应至少进行3次

注:HRR:heart rate reserve,心率储备;METs:metabolic equivalents,代谢当量。

运动疗法

（一）运动形式

有氧运动的运动形式是指大肌肉群进行的节律性的活动，并持续一定时间。长期的锻炼可以改善机体的心肺功能，并且运动者可以享受其中的乐趣。常见的有氧运动形式包括步行、慢跑（跑道或跑步机）、自行车（固定式、斜躺式或户外型）、游泳、有氧操（椅子操、低冲击性或节拍性的体操等）、舞蹈、滑冰、越野滑雪（雪地或机器）、爬楼梯、椭圆机训练及划船训练。

对于急性期的患者，建议在病房走廊或在跑步机上进行步行训练或采用功率自行车进行训练，并建议使用弹力带进行上下肢的肌力训练。

门诊的心肺康复方案一般由多种运动形式组成，包括步行、慢跑、功率自行车和/或划船训练。另外，还可以加上上肢的功率自行车训练及四肢的运动训练（如滑雪训练器、椭圆机），或水中运动（游泳和水中有氧操）。抗阻训练可以改善肌力和肌耐力，可以通过健身操训练、举重和弹力带训练进行。多样化的运动可提高患者的运动动机，并减少运动损伤的发生。

为患者设计一套既实用又富有乐趣的家居式运动训练时，其运动形式的确定非常有挑战性。步行或慢跑是最简单的运动训练方式，无须设备就可以进行，但这对于有关节疾病或居住在不安全社区的患者并不适用。环境因素，如极端的天气、差的空气质量或山区居住环境，都可能带来新的并发症。因此，建议社区可以为患者提供一些可控制的运动训练环境，如购物中心提前开门，可为患者的步行训练提供多一个选择。当地高校或大学的跑道也是运动训练的良好场所，可以提供足够且可测量的距离。如果能够为患者提供更多的信息和选择，运动方案的执行将变得更加容易。

当为患者推荐一些家居式的运动训练设备时，建议患者多去运动器材商店进行试用，或者去健身俱乐部进行尝试，尝试多一些种类。一旦他们确定自己的喜好，他们可以通过当地商店或在网上进行购买。

因为运动训练的特异性，交叉式的训练可以动用到更多的大肌群，利用多种运动形式，可以使运动耐量的改善程度更大化。

（二）运动强度

运动强度的确定有多种方法，一种重要的考虑即运动时间与运动强度之间的关系。如果运动强度增加，运动持续时间可能需要缩短以达到预期的目标。这种方法有利于减少运动损伤的发生风险。

1. 方法一：最大心率法

以增强体适能为目的的运动训练，建议运动强度达到最大心率的65%～80%，或最大耗氧量的50%～70%。最大心率可以通过公式计算（最大心率＝220－年龄）或通过极量运动测试获得。对于低体适能水平的患者，低水平的运动训练，即运动强度为最大心率的55%或耗氧量储备的40%（表4-4），也可以达到提高运动耐量的效果。最大心率的计算公式的一个变换公式为：

$$最大心率 = 208 - 0.7 \times 年龄$$

这个公式对于年龄过小或过大的患者最大心率的预测更加精确、适用。

2．方法二：心率储备法

此方法考虑了患者的静息心率，并且跟耗氧量有更好的相关性。计算公式称为Karvonen's 公式：

$$THR = HRR \times (强度\%) + RHR，其中 HRR = MHR - RHR$$

（注：THR：target heart rate，靶心率；HRR：heart rate reserve，心率储备；MHR：maximal heart rate，最大心率；RHR：rest heart rate，静息心率）。

运用这种方法确定的运动强度，一般为 HRR 的 60%～80%，与 VO_2max 的 60%～80% 是等同的。

表 4-4 体力活动强度分级

强度	有氧运动			体适能水平的相对强度/METs			
	VO_2R（%） HRR（%）	HRmax（%）	RPE	12METs VO_2max	10METs VO_2max	8METs VO_2max	6METs VO_2max
非常轻松	<20	<50	<10	<3.2	<2.8	<2.4	<2.0
轻松	20～39	50～63	10～11	3.2～5.4	2.8～4.6	2.4～3.8	2.0～3.1
中等	40～59	64～76	12～13	5.4～7.6	4.6～6.4	3.8～5.2	3.1～4.1
用力	60～84	77～93	14～16	7.6～10.3	6.4～8.7	5.2～7.0	4.1～5.3
非常用力	≥85	≥94	17～19	10.3～12	8.7～10	7.0～8.0	5.3～6.0
最大	100	100	20	12	10	8.0	6.0

注：HR：heart rate，心率；HRR：heart rate reserve，心率储备；HRmax：maximal heart rate，最大心率；RPE：rating of perceived exertion scale，自觉用力程度评分，6～20 分；METs：metabolic equivalents [1 MET = 3.5 mL（kg·min^{-1}）]，代谢当量；VO_2max：maximal volume of oxygen consumed per minute，每分钟最大耗氧量；VO_2R：oxygen uptake reserve，耗氧量储备。

3．方法三：心率区间法

靶心率区间是指该范围内的运动强度可以产生一定的训练效果（图 4-1）。ACSM 推荐运动训练强度为最大心率的 64%～93%，与 HRR 和 VO_2R（摄氧量储备）的 40%～84% 等同。该运动强度属中等，大多数人可以持续较长时间而无不适。

当从未参加过运动训练的个体开始运动训练时，靶心率适宜从心率区间的最低值开始，若是体适能水平更高的个体，则适宜从相对较高的心率值开始。

年龄预测的最大心率所计算的运动强度，对于许多慢性疾病和正在服用影响心率的药物（如 β 受体阻滞剂）的患者是不适用的。这种情况下，此方法所估算出来的运动强度会偏高，患者较难达到这样的运动强度。而这些患者更适用于采用通过症状限制的极量运动测试所获得的最大心率。

运动疗法

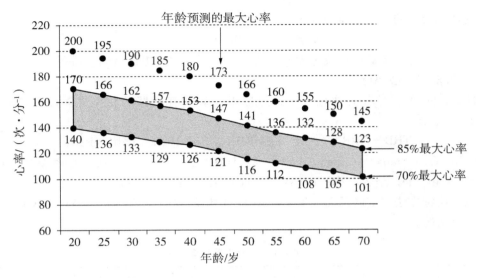

图 4-1 靶心率区间

4. 方法四：自我感觉用力程度

自我感觉用力程度量表（rating of perceived exertion scale，RPE）是一种非常实用的用于评估运动强度的方法。在正确的指导下，该方法用于评估耐力训练的运动强度的信度和效度都非常高。RPE 也适用于慢性疾病和正在服用影响心率的药物的患者。一般使用 15 分的表，即 6～20 分（表 4-5），12～13 分的运动强度接近于 60% 最大心率的运动强度，16 分的运动强度类似于最大心率的 85% 所对应的运动强度。研究表明，大多数人倾向于选择 60%～65% 最大耗氧量的运动强度，对应于 RPE 则是 12～13 分的范围，即"稍稍用力"的程度，或是总分值 11 分的 RPE（分值为 0～10 分，表 4-6）量表中 3～4 分的水平。

表 4-5 自我感觉用力程度量表（rating of perceived exertion scale）

记 分	自觉的用力程度
6	
7	非常非常轻松
8	
9	很轻松
10	
11	轻松
12	
13	稍稍用力
14	

续上表

记 分	自觉的用力程度
15	
16	用力
17	
18	很用力
19	
20	非常非常用力

表4-6 自我感觉疲劳评分量表（Borg scale）

评 分	用力程度
0	无
1	
2	轻度
3	
4	
5	中度
6	
7	
8	重度
9	
10	极度

5. 方法五：代谢当量法

代谢当量（metabolic equivalents），简写为 METs，指人体处于休息状态下每千克体重每分钟所消耗的氧气，约 3.5 mL/(kg·min^{-1})。比如，以 2.0 英里每小时（约 3.2 km/h）的速度进行平地步行，其耗氧量大概为休息时的 2 倍，约为 2.0 METs，而以 3.0 英里每小时（约 4.8 km/h）的速度进行平地步行，其耗氧量大概为休息时的 3 倍，约为 3.0 METs。

当使用代谢当量法确定运动强度时，需要事先进行亚极量分级运动试验或耐力评估测出其中的能量消耗，并推断最大 METs 水平。若患者无法耐受分级运动试验，可通过填写杜克活动指数（Duke activity status index，DASI）问卷，计算代谢当量。

代谢当量法确定的运动强度一般为最高水平的 50%～85%，治疗师根据计算出来的代谢当量值，参考各类休闲活动和家务活动所对应的代谢当量值（表 4-7），为患者选择合适的运动方式。由于个体的能量消耗与体适能水平、个人经验及代谢效率有关，

运动疗法

所以个体间可能略有差异。

表4-7 各类休闲活动和家务活动所对应的代谢当量值

活动	平均METs	范围	活动	平均METs	范围
背包徒步	7.0	5~11	跳绳（60~80下/分）	8.0	7~10
羽毛球	4.5	3.5~9+	跳绳（120~140下/分）	12.0	11~13
篮球（非竞技）	6.0	3~9	跑步（8 km/h）	8.0	6~11
篮球（竞技）	8.3	7~12+	跑步（9.6 km/h）	10.0	8~13
保龄球	3.0	2~4	跑步（12 km/h）	12.5	10~15
划船	—	3~12	跑步（16 km/h）	16.0	14~19
体操运动	4.5	3~8+	越野跑	9.0	7.5~11+
爬山	7.0	5~10+	航海	3.0	2~5
自行车（<16 km/h）	4.0	3~8+	自我照料（梳洗、穿衣、剃胡须等）	—	1.5~4
自行车（16~20 km/h）	6.0	4.5~9	铲垃圾、挖土	—	6~9
自行车（22.4~25.4 km/h）	10.0	8~13	铲雪	6.0	5~7
固定式	7.0	3~13	滑冰	7.0	5~9+
跳舞（交谊、广场、踢踏）	4.5	3.0~7.5	滑雪（下山）	7.0	4~10
跳舞（有氧）	6.5	5~9	滑雪（越野）	8.0	6~12+
钓鱼（岸边或船上）	—	2~5	滑雪（越野机）	7.0	5~10
钓鱼（在急流中）	7.0	5~7	足球	7.0	5~12+
柔韧性训练	2.5	2.0~5	登山机	—	4~8
足球（接触）	8.0	6~10	楼梯踏步机	9.0	6~12+
园艺（轻中）	—	3~6	踏步有氧操	8.5	7~12
高尔夫（电力车）	3.5	2~3	游泳	—	5~12+
高尔夫（步行）	4.5	4~7	乒乓球	4.0	3~5
手球	12.0	8~14	网球	7.0	4~9+
徒步（越野）	6.0	3~8	排球	4.0	3~9+
家庭维修	—	3~8	步行（3.2 km/h）	2.5	2~3
掷马蹄铁	3.0	2~4	步行（4.8 km/h）	3.3	3~4
家务（轻中）	—	2~4	步行（6.4 km/h）	5.0	4.5~7
家务（中重）	—	4~8+	步行（借助支架和拐杖）	6.5	5.5~7.5
蹦床	4.5	—	水中有氧操	4.0	3~6

续上表

活　　　动	平均METs	范　　围	活　　　动	平均METs	范　　围
柔道、空手道、拳击	10.0	8～14	水中慢跑	8.0	6～10
持续上举物品（4.5～9 kg）	4.0	3～5.5	滑水	6.0	5～7
登山	8.0	5～10 +	举重	—	3～8 +
演奏	—	1.8～4	板手球	6.5	5～12

注：METs：Metabolic equivalents，代谢当量。

在为患者设定运动强度时，应特别考虑患者的运动目标。比如，已有研究表明，低强度长时间的运动训练有利于减轻体重，控制血压及缓解下肢跛行。然而，若个人运动训练的目标是参与竞技活动，那么高强度的运动训练则是必需的。高强度运动训练更有利于糖尿病患者对血糖的控制。高强度的运动训练，结合中等和剧烈强度的运动可以更大限度地提高健康水平和体适能水平。

（三）运动时间

运动时间是指运动过程中维持靶心率所持续的时间。一开始的运动时间是根据个人的健康水平和运动测量结果而定的。

若患者非常虚弱，则一开始的运动可能只限于进行家中步行和活动，以避免诱发过度呼吸困难和其他症状。这类患者可在间歇性运动训练中受益，间歇性运动训练是指由2～3组短时间的运动组成，从每组3～5 min开始，其间间隔1～2 min的休息。虽然这种短时间的运动训练严格意义上讲不算有氧运动，但是患者可以逐渐增加运动时间，如每天一组或多组训练时间各增加1 min。应用间歇性运动训练的原则，若一开始每组步行时间为5 min的患者，经过一周的训练，每组步行时间至少可增加到10 min。

久坐生活方式的健康人往往能耐受10～20 min连续性中等强度的运动训练，随即出现外周肌肉疲劳或心肺功能受限。一开始的运动训练，应保守地设定运动时间和运动强度，有利于心肺系统对于增加的生理需要产生适应，避免出现过度疲劳、不适及运动损伤。这些患者进阶的速度较快，一般每天可增加1～2 min。

运动时间应达到的目标为，超过30 min的连续运动而不引起运动损伤及出现运动不耐受的症状和体征，这时可考虑增加运动强度。根据患者的目标、时间限制及其对进步的意愿和运动强度，运动时间可以增加到45～60 min。例如，若患者的目标为减少体脂和体重，理想的运动方案应为45～60 min，中到高强度的运动训练，累积起来就是每周至少150 min的运动训练。

当然，个体的生活方式和时间安排可能打乱运动时间的安排。某些时间里可能不能完成连续30～40 min的运动。这种情况下，少做比不做更好。每阶段10 min的训练，每天进行3次，共30 min的运动训练与一次性进行30 min的训练对于改善体适能可以达到相同的效果，而且短时间的运动训练对于骨密度和柔韧性的增加非常有利。

（四）运动频率

运动频率是指患者/健康人每周进行某项指定的运动训练的次数。它受运动时间和运动强度的影响，与个体的活动水平和运动耐量有关。

非常虚弱的患者（功能水平低于 3 METs），可每天进行多组短时间的训练；若功能水平介于 3 METs 和 5 METs 的患者，则每天可进行 1～2 组短时间的训练，每周训练 5 天。运动时间的训练目标为连续运动 20 min。

当个体可以连续进行低强度运动 20 min，运动频率可减少为每天 1 次，每周至少运动 5 天。对于低强度的运动训练，高的运动频率更有效。

为改善有氧能力，人体必须每天进行中等强度运动训练至少 30 min，每周非连续地进行 3～5 天的运动；或每周进行高强度运动（大于最大心率的 77%）训练 3～5 天，每天至少运动 20 min。

为保持有氧体适能水平，人体每周至少需进行 3 次非连续的中等强度运动训练，每次训练时间至少 30 min，或每周 2 次非连续的高强度运动训练，每次训练时间至少为 20 min。

治疗师在为患者制定运动处方时，应充分考虑患者的病史、功能水平、身体受限的情况、兴趣爱好、能力、动机及生活方式，设计个性化的运动方案，患者的运动安全性、有效性及依从性也是一并要考量的问题。即使是非常虚弱的患者，一样可以在运动中受益，并且应与其他健康的生活方式同时进行，以达到最好的治疗效果，减少心血管病的发生风险。有氧运动训练效果的评价方法包括运动耐量的评估、生活质量的评价及重返社会的能力。

三、运动处方的实施

运动处方的实施一般包括三部分，即热身期、有氧运动训练期及冷却期。

（一）热身期

机体从休息期进入到运动期需要一个过程，这个过程有利于身体各方面逐渐进入运动状态，满足运动时期的生理需求。热身期，通过进行低强度的有氧运动，有利于机体做出适应性调整，提前进入运动状态，预防或减少骨骼肌肉系统的损伤、心肌缺血及心律失常事件的发生。其间，身体会发生以下生理反应：①肌肉温度升高，温度升高可降低肌肉的黏滞性（viscosity），以及增加神经传导的速度进而提高肌肉收缩的效率。②摄氧量增加，肌肉温度升高，利于血红蛋白中氧的萃取，以适应运动过程中的氧化过程。③随着循环血量的增加，处于收缩状态的毛细血管开始舒张，增加氧气输送到运动中的肌肉，减少氧债和乳酸的形成。④呼吸中枢对运动中各类刺激的适应性更高。⑤血流从外周流向中心，促进静脉回流。

第四章 有氧运动

热身期的运动训练应是渐进性的，且不造成疲劳和削弱能量储备，引起肌肉和中心温度的增加。一般持续时间为 10 min，全身性的运动（如体操或缓慢地步行），心率增加 20 次/分以内。

（二）有氧运动训练期

有氧运动训练期是运动计划的核心部分，运动强度、频率、持续时间及运动形式的设定与运动计划的有效与否非常有关。主要的考量是强度要大得足以使每搏输出量及心排量增加，引起肌肉群的局部血循环和有氧代谢增加。运动训练必须要在机体可耐受的范围内，高于引起适应性反应的阈值，低于可造成临床症状的运动水平。

有氧运动是大肌群进行的亚极量、节律性的重复性活动。有 4 种方法可供选择，即连续性、间歇性、循环式和循环间歇性运动训练。

1. 连续性运动训练

整个训练过程持续以亚极量的能量消耗进行。一旦趋于稳定状态，肌肉即通过有氧代谢获得能量，强调慢缩肌纤维的训练。运动训练可持续 20～60 min 而不造成氧气传输系统的疲劳。运动负荷依训练的改善程度渐进性增加，一开始可通过增加运动持续时间提高运动量。对于健康人，连续性运动训练是改善耐力最有效的方法。

2. 间歇性运动训练

间歇性运动训练是指运动和恢复期间隔进行，间歇性运动训练较连续性运动训练耗能更少。对于健康人，间歇性运动训练更有利于提高肌力、肌肉爆发力而不是肌耐力。间歇期中的恢复期可采用休息（被动放松）或低水平的活动（主动放松），持续时间可从几秒到几分钟不等。在恢复期间，肌肉中 ATP 储存量和肌红蛋白中的结合氧可得到适当补充，使单位时间内的最大耗氧量增加。运动时间越长，有氧系统的需求越高。运动期越长，休息期的持续时间越关键，有氧代谢系统与运动休息时间比为 1∶1～1∶5 最佳。当休息时间为运动时间的 1.5 倍时，下一次的运动训练可在完全恢复之前即开始，这样便于快速动用有氧代谢系统。运动期越长，休息期的持续时间就没有那么重要了。若运动期与休息期时间恰当，则高强度运动训练可以用间歇性训练的方式进行。总的运动量可能比连续性运动的运动量更大。

3. 循环训练

由一连串的动作组成，通常是大肌群运动、小肌群运动、动态运动和静态运动互相交替，依次重复进行。此方法既有利于提高肌力、肌耐力，又有利于提高有氧代谢和无氧代谢的能力。

4. 循环间歇性运动训练

循环间歇性运动训练是一种结合循环训练和间歇性训练的运动方式，因为训练期间有氧代谢和无氧代谢交替供能，所以此方法非常有效。训练期间的休息期，可延迟糖酵解和乳酸的生成，以便补充足够的氧提供 ATP。

（三）冷却期

目的是避免运动突然停止时大量的血液淤积在四肢，以维持静脉回流；预防心排量及静脉回流量的下降，保证心脑供血，预防晕厥；促进代谢废物的排出，及带走多余的热量，利于身体功能的恢复；预防心肌缺血、心律失常和其他心血管并发症。

冷却期的运动内容与热身期类似，包括全身性的运动，如体操和静态牵伸，可持续 5～10 min。

（四）注意事项

运动时要注意心血管反应，保证充分热身和冷却活动，防止发生运动损伤和心血管意外。如果在运动中出现胸闷、胸痛、呼吸困难、眩晕、视物模糊等症状和体征，应立即中止运动。运动中出现单发的房性或室性早搏，可以不予处理，密切观察；如出现严重的室性心律失常：成对的室性早搏、频发室早或室性心动过速、室颤；房性心动过速、房颤、房扑；二度或三度房室传导阻滞，应立即中止运动，必要时给予适当的医学处理。饭前、饭后 1 小时内不要进行大强度运动，热水浴宜运动后 30 min 进行。

第四节　运动训练的生理适应性变化

长期的耐力训练可引起心血管系统、呼吸系统、骨骼肌肉系统的适应性变化。这些改变可在休息期和运动期体现出来，但这些适应性变化不是单次的训练可达到的。下面就各系统对运动训练的适应性变化进行阐述。

一、心血管系统

（一）休息时的变化

长期的耐力训练引起交感神经兴奋性下降，并伴随去甲肾上腺素及肾上腺素的分泌减少，导致静息心率下降；肌肉的生化变化和心房内乙酰胆碱、去甲肾上腺素和肾上腺素水平的下降，使得心房率下降；交感神经兴奋性的下降，导致副交感（迷走）神经兴奋性增强。

由于外周血管阻力下降，可能出现血压下降；最大限度的收缩压下降，最常见于高血压患者。

长期的运动训练还可以使血容量及血红蛋白增加，这有利于运动中氧气的输送。

第四章 有氧运动

（二）运动中的变化

脉率下降，其中的机制如前所述；由于心肌收缩力的增强及心室容积的增加，心脏每搏输出量增加；由于极量运动时的心脏每搏输出量增加，因此极量运动时，心排量增加，其变化幅度与心脏每搏输出量增加的程度及心率下降的幅度相关。

由于氧化酶和肌肉的生化改变，肌肉萃取氧的能力增加，最大耗氧量增加；最大耗氧量的增加意味着运动耐量的提高。心排量的增加，引起更多的氧转运至肌肉。肌肉萃取氧的能力的增加，提高了机体可利用的氧气量。

虽然运动中向肌肉分流的血容量有所增加，但是每千克运动肌肉的血流速是下降的。这种改变可以从氧萃取能力的增加上得到补偿。

心肌耗氧量（脉率与收缩压的乘积）的下降，可能与心率下降及血压的不变或轻度下降有关。正常人的这个值可有一定程度的下降，但不影响心脏做功。

二、呼吸系统

（一）休息时的变化

肺功能改善，肺容积增加，潮气量变化不明显。由于肺容积的增加，导致肺泡－毛细血管表面积增加，增加肺的弥散。

（二）运动中的变化

肺的弥散增加，但最大通气量可能不变。同样耗氧量的情况下，通气量更少，最大的弥散能力不变，最大每分钟通气量增加，通气效率改善。

三、代谢系统

（一）休息时的变化

肌肉肥大及毛细血管密度增加。线粒体的数量和大小增加；增加产生 ATP 的能力；肌肉中肌红蛋白的浓度增加，增加氧气传输速率和氧扩散到线粒体的速度。

（二）运动中的变化

亚极量运动水平下，肌糖原的消耗速率下降；这种现象叫作糖原节约。由于氧化脂肪、脂肪动用及脂肪代谢的酶能力增强。亚极量运动时，血乳酸产生水平降低。减少对磷酸肌酸和骨骼肌中 ATP 的能量依赖程度，因为增加的线粒体氧化能力和肌肉糖原储存能力增强了碳水化合物的氧化能力。

四、其他系统

降低体脂水平，降低血脂水平及甘油三酯水平，增加热适应能力，增加骨骼、韧带及肌腱的韧性。

五、总结

本节内容在有氧运动概述的基础上，详细阐述了运动过程中机体的生理变化，长期运动训练发生的适应性变化，运动处方的原则、制定和实施。运动训练贵在坚持，短期的运动训练较难产生改善心肺功能的效果，且考虑到运动训练的可逆转原则，运动训练应坚持执行，本来规律运动的个体，一旦停止运动，之前所积累的效果则很快消失。对于患者而言，处于不同时期的患者，运动方案有所不同，建议在合理的评估基础上，根据患者的兴趣爱好、家庭环境等因素进行个性化制定。更多详尽的资料请参考文献中的内容。

参考文献

［1］WATCHIE JOANNE. Cardiovascular and pulmonary physical therapy：a clinical manual ［M］. 2nd ed. St. Louis, Mo.：Saunders/Elsevier, 2010.

［2］KISNER CAROLYN, COLBY LYNN ALLEN. Therapeutic exercise：foundations and techniques ［M］. 5th ed. Philadelphia：F. A. Davis, 2007.

［3］KISNER CAROLYN, COLBY LYNN ALLEN. Therapeutic exercise：foundations and techniques ［M］. 6th ed. Philadelphia：F. A. Davis, 2012.

［4］PESCATELLO LINDA S, American College of Sports Medicine. ACSM's guidelines for exercise testing and prescription ［M］. 9th ed. Philadelphia：Wolters Kluwer/Lippincott Williams & Wilkins Health, 2014.

（王亚飞）

第五章 肌肉牵伸技术

学习目标

掌握

头颈躯干、上肢和下肢主要肌肉的被动、主动及 PNF 牵伸技术的动作要点及方法，以及牵伸的目的

熟悉

牵伸部位肌肉及关节的解剖要点，以及牵伸前和牵伸时的注意事项

了解

牵伸类型、方式，以及影响牵伸效果的因素等

肌肉牵伸技术是指运用外力（人力或机械力）牵伸缩短、挛缩或紧张的肌肉组织并使之延长，改善肌肉组织的伸展性、柔韧性，降低肌肉组织的张力，以达到改善或恢复关节活动度的目的。本章在介绍肌肉牵伸基本理论的基础上，主要阐述身体各部位肌肉牵伸的技术和方法。

第一节 概　　述

各种疾病、损伤及其他原因均可造成肌肉、肌腱及周围组织的挛缩或伸展性下降，进而影响关节活动障碍，身体的灵活性下降，甚至造成新的损伤或疾病。

一、机体活动受限的影响因素

机体要执行功能活动，必须有足够的软组织活动性及关节活动度，这需要维持机体

的肌肉力量、耐力以及神经肌肉的控制能力，以使在功能活动中，能接受施加于其上的压力，同时保障骨骼肌肉系统免受损伤。许多疾病或某些情况下可造成软组织的适应性缩短，导致机体活动受限。造成机体活动受限的主要因素包括：身体部分长期制动，静态的生活方式，姿势不良与肌肉不平衡，骨骼肌排列紊乱或神经肌肉病变所致的肌肉功能不良（无力），组织创伤所致的炎症和疼痛，先天或后天的畸形。任何限制活动度的因素都可降低软组织的延展性，损伤肌肉的功能表现，而活动度的不足又导致个人生活的功能受限和失能。

二、牵伸的目的

牵伸是通过某种方法来增加适应性缩短、活动度受限的软组织的延展性。当肌肉缩短、关节活动受限时，不仅影响肌肉的功能表现，且增加损伤的机会，因此，牵伸是促进健康、降低损伤的重要手段，是维持健康体适能的重要组成部分。

牵伸的主要目的是：①保持肌肉正常的功能；②增加或改善关节的活动度；③帮助纠正姿势不良；④减轻瘢痕组织的发展；⑤促进肌肉愈合；⑥克服肌肉痉挛；⑦减轻肌肉紧张导致的疼痛；⑧有助于放松心态，促进健康。

三、牵伸的类型

肌肉的牵伸一般分为静态牵伸、动态牵伸、预收缩牵伸三大类型。静态牵伸又可分为主动自我牵伸和被动牵伸，动态牵伸又可分为主动牵伸和弹震式牵伸，预收缩牵伸可分为PNF（proprioceptive neuromuscular facilitation，PNF）牵伸技术、HR（hold relax，HR）技术、CR（contract relax，CR）技术、CRAC（contract relax, agonist contract，CRAC）技术、MET（medical exercise therapy，MET）技术等。目前较多应用的是静态牵伸技术和PNF技术，也是本章的重点内容。

静态牵伸是一种常用的牵伸方法，将软组织拉长到刚过组织阻力点，保持该牵伸力15～60 s以维持组织的牵伸状态。

动态牵伸则是指在完成一系列动作过程中，有控制地将肌肉牵拉较短时间（1～2 s）并重复多次的牵伸方法。其中弹震性牵伸是一种快速、有力的间歇性牵拉，是使用快捷、弹跳动作来创造动力，带动身体的关节活动度，以牵拉缩短的组织。虽然弹震性牵伸可增加关节活动度，但因其易致损伤，除运动员在调动神经肌肉控制能力时使用外，现已基本不用。

PNF牵伸技术是在牵伸过程中整合主动肌收缩以促进或抑制肌肉活化，并增加肌肉在拉长时仍尽可能保持放松状态。

牵伸可以由自己独立完成（主动牵伸），也可以由治疗师帮助完成（被动牵伸）；可以徒手牵伸也可以借助于机械牵伸。

第五章　肌肉牵伸技术

四、牵伸前患者的评估与检查

牵伸前对患者进行详细的评估与检查是非常重要和必要的，以确定是否适合牵伸或采用何种牵伸方式。主要包括以下内容：

（1）仔细询问病史并进行深入的系统性病史回顾。

（2）选择并执行适当的测试和测量，确定涉及部位及相邻部位的可获得的关节活动度，并确定是主动还是被动活动受损。

（3）确定活动不足是否与其他损伤有关，是否引起功能限制或失能。

（4）确定软组织是否是活动受限的原因，如果是，是哪些软组织？特别要区分引起关节活动受限的原因是关节囊、关节周围非收缩组织还是肌肉长度受限。一定要评估关节内动作和筋膜的活动性。

（5）评估受影响组织的应激性，确定其愈合的阶段。当移动患者肢体或脊柱时，要密切注意患者对动作的反应。这有助于确定使患者舒适的牵伸强度与时间。

（6）评估引起动作受限之肌肉组织的潜在肌力，并切实考虑牵伸受限结构的价值。个人必须具备有发展足够肌力以控制和安全使用新的关节活动度的能力。

（7）确定功能改善的目标是患者希望借由干预计划的结果实现的，并保证切实可行。

（8）分析任何可影响牵伸计划预期目标的不利因素。

五、牵伸的方式

牵伸的方式比较多，主要以徒手被动牵伸、自我主动牵伸和 PNF 牵伸技术为主。没有最佳的牵伸方式，从多种牵伸方式中选择适合特定康复阶段的牵伸，就是最合适和最有效的牵伸。

（一）被动牵伸

徒手被动牵伸也称被动牵伸，是指治疗师用一个外部力量，移动患者身体涉及的部位，轻微超出组织阻力点或关节活动度（可达到的）。治疗师徒手控制稳定点、牵伸方向、速度、强度和时间。通常采用有控制的、终末动作范围的、静态的、以患者舒适为度的渐进性牵伸，持续 15～60 s，重复数次。与机械性牵伸比较，徒手牵伸属于高强度、短时间的牵伸。徒手牵伸可以是被动的，也可以是患者协助的或是患者独立完成的。

（二）主动牵伸

自我主动牵伸即主动牵伸，是患者经指导并在监督之下独立进行的。这种形式的牵伸常常是居家运动方案中一个不可分割的部分。身体部位的正确排列，对有效自我牵伸至关重要。徒手牵伸的强度、速度、时间和频率同样适合于自我牵伸。本体感觉神经肌肉促进技术可以整合到自我牵伸程序中，有利于被延长肌肉的放松。低强度的主动牵伸即动态关节活动度，利用缩短肌肉对侧的肌肉做反复的、短时间的、终末动作范围的主动肌肉收缩，是另一种形式的自我牵伸。

（三）PNF牵伸技术

PNF牵伸技术是指在牵伸过程中，整合主动肌收缩以促进或抑制肌肉活化，并增加肌肉在拉长时仍尽可能保持放松状态。由于PNF影响的是肌肉的收缩成分，而不是非收缩成分结缔组织，故较适合肌肉痉挛所致运动受限，而不适合纤维化结构。

（四）机械牵伸

机械牵伸是利用设备牵伸组织增加关节活动度的方法。设备可以是可调节式装备或自动牵伸机，也可以是简单的一个沙包或一个滑轮。机械装置不是提供恒定负荷变化位移就是提供恒定位移变化负荷，以较长时间施加一个低强度的牵伸力，以创造一个软组织相对持久的延长。特别适合于长期挛缩的组织。与徒手牵伸或自我牵伸比较，机械牵伸往往使用牵伸时间较长，有报道从15 min到30 min甚至数小时不等，这取决于装置类型、受损原因及严重程度以及患者容忍度。

（五）选择牵伸方式的注意事项

（1）基于检查结果，哪些组织出了问题并损害了关节活动度？
（2）是否存在疼痛或炎症？
（3）活动不足存在多久了？
（4）受限组织在愈合期的哪个阶段？
（5）以前采用过哪个方式的牵伸？患者反应如何？
（6）是否有任何潜在的疾病、功能失调或变形，可能会影响牵伸程序的选择？
（7）患者是否有能力主动参与、助力或独自完成牵伸练习？考虑患者的身体状况、年龄、合作能力，或遵循和记忆指令的能力。
（8）来自治疗师或照料者的帮助是否是牵伸程序或适当稳定所必需？如果是，协助患者进行牵伸动作需要什么身材和力量的治疗师或照料者？

六、牵伸效果的决定因素

牵伸的效果由系列因素决定，包括牵伸时机体的稳定性与位置排列、牵伸时长、牵伸强度、牵伸频率、牵伸模式以及牵伸速度等。

第五章　肌肉牵伸技术

（一）身体稳定性

固定肌肉的一个附着点，借由此施力于肌肉的另一个附着点进行牵拉。为了有效地牵拉一个特定的肌肉或肌肉群以及与之相关的结构，必须要稳定被牵伸肌肉－肌腱单元的近端或远端的附着点。任何一端都可以被固定，但治疗师在做投手牵伸时常固定近端，移动远端。自我牵伸时，往往是固定远端，移动近端。保持稳定有利于对齐排列。

（二）身体位置排列

定位肢体或身体以使牵伸力能作用在适当的肌肉组。被牵拉肌肉和关节的适当对齐排列或摆位，是患者被牵拉期间保持舒适与稳定所必需的。对齐排列会影响软组织的张力大小，从而影响关节应有的活动度。被牵伸的肌肉和关节以及躯干和临近关节的对齐排列都要考虑。如为有效牵拉股直肌，膝关节要屈曲，髋关节要伸直，腰椎和骨盆要保持中立位。骨盆不能前倾，下背部不能过伸，髋关节不能外展或屈曲。

（三）牵伸强度

牵伸强度是指所应用牵伸力的大小。牵伸强度由软组织承受被拉长的负荷所决定。临床医师与研究人员认为，牵伸应以低负荷的小强度伸展为宜。与高强度的牵伸相比，低强度的牵伸可以使患者更舒适，且能将肌肉自主或非自主的防御性收缩降至最低，以使患者保持放松，有助于牵伸操作。

低强度长时间牵伸是改善关节活动度的最好方法，因其不会引起活动度降低组织的过度负荷和潜在损伤。与高强度牵伸相比，低强度牵伸能更有效地增加结缔组织的延展性，而后者延展性降低是慢性挛缩的主要原因。低强度的牵伸对软组织的损伤较小，且少有肌肉酸痛发生。

（四）牵伸时间

在牵伸过程中应用牵伸力使缩短组织维持在延长姿势下的时间长短，是一个单一牵伸周期的时间长短。牵伸时间必须结合其他牵伸参数如牵伸强度、频率、模式等一起考虑，是确定一个安全、有效、实用、高效、适用每种情况的牵伸时间。研究显示，重复 4 次的静态牵伸，时间分别为 15 s、30 s、45 s、60 s，都可明显增加关节活动度，但效果最大和持续时间最久的是出现在 60 s 的周期中。因此，静态牵伸时间提倡为 15～60 s。在收缩－放松或保持－放松的牵伸过程中，收缩或保持维持 10 s，放松 10 s。

（五）牵伸速度

牵伸速度是指应用牵伸力的初始速度。为确保最佳的肌肉松弛度，以防受伤，牵伸速度应缓慢，牵伸力应逐渐增加和释放。缓慢牵伸较少增加结缔组织张力，或激活牵张反射而增加被牵拉肌肉收缩结构的张力。低速牵伸较高速牵伸更容易控制，因此更安全。此外，慢性牵伸会影响结缔组织的黏弹性，使其更顺应于牵伸的情况。

（六）牵伸频率

牵伸频率是指每天或每周牵伸的次数。推荐的牵伸频率是基于活动受损的潜在原因、组织愈合程度、组织挛缩的时间与严重性，以及患者的年龄、是否使用皮质醇、以前对牵伸的反应等情况。建议每周2～5次，允许治疗之间有休息时间以利组织愈合，并减少运动后酸痛。

重复牵伸可造成组织的分解。胶原组织降解与修复的平衡为软组织增长所必须，如果负荷过度频繁，组织降解超过修复，最终导致组织损伤。另外，如关节活动度随时间进展逐渐减少而非增加，由反复应力引发的持续轻度炎症可导致过度胶原形成和增生性瘢痕。所以，牵伸的频率最终要根据治疗师的临床判断和患者的反应与需要来设定。

（七）牵伸模式

牵伸模式是指应用牵伸力的形式，或以何种方式实施牵伸动作。可按照是谁或是什么在施加牵伸力或患者是否积极参与牵伸操作。种类包括但不限于徒手和机械牵伸或自我牵伸以及被动、协助或主动牵伸。不论选择和实施何种形式的牵伸，重要的是缩短的肌肉要保持放松，受限的结缔组织要尽可能顺应于牵伸。为此，牵伸前应进行低强度运动或热疗，以使组织升温。

七、牵伸前准备

（1）与患者共同审查牵伸计划的目标和理想成果，获得患者同意。
（2）选择最有效果和效率的牵伸技法。
（3）使用局部加热或主动的低强度运动，降低牵伸可造成的损伤风险。
（4）患者采取舒适、稳定的位置，为牵伸提供正确的动作平面。牵伸方向正好与受限肌肉或关节的方向相反。
（5）对患者解释程序，确保其理解。
（6）解除任何限制性的衣服、绷带或夹板。
（7）向患者解释放松和配合的重要性，说明牵伸程序与其忍耐水平是吻合的。

八、注意事项

1. 明确目标

牵伸前，对患者待牵伸的关节和肌肉组织进行详细的评估与检查，确定牵伸的目标。

2. 避免牵伸过度

不要被动地强迫关节超出其正常的关节活动度。避免大力牵拉长时间固定的肌肉和结缔组织。在牵伸一条多关节肌肉时，要是受限肌肉附着点无论近端还是远端先固定，先一次一个关节牵伸肌肉，然后再同时通过所有关节，直到达到软组织的最佳长度。为减小关节承受的压力，先牵伸远端关节然后向近端进行。

3. 避免牵伸水肿组织

水肿组织比正常组织更易受到损伤，应避免牵伸水肿组织，以防加重损伤。

4. 避免过度牵伸无力的肌肉

对于肌力较弱的肌肉，应与肌力训练相结合，避免过度牵伸，特别是对抗重力、支持身体结构的肌肉。

5. 避免暴力

对于长期卧床或长期使用类固醇的患者，牵伸要倍加小心。对于新近愈合的骨折，确保骨折部位和执行动作的关节之间有适当的固定。

6. 循序渐进

牵伸的剂量（强度、时间和频率）要逐渐施加，以减少软组织创伤和牵伸后的肌肉酸痛。如牵伸后关节痛或肌肉酸痛超过 24 小时，则是用力过大，引起炎症反应，这可增加瘢痕组织的形成。不要企图在一个或两个疗程就取得正常的活动范围。解决活动度的损伤是一个缓慢、渐进的过程，可能需要数周的牵伸才有明显效果。

第二节 头颈躯干肌群牵伸方法

头颈躯干肌群主要指附着在颅骨、胸廓、脊柱及骨盆周围的肌肉，控制人体头部和躯干的活动，一旦出现痉挛或挛缩，影响头部、躯干的活动度。同样可通过徒手被动牵伸、主动自我牵伸及PNF牵伸等方法来缓解挛缩，维持正常的关节活动度。

一、头颈肌群的牵伸

（一）解剖学概要

颈以斜方肌前缘分为前后两部，前部为狭义的颈部，后部为项部。颈肌可依其所在位置分为颈浅肌和颈外侧肌、颈前肌、颈深肌三群，主要肌肉分别为颈阔肌和胸锁乳突肌、舌骨上下肌群、斜角肌和头长肌等。项部肌肉包括斜方肌、头夹肌和颈夹肌等。

（二）肌肉作用概要与牵伸技术

1. 颈伸肌群

主要肌肉包括上斜方肌，次要肌肉有头最长肌、头半棘肌、头夹肌以及斜角肌。其作用是两侧收缩时，使头后伸。（图5-1）

（1）被动牵伸：采用坐姿，固定手放在肩部稳定，施力手放在头后，将头向前下方牵拉。使下颌尽量与胸部贴近。

（2）主动牵伸：站姿或坐姿，十指交叉放于头后枕骨隆突处，轻轻将头部垂直向下牵伸，使下颌尽量与胸部贴近。

（3）PNF牵伸：仰卧位，治疗师用手托住患者头部，手指置于其头下并触及枕骨。嘱患者收下颌尽力向喉部靠，注意不要抬头让头部靠向胸部，且尽力拉长颈后部，当有牵拉感时，保持10 s。然后治疗师指导患者缓慢后仰头部，治疗师给予适当的阻力，保持等长收缩6 s。当患者开始后仰时，治疗师如感觉患者的枕骨从手指滑脱时应停止后仰动作，并重新开始。此过程保持正常呼吸。随后回到牵伸起始位，放松并深吸气，呼气时加大牵伸角度，重复上述动作2～3次。

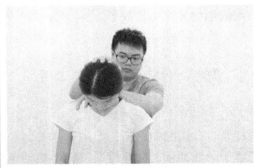
A. 被动牵伸

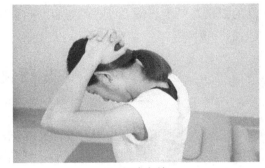
B. 主动牵伸

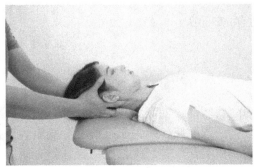
C. PNF牵伸

图5-1 颈伸肌群牵伸技术

第五章　肌肉牵伸技术

2. 颈伸及旋转肌群

主要肌肉包括上斜方肌和胸锁乳头肌，次要肌肉有头最长肌、头半棘肌、头夹肌以及斜角肌。其作用是单侧收缩，使头后伸伴旋转。(图5-2)

(1) 被动牵伸：采用坐姿，头向对侧旋转45°，固定手放在肩锁关节处固定，施力手放在耳后发迹处，向斜前方牵拉。尽量使下颌接近右肩。

(2) 主动牵伸：站姿或坐姿，将右手放于左耳后上方，轻轻将头拉向右下方，尽量使下颌接近右肩。

(3) PNF牵伸：患者仰卧位，治疗师将左手置于患者枕骨部，右手放在其左肩上。嘱患者将头部右旋45°，尽可能收下颌，当有牵拉感时，维持10 s。然后患者缓慢用力推治疗师的双手，好像使肩和头靠近。治疗师施加对抗阻力使其等长收缩6 s，患者头肩部均匀用力，该过程中保持正常呼吸。随后回到牵伸起始位，放松并深吸气，呼气时加大牵伸角度，重复上述动作2～3次。

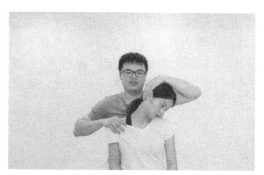
A. 被动牵伸

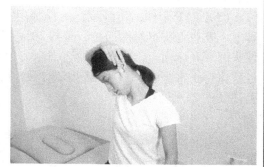
B. 主动牵伸

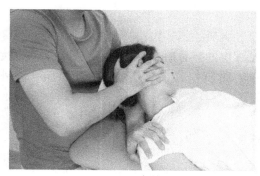
C. PNF牵伸

图5-2　颈伸及旋转肌群牵伸技术

3. 颈部屈肌群

主要肌肉为胸锁乳头肌，次要肌肉有头最长肌、头半棘肌、头夹肌以及斜角肌。其作用是两侧收缩时，使头前屈。

(1) 被动牵伸：采用坐姿，固定手放在肩部稳定，施力手放在前额，将头向后下方牵拉，使鼻孔尽量指向天花板。

(2) 主动牵伸：站姿或坐姿，十指交叉放于额部，轻轻将头部向后下牵伸，使鼻孔尽量指向天花板。

(3) PNF 牵伸：俯卧位，治疗师一手置于患者额部，另一手放在肩部。嘱患者后仰头部，有牵拉感时，保持 10 s。然后治疗师指导患者收下颌，缓慢用力向喉部靠，治疗师给予适当的阻力，保持等长收缩 6 s。此过程保持正常呼吸。随后回到牵伸起始位，放松并深吸气，呼气时加大牵伸角度，重复上述动作 2～3 次。

4. 颈屈及旋转肌群

以左侧为例，主要肌肉有左胸锁乳头肌，次要肌肉有左侧头最长肌、左侧头半棘肌及左侧头夹肌。其作用是单侧收缩，使头前屈伴旋转。

(1) 被动牵拉：采用坐姿，固定手放在肩部，稳定锁骨，一手放在耳上发迹处，向斜后上方牵拉。

(2) 主动牵伸：站姿或坐姿，置右手于左前额处，轻轻将头部拉向右后方，使头向右肩部靠近。

(3) PNF 牵伸：仰卧位，治疗师用左手托住患者头部并靠在床上，用手放于其右耳上。嘱患者头尽量左后旋，维持 10 s。指导患者缓慢用力将头部向右后旋，注意不要使头部离开床面。治疗师施加适当阻力使其颈屈及旋转肌群做等长收缩，保持 6 s。该过程保持正常呼吸。随后回到牵伸起始位，放松并深吸气，呼气时加大牵伸角度，重复上述动作 2～3 次。

二、躯干肌群的牵伸

(一) 解剖学概要

躯干肌主要分为背肌、胸肌、膈、腹肌和会阴肌。背肌主要有浅层的斜方肌、背阔肌、肩胛提肌和菱形肌及深层的竖脊肌。胸肌主要有胸上肢带肌如胸大肌、胸小肌等及胸固有肌如肋间内外肌等。腹肌主要有前外侧群的腹直肌、腹外斜肌等及后群的腰大肌、腰方肌等。

(二) 肌肉作用概要与牵伸技术

1. 胸大肌

位置表浅，起自锁骨的内侧半、胸骨和第 1～6 肋软骨等处（图 5-3），各部肌束聚合向外，以扁腱止于肱骨大结节嵴。其主要功能是使肩关节内收、旋内和前屈。

(1) 被动牵拉：采用坐姿，双手在头后交叉，拇指向下，然后治疗师用双手从下向上夹住患者的肘部缓缓向后拉。

(2) 主动牵拉：面对门口或角落站立，弓箭步，肩关节外展约 90°，手臂置于墙上，拇指朝上，全身前倾，重心缓慢向前移动。

(3) PNF 牵伸：俯卧位，上臂置于床上。臂外展 90°，肘关节屈曲 90°，外旋。治

第五章 肌肉牵伸技术

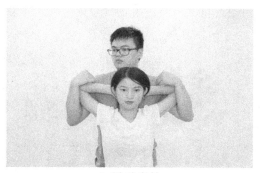

A. 被动牵伸

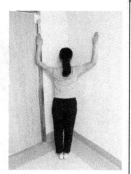

B. 主动牵伸

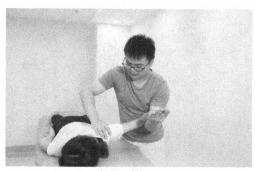

C. PNF牵伸

图 5-3 胸大肌牵伸技术

疗师用前臂和手支撑患者的前臂和手，使之相贴，缓慢抬起患者的上臂，当患者有牵拉感时，保持10 s；然后指导患者缓慢地从肘部开始收缩试着将手臂缩回至前胸，治疗师给予阻力对抗，使胸大肌等长收缩6 s，其间要确保菱形肌处于放松状态。随后回到牵伸起始位，放松并深吸气，呼气时加大牵伸角度，重复上述动作2~3次。

2. 腹内外斜肌、腰方肌

腹内外斜肌位于腹部前外侧，其主要功能是使脊柱前屈、侧屈与旋转；腰方肌位于腹后壁，在脊柱两侧，其主要功能是使脊柱侧屈。见图5-4。

（1）被动牵伸：采用仰卧位，两手臂伸直放体侧，一腿侧跨到另一侧，使骨盆旋转，治疗师一手放置在患者的肩关节并下压，另一手放置在患者膝部近侧，肘推压骨盆位置向对侧。

（2）主动牵伸：采用仰卧位，两手臂伸直放体侧，一侧腿跨越对侧，使骨盆旋转跨越身体中线，手可以协助。

（3）PNF牵伸：坐位，膝屈曲，小腿垂直于床沿。患者脊柱拉长，但不弓背。尽力向右侧转动身体，保持鼻尖与胸骨一起转动，有牵拉感维持10 s。治疗师右手经患者右臂下绕至右肩前，左手置于患者的左肩胛骨近内侧缘处。指导患者躯干缓慢用力往左回转，保持头部中立位，治疗师施加适当阻力，使其等长收缩6 s，保持正常呼吸。随后回到牵伸起始位，放松并深吸气，呼气时加大牵伸角度，重复上述动作2~3次。

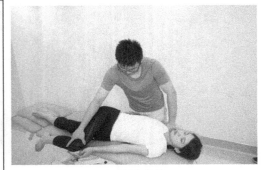 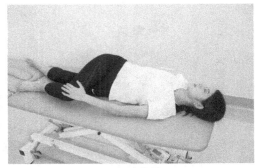

A. 被动牵伸　　　　　　　　　　　　　B. 主动牵伸

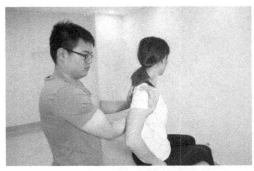

C. PNF牵伸

图 5-4　腹内外斜肌、腰方肌牵伸技术

3. 竖脊肌

为背肌中最长、最大的肌，纵列于躯干的背面、脊柱两侧的沟内，起自骶骨背面和髂嵴的后部，向上分出三群肌束，沿途止于椎骨和肋骨，向上可到达颞骨乳突。其主要功能是使脊柱后伸和仰头，一侧收缩使脊柱侧屈。

（1）被动牵伸：采用仰卧位，双手放体侧，两脚并拢屈髋屈膝，治疗师一手放置患者小腿上固定，另一手托住患者骶椎缓缓向斜上方抬起。

（2）主动牵伸：采用坐姿，两脚打开，身体前倾，重心缓慢向前移动。

（3）PNF牵伸：坐位，膝关节轻微屈曲，背部保持平直，尽力靠腹直肌和腰肌收缩上身向前倾斜，保持头部与脊柱在一条线上，轻收下颌，牵拉竖脊肌，维持10 s。治疗师将双手放置在患者腰部，指导患者缓慢用力伸展脊柱，给予其适当阻力，保持等长收缩6 s，保持正常呼吸。随后回到牵伸起始位，放松并深吸气，呼气时加大牵伸角度，重复上述动作2～3次。

4. 背阔肌

位于背的下半部及胸的后外侧，以腱膜起自下6个胸椎的棘突、全部腰椎的棘突、骶正中嵴及髂嵴后部等处，以扁腱止于肱骨小结节嵴。其主要功能是使肱骨内收、旋内和后伸。当上肢上举固定时，可引体向上。

（1）被动牵伸：采用坐姿，治疗师站在患者身后，左手固定骨盆，右手握住其左上臂与肘之间，缓慢向左前下方用力牵拉。

第五章 肌肉牵伸技术

（2）主动牵伸：跪在垫子上，上肢伸直放在垫子右侧位置，左掌心朝上，右手按住往左掌，身体向右侧做水平侧向后移动，注意下背部不要下塌。

（3）PNF 牵伸：俯卧位，双臂尽量伸展，外旋，拇指向上，有牵拉感时维持 10 s。治疗师双手紧抓患者的手腕部，指导患者缓慢用力拉肘且内旋手臂向身体两侧靠，治疗师给予适当阻力维持等长收缩 6 s，保持正常呼吸。随后回到牵伸起始位，放松并深吸气，呼气时加大牵伸角度，重复上述动作 2～3 次。

第三节　上肢肌群牵伸方法

上肢肌群主要涉及肩、肘、腕关节和手周围的肌肉，控制上肢的运动。通过肌肉牵伸技术，保证和恢复肌肉正常的柔韧性和张力，防止肌肉及组织挛缩，改善关节的活动范围，提高肌肉的兴奋性。

一、肩关节周围肌肉的牵伸

（一）解剖学概要

附着在肩部和肩胛骨的肌肉，为肩关节提供稳定力量和主动运动的动力。主要包括上肢带肌和臂肌，分别是三角肌、冈上肌、冈下肌、大圆肌、小圆肌、肩胛下肌和肱二头肌、肱三头肌等，共同完成肩关节的屈伸、收展、旋转和环转等活动。

（二）肌肉作用概要与牵伸技术

1. 三角肌前束、肱二头肌长头

三角肌位于肩部，起自锁骨的外侧段、肩峰和肩胛冈，止于肱骨体外侧的三角肌粗隆。其主要功能是外展肩关节，前部肌束可以使肩关节屈和旋内，后部肌束能使肩关节伸和旋外。肱二头肌起端有两个头，长头以长腱起自肩胛骨盂上结节，短头起自肩胛骨喙突。两头在臂的下部合并成一个肌腹，向下移行为肌腱，止于桡骨粗隆。其主要功能是屈肘关节。（图 5-5）

（1）被动牵拉：采用坐姿，双手在身后交叉，拇指向下，然后术者用双手托住前臂远端缓缓向后抬起。

（2）主动牵拉：站床边侧身，将一侧上肢后伸放在床边，身体慢慢下压挺直。

（3）PNF 牵伸：仰卧位，手臂置于床的边缘，以保证肩部活动不受限制。肘伸直，肩关节后伸。前臂处于中体位（手心向内）。治疗师一手固定患者肩部，另一手置于手腕部，缓慢用力使肩关节最大幅度后伸，当被牵拉者有牵伸感时，保持 10 s。然后治疗师指导患者缓慢地屈肩、屈肘、前臂旋后用力，同时治疗师给予阻力对抗，以保持等长

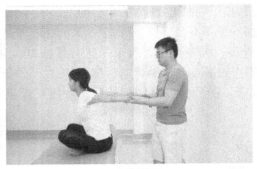
A. 被动牵伸

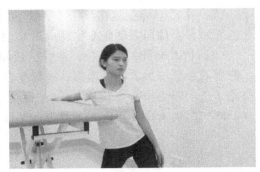
B. 主动牵伸

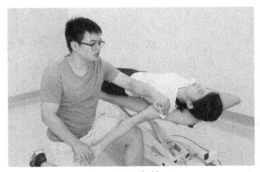
C. PNF牵伸

图 5-5　三角肌前束、肱二头肌长头牵伸技术

收缩 6 s。随后回到牵伸起始位，放松并深吸气，呼气时加大牵伸角度，重复上述动作 2~3 次。

2. 三角肌后束

后部肌束能使肩关节牵伸和旋外。

（1）被动牵拉：采用坐姿，一手伸向斜前方，拇指朝下，治疗师固定手放在肩部；另一手握住其上臂远端，然后缓缓向斜下方牵拉。

（2）主动牵拉：采用站姿，一手伸向斜前方，拇指朝下；另一手握住上臂远端，然后缓缓向斜下方牵拉。

（3）PNF 牵伸：坐位，肩关节内收内旋，手臂置于身体斜前方，肘关节微屈，拇指朝下。治疗师一手置于患者肩部固定，另一手握住患者上臂远端。嘱患者将手臂尽可能伸向远处，保持 10 s。然后指导患者缓慢用力外展外旋肩关节，治疗师给予适当阻力，保持等长收缩 6 s，此过程保持正常呼吸。随后回到牵伸起始位，放松并深吸气，呼气时加大牵伸角度，重复上述动作 2~3 次。

3. 肱三头肌

起端有 3 个头，长头以长腱起自肩胛骨盂下结节，外侧头与内侧头分别起自肱骨后面桡神经沟的外上方和内下方的骨面，3 个头向下以一坚韧的肌腱止于尺骨鹰嘴，其主要功能是伸肘关节。见图 5-6。

（1）被动牵拉：采用坐姿，一侧肩关节前屈，肘关节屈，手掌贴住颈椎下段，治

第五章 肌肉牵伸技术

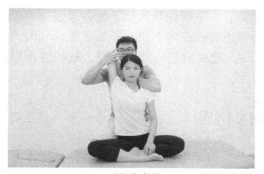
A. 被动牵伸

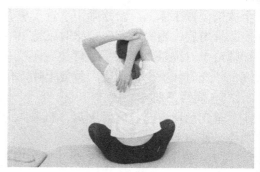
B. 主动牵伸

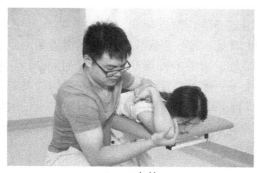
C. PNF牵伸

图 5-6 肱三头肌牵伸技术

疗师固定手放在颈后固定同侧肩胛骨，另一侧手握住其上臂远端，然后缓缓向后上方牵拉。

（2）主动牵拉：采用站姿，一侧肩关节前屈，肘关节屈，手掌贴住颈椎下段，另一侧手握住上臂远端，然后缓缓向后上方牵拉。

（3）PNF牵伸：俯卧位，肩、肘关节屈曲，手置于肩胛骨后。治疗师握住患者肘部后面，缓慢用力将上臂抬起，使上臂尽量贴近耳朵，当患者有牵伸感时，保持10 s，然后指导患者缓慢收缩肱三头肌，使肘部指向地面，并对抗治疗师给予的阻力，维持等长收缩6 s。随后回到牵伸起始位，放松并深吸气，呼气时加大牵伸角度，重复上述动作2～3次。

4. 冈下肌、小圆肌

冈下肌起自冈下窝，肌束向外经肩关节后面，止于肱骨大结节的中部。小圆肌起自肩胛骨外侧缘背面，止于肱骨大结节的下部。两块肌肉的主要功能是使肩关节旋外。

（1）被动牵拉：采用坐姿，肩关节外展约90°，肘关节屈90°，治疗师用腋窝夹住肩关节以稳定肩胛骨，并手托住上臂远端，另一手握住其前臂远端，然后缓缓做肩关节内旋牵拉。

（2）主动牵拉：采用侧卧位，贴近地面一侧的肩关节前屈90°，肘关节屈90°，前臂与地面垂直，上臂紧贴地面，另一手握住腕关节，缓缓用力将掌心压向地面。

（3）PNF牵伸：俯卧位，肩关节外展90°，肘部屈曲90°。手臂尽力内旋，上臂完全放松，置于床上。治疗师一手置于患者肘部上面，一手握住其腕部下面，缓慢施力以使肱骨内旋，当患者有牵拉感时维持10 s；然后嘱患者收缩冈下肌，外旋肱骨，同时治疗师给予对抗阻力以保持手臂位置不变，保持6 s。随后回到牵伸起始位，放松并深吸气，呼气时加大牵伸角度，重复上述动作2～3次。

5. 肩胛下肌

呈三角形，起自肩胛下窝，肌束向上外经肩关节的前方，止于肱骨小结节。其主要功能是使肩关节内收和旋内。

（1）被动牵拉：采用坐姿，肩关节外展约90°，肘关节屈90°，治疗师用腋窝夹住肩关节以稳定肩胛骨，并手托住肘关节，另一手握住其前臂远端，然后缓缓做肩关节外旋牵拉。

（2）主动牵拉：采用侧卧位，贴近地面一侧的肩关节前屈90°，肘关节屈90°，前臂与地面垂直，上臂紧贴地面，另一手握住腕关节，缓缓用力将手背压向地面。

（3）PNF牵伸：仰卧位，肩关节外展90°，肘部屈曲90°。上肢尽量外旋，上臂完全放松置于床上。治疗师一手置于患者肘部下方，一手握住其腕部缓慢施力以使肱骨外旋，当患者有牵拉感时维持10 s；然后嘱患者收缩肩胛下肌，内旋肱骨，同时治疗师给予对抗阻力以保持手臂位置不变，保持6 s。随后回到牵伸起始位，放松并深吸气，呼气时加大牵伸角度，重复上述动作2～3次。

二、肘、腕关节和手部肌群的牵伸

（一）解剖学概要

附着在前臂的肌肉主要负责肘、腕关节和手的活动，前臂肌位于尺、桡骨的周围，分为前（屈肌）、后（伸肌）两群，主要运动腕关节、指骨间关节。除了屈、伸肌外，还配布有旋肌，这对于手的灵活运动有重要意义。前臂肌大多数是长肌，肌腹位于近侧，细长的腱位于远侧，所以前臂的上半部膨隆，下半部逐渐变细。

（二）肌肉作用概要与牵伸技术

1. 前臂屈肌群

前臂屈肌群主要由7块肌肉组成，包括旋前圆肌、桡侧腕屈肌、掌长肌、尺侧腕屈肌、指浅屈肌、拇长屈肌、指深屈肌。其主要功能是屈肘、屈腕、屈指。（图5-7）

（1）被动牵伸：采用坐姿，治疗师一手置于患者肘部下方，另一手握住患者掌部，将患者手掌向后、向下并向内旋转推压。

（2）主动牵伸：采用坐姿，左上肢向前伸直，掌心向前，手指向上，右手握住左手掌向后、向下并向内旋转的牵拉。

（3）PNF牵伸：仰卧位，上臂放松置于床上，肘部伸直，确保腕部活动不受限制。治疗师一手固定患者的腕部，另一手与其掌指相对，缓慢向手背侧方向用力，当患者有

第五章　肌肉牵伸技术

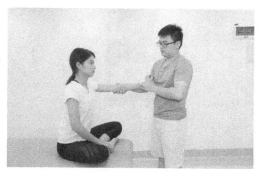
A. 被动牵伸

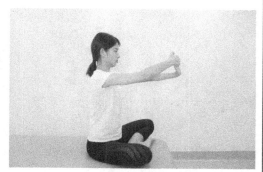
B. 主动牵伸

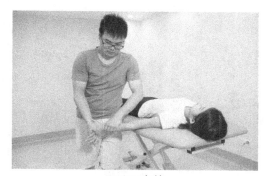
C. PNF牵伸

图5-7　前臂屈肌群牵伸技术

牵伸感时，保持10 s；然后指导患者缓慢屈腕屈指，治疗师给予适当阻力对抗，保持等长收缩6 s。随后回到牵伸起始位，放松并深吸气，呼气时加大牵伸角度，重复上述动作2～3次。

2. 前臂伸展肌群

前臂伸展肌群主要由11块肌肉组成，分深层及浅层肌肉，浅层肌肉包括桡侧腕长伸肌、桡侧腕短伸肌、指伸肌、小指伸肌、尺侧腕伸肌。其主要功能是伸腕、伸指。

（1）被动牵伸：采用坐姿，治疗师一手置于患者肘部下方，另一手握住患者手背部，将患者左手掌向后、向下并向内旋转牵伸，保持大拇指朝下。

（2）主动牵伸：采用坐姿，左手向前伸直，掌心向下，手指向前，右手握住左手掌向下、向后牵伸。

（3）PNF牵伸：仰卧位，手臂放松置于床上，肘伸直。治疗师手握住患者的拳头，拇指及其他手指与患者的手指相对，另一手固定其腕部。嘱患者先充分屈腕、再尽最大幅度屈指（先屈指会使屈腕的幅度受限），保持10 s。然后患者缓慢伸展手腕和手指，包括拇指，治疗师手给予适当阻力对抗，保持伸腕、伸指肌群等长收缩6 s。随后回到牵伸起始位，放松并深吸气，呼气时加大牵伸角度，重复上述动作2～3次。

3. 前臂旋前肌群

前臂旋前肌群包括旋前圆肌、旋前方肌，其主要功能是使前臂旋前。见图5-8。

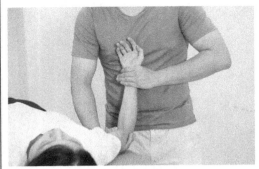
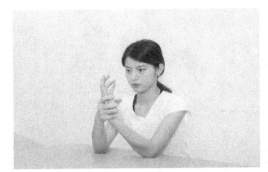

A. 被动牵伸　　　　　　　　　　　　B. 主动牵伸

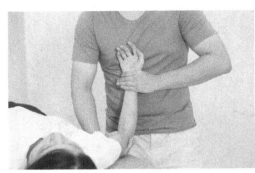

C. PNF牵伸

图5-8　前臂旋前肌群牵伸技术

（1）被动牵伸：仰卧位，上臂放松置于床上，肘关节屈曲90°，治疗师握住患者的手腕部，使腕部保持中立位，缓慢用力将患者前臂旋后，另一手置于其上臂支撑。

（2）主动牵伸：坐位，肘放在床面，肘关节屈曲90°，右手握住左手的手腕部，使腕部保持中立位，缓慢用力将前臂旋后。

（3）PNF牵伸：仰卧位，上臂放松置于床上，肘关节屈曲90°。治疗师一手握住患者的手和腕，使腕关节保持中立位，另一手置于其上臂支撑。嘱患者前臂尽可能旋后，当有牵伸感时保持10 s。然后指导患者缓慢地使前臂旋前（手掌向足侧旋转），治疗师给予适当阻力对抗，保持旋前肌等长收缩6 s。随后回到牵伸起始位，放松并深吸气，呼气时加大牵伸角度，重复上述动作2~3次。

4. 前臂旋后肌群

前臂旋后肌群包括旋后肌、肱二头肌，其主要功能是使前臂旋后。

（1）被动牵伸：仰卧位，上臂放松置于床上，肘关节屈曲90°，治疗师握住患者的手腕部，使腕部保持中立位，缓慢用力将患者前臂旋前（掌心向上）。

（2）主动牵伸：坐位，肘放在床面，肘关节屈曲90°，右手握住左手的手腕部，使腕部保持中立位，缓慢用力将前臂旋前。

（3）PNF牵伸：仰卧位，上臂放松置于床上，肘关节屈曲90°。治疗师一手握住患者的手和腕，使腕关节保持中立位，另一手置于其上臂支撑。嘱患者前臂尽可能旋前，当有牵伸感时保持10 s。然后指导患者缓慢地使前臂旋后，治疗师给予适当阻力对抗，保持旋后肌等长收缩6 s。随后回到牵伸起始位，放松并深吸气，呼气时加大牵伸角度，重复上述动作2～3次。

第四节　下肢肌群牵伸方法

下肢肌群牵伸主要涉及髋关节、膝关节和踝关节周围的肌肉。通过下肢肌肉牵伸，恢复肌肉正常的柔韧性和肌张力，防止组织挛缩，改善关节的活动范围，提高肌肉的兴奋性，使你的日常活动更加舒适。

一、髋关节周围肌群的牵伸

（一）解剖学概要

髋关节由髋臼和股骨头构成，周围有6组肌群共同完成髋关节的活动。屈髋肌群主要有髂腰肌、股直肌等；伸髋肌群主要有臀大肌、腘绳肌等；内收肌群主要有大收肌、长收肌、短收肌等；外展肌群主要有臀中肌、阔筋膜张肌等；外旋肌群主要有梨状肌等；内旋肌群主要有臀小肌、阔筋膜张肌等。屈伸髋肌群中的股直肌、腘绳肌具有伸屈膝关节的功能，在膝关节牵伸中讲述。通过主要肌群的牵伸，增加关节的活动范围，防止组织挛缩，预防肌肉损伤。

（二）肌肉作用概要与牵伸技术

1. 髂腰肌

近侧固定时，髂腰肌收缩屈髋关节。远侧固定时，两侧髂腰肌同时收缩，使躯干前屈和骨盆前倾。见图5-9。

（1）被动牵伸技术：患者俯卧位床上，牵伸侧下肢伸髋屈膝，非牵伸侧下肢自然伸直。治疗师站于牵伸侧，面向患者，上方的手于臀部下压固定骨盆，下方的手放膝关节下，托起大腿上提，牵拉达最大范围。

（2）主动牵伸技术：患者弓箭步，腰背部挺直，保持稳定。非牵伸侧腿屈膝90°，膝不过脚尖，牵伸侧腿慢慢后伸至最大范围，以牵伸髂腰肌等。牵伸过程中可以通过加大屈膝角度，增加牵伸效果。

（3）PNF牵伸技术：患者俯卧位床上，牵伸侧下肢伸髋屈膝，非牵伸侧下肢自然伸直。治疗师站于牵伸侧，面向患者，提示臀肌放松，上方的手于臀部下压固定骨盆，下方的手放膝关节下，托起大腿离开床面，当有牵拉感时保持约10 s。然后，指导患者慢慢地用力下拉大腿，给予适当阻力，并保持等长收缩约6 s，过程中保持正常呼吸。

运动疗法

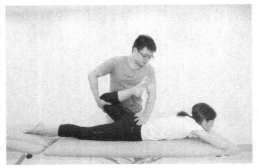
A. 被动牵伸

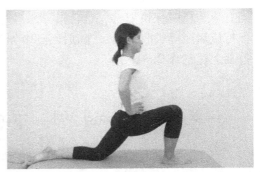
B. 主动牵伸

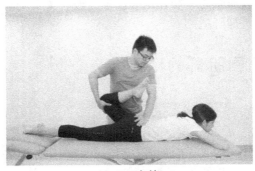
C. PNF牵伸

图 5-9 髂腰肌牵伸技术

随后回到牵伸起始位，放松并深吸气，呼气时慢慢抬高大腿离开床面的高度，重复上述动作 2~3 次。注意牵伸过程中两侧髋关节平放在床面。

2. 臀大肌

臀大肌的主要作用后伸髋关节并外旋大腿。

（1）被动牵伸技术：患者仰卧位，牵伸侧下肢屈髋屈膝，非牵伸侧下肢自然伸直。治疗师站在牵伸侧，一手放在牵伸侧膝关节后方，向胸部推压屈曲髋关节至最大范围。牵伸过程中，固定非牵拉下肢防止代偿。

（2）主动牵伸技术：患者仰卧位，牵伸侧下肢屈髋屈膝，非牵伸侧下肢自然伸直。双手放在牵伸侧膝关节后方，拉大腿向胸部方向移动，屈曲髋关节至最大范围。

（3）PNF 牵伸技术：患者仰卧位，牵伸侧下肢屈髋屈膝，非牵伸侧下肢自然伸直。治疗师站在牵伸侧，一手放在牵伸侧膝关节后方，向胸部推压屈曲髋关节至患者感到臀大肌被牵拉位置，当有牵拉感时保持约 10 s。然后，指导患者慢慢地试着用力伸髋推治疗师的手，给予适当阻力，并保持等长收缩约 6 s。随后回到牵伸起始位，放松并深吸气，呼气时加大屈髋角度，重复上述动作 2~3 次。注意牵伸过程中两侧髋关节平放在床面。

3. 内收肌群

内收肌群包括耻骨肌、长收肌、短收肌、大收肌、股薄肌 5 块肌肉，其主要功能是髋关节内收，并有屈髋和侧旋功能。

第五章　肌肉牵伸技术

（1）被动牵伸技术：患者仰卧位，双侧下肢自然伸直。治疗师站在牵伸侧，上方手放在非牵伸侧大腿内侧，下方手从腘窝内下托住牵伸侧大腿。上方手按压非牵伸侧大腿内侧并保持其轻度外展位，下方手尽可能将牵伸侧大腿外展至最大范围，以牵伸髋内收肌群。

（2）主动牵伸技术：患者取坐位，背部伸直，膝关节屈曲，足底相对合在一起。把手或前臂靠在膝内侧，将膝关节下压至最大范围，以牵伸内收肌群。

（3）PNF牵伸技术：患者仰卧位，双侧下肢自然伸直。治疗师站在牵伸侧，上方手放在非牵伸侧大腿内侧，下方手从腘窝内下托住牵伸侧大腿。上方手按压非牵伸侧大腿内侧并保持其轻度外展位，下方手大腿外展至患者感到内收肌群牵拉位置，当有牵拉感时保持约10 s。然后，指导患者慢慢尝试用力内收牵伸侧大腿，给予适当阻力，并保持等长收缩月6 s。随后回到牵伸起始位，放松并深吸气，呼气时加大外展角度，重复上述动作2～3次。

4. 臀中肌

臀中肌位于臀大肌深层，为羽状肌。主要功能是髋关节外展，前部肌束有协助髋关节屈曲和内旋功能。同时也牵伸了内旋肌群。

（1）被动牵伸技术：患者仰卧位，非牵伸侧下肢平放在床面上，牵伸侧下肢屈膝跨过非牵伸侧下肢，足平放在床面上，保持膝关节正对天花板，以防止下肢的翻转。治疗师站在非牵伸侧，上方手放在牵伸侧髋关节处固定，下方手放在牵伸侧膝关节外侧，牵伸膝关节过中线至最大范围，以牵伸臀中肌等外展肌群。

（2）主动牵伸技术：患者取坐位，右腿向前平直伸出，左腿屈曲跨过右腿，足靠在右膝关节外侧。身体坐直，尽可能向左侧转体，右肘或右上臂靠在左膝外侧推压左膝关节至最大范围，以牵伸臀中肌等外展肌群，左手置于身后以保持身体稳定。

（3）PNF牵伸技术：患者仰卧位如被动体位。治疗师站在非牵伸侧，上方手放在牵伸侧髋关节处固定，下方手放在牵伸侧膝关节外侧，牵伸膝关节过中线至患者感到臀中肌明显牵拉位置，当有牵拉感时保持约10 s。然后，指导患者慢慢尝试用力外展牵伸侧大腿，给予适当阻力，并保持等长收缩约6 s。随后回到牵伸起始位，放松并深吸气，呼气时加大膝关节过中线角度，加深对外展肌的牵伸，重复上述动作2～3次。

5. 梨状肌

梨状肌起于第2、3、4骶椎前面，分布于小骨盆的内面，经坐骨大孔入臀部，止于股骨大转子后面。主要功能是髋关节外旋，协助外展。（图5-10）

（1）被动牵伸技术：患者俯卧于床上，保持两髋关节平放，非牵伸侧下肢平放在床面上，牵伸侧下肢屈膝约为90°并外旋。治疗师站在牵伸侧，上方手轻轻放在患者骶骨上，下方手臂放在牵伸侧小腿内侧，牵伸髋关节内旋至最大范围，以牵伸梨状肌等外展肌群。

（2）主动牵伸技术：患者仰卧位床上，右踝屈90°搭在左膝上，左腿向左肩方向抬高膝关节，同时双手在左膝关节后方握住左下肢，牵拉其向左肩方向使右髋关节外旋至最大范围，以牵伸梨状肌等外展肌群。牵伸过程中，保持髋关节贴在床面上。

（3）PNF牵伸技术：患者俯卧于床上，保持两髋关节平放，非牵伸侧下肢平放在

运动疗法

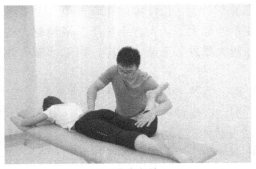
A. 被动牵伸

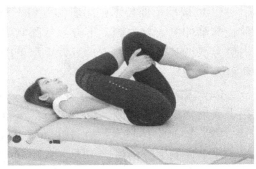
B. 主动牵伸

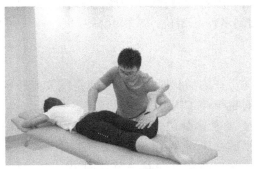
C. PNF牵伸

图5-10 梨状肌牵伸技术

床面上，牵伸侧下肢屈膝约为90°并外旋。治疗师站在牵伸侧，上方手轻轻放在患者骶骨上，下方手臂放在牵伸侧小腿内侧，牵伸髋关节内旋至患者感到梨状肌明显牵拉位置，当有牵拉感时保持约10 s。然后，指导患者开始慢慢向你的下方手推压，试着把他的腿压过身体中线，给予适当阻力，并保持等长收缩约6 s。随后回到牵伸起始位，放松并深吸气，呼气时加大下肢外旋向床面的角度，加深对梨状肌的牵伸，重复上述动作2~3次。

二、膝关节周围肌群的牵伸

（一）解剖学概要

膝关节由包在同一个关节囊内的股-髌关节和股-胫关节两个关节组成，关节内有半月板和交叉韧带。膝关节周围的肌肉分伸肌、屈肌和旋转肌三组，膝关节伸肌是股四头肌，其股直肌具有屈髋作用。膝关节屈肌包括腘绳肌（包括半腱肌、半膜肌及股二头肌）、鹅足肌（包括缝匠肌、半腱肌及股薄肌）、腘肌及腓肠肌内外侧头协助屈膝。膝关节屈肌同时也是旋转肌。通过对膝关节屈伸肌群的牵伸，防止组织挛缩，预防肌肉损伤。

（二）肌肉作用概要与牵伸技术

1. 股四头肌

股四头肌由股直肌、股中肌、股外肌和股内肌 4 个头组成，位于股骨前面，肌腱经髌骨借髌腱附于胫骨粗隆。股四头肌的功能是伸膝关节，协助屈髋关节，并维持人体直立姿势。

（1）被动牵伸技术：患者俯卧于床上，非牵伸侧下肢平放，牵伸侧下肢屈膝尽可能屈膝。治疗师站在牵伸侧，用肩推压或双手抓握牵伸侧脚踝上慢慢压下，使其足跟贴近臀部，牵伸股四头肌至最大伸展范围。注意不要给膝关节施加压力，以免造成疼痛或不适。

（2）主动牵伸技术：患者取站立位，依托固定物体帮助稳定，左膝屈曲并使脚跟靠近臀部。保持腰部挺直，用左手抓住左腿下端，慢慢地使脚跟贴近臀的中部，以牵伸左侧股四头肌。

（3）PNF 牵伸技术：患者俯卧于床上，非牵伸侧下肢平放，牵伸侧下肢尽可能屈膝。治疗师站在牵伸侧，用肩推压或双手抓握牵伸侧脚踝上慢慢压下，使其足跟贴近臀部，牵伸至患者感到股四头肌明显牵拉位置，当有牵拉感时保持约 10 s。然后，指导患者试着把腿伸直，给予适当阻力，并保持等长收缩约 6 s，过程中髋关节要贴着床面。随后回到牵伸起始位，放松并深吸气，呼气时加大屈膝角度，加深对股四头肌的牵伸，重复上述动作 2~3 次。为预防腘绳肌部收缩过紧，可以将一手轻轻放在腘绳肌上。

2. 腘绳肌

腘绳肌包括半腱肌、半膜肌及股二头肌 3 块肌肉，其主要功能是屈膝并伸髋，屈膝时股二头肌可外旋小腿，半腱肌、半膜肌可内旋小腿。见图 5-11。

（1）被动牵伸技术：患者仰卧于床上，非牵伸侧下肢平放，牵伸侧下肢直膝抬高，脚跟放在治疗师的靠近侧肩上。治疗师站在牵伸侧，一手放在股骨远端以固定骨盆和股骨，牵伸侧膝关节保持充分伸展；另一手固定非牵伸侧下肢于伸展位，保持两侧髋关节平放床面，在不引起疼痛的情况下，尽量屈曲牵伸侧髋关节至最大范围，以牵伸腘绳肌。

（2）主动牵伸技术：患者取站立位，自然呼吸，牵伸侧腿向前迈出 1 步的距离，膝关节伸直，弯腰双手慢慢向前摸前脚面，以牵伸腘绳肌。

（3）PNF 牵伸技术：患者仰卧于床上，非牵伸侧下肢平放，牵伸侧下肢直膝抬高，脚跟放在治疗师的靠近侧肩上。治疗师站在牵伸侧，一手放在股骨远端以固定骨盆和股骨，牵伸侧膝关节保持充分伸展，另一手固定非牵伸侧下肢于伸展位。尽量屈曲牵伸侧髋关节至患者感到腘绳肌明显牵拉位置，当有牵拉感时保持约 10 s。然后，指导患者试着用足跟下压，给予适当阻力，并保持等长收缩约 6 s 钟，过程中髋关节要贴着床面。随后回到牵伸起始位，放松并深吸气，呼气时加大屈髋角度，加深对腘绳肌的牵伸，重复上述动作 2~3 次。

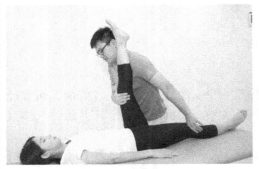
A. 被动牵伸

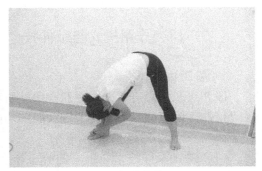
B. 主动牵伸

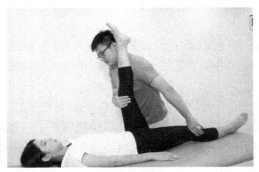
C. PNF牵伸

图 5-11　腘绳肌牵伸技术

三、踝关节周围肌群的牵伸

（一）解剖学概要

踝关节，由胫、腓骨下端的关节面与距骨滑车构成，故又名距骨小腿关节。踝关节周围有跨越踝关节和足的多关节肌群，主要有小腿前群、后群和外侧群三组肌肉完成踝关节的伸、屈、外翻活动。前群肌肉包括胫骨前肌、长伸肌、足长伸肌3块肌。小腿后群肌肉包括浅层的小腿三头肌（腓肠肌和比目鱼肌）和深层的腘肌、趾长屈肌、足长屈肌、胫骨后肌4块肌肉。小腿外侧群肌肉包括腓骨长肌和腓骨短肌。

（二）肌肉作用概要与牵伸技术

1. 胫骨前肌

起自胫骨外侧面，肌腱向下经伸肌上、下支持带的深面，止于内侧楔骨内侧面和第1跖骨底，主要功能是踝关节背伸、内翻。

（1）被动牵伸技术：患者取坐位或者仰卧位，非牵伸侧下肢平放，牵伸侧下肢平放且踝关节趾屈位。治疗师站在牵伸侧，上方手固定小腿，下方手握住足背，用力下压

第五章 肌肉牵伸技术

至踝关节趾屈至最大活动范围，以牵伸胫骨前肌。

（2）主动牵伸技术：患者取坐位，牵伸侧踝关节搭在另一膝关节上，踝关节趾屈位，牵伸侧手固定小腿，用非牵伸侧手握住足背向用力斜向下趾屈踝关节。

（3）PNF牵伸技术：患者取坐位或者仰卧位，非牵伸侧下肢平放，牵伸侧下肢平放，踝关节趾屈位。治疗师站在牵伸侧，上方手固定小腿，下方手握住足背，用力下压牵伸至患者感到胫骨前肌明显牵拉位置，当有牵拉感时保持约10 s。然后，指导患者试着背伸，给予适当阻力，并保持等长收缩约6 s。随后回到牵伸起始位，放松并深吸气，呼气时加大趾屈角度，加深对胫骨前肌的牵伸，重复上述动作2～3次。

2．小腿三头肌

位于小腿后群，主要由腓肠肌及比目鱼肌构成。腓肠肌的内、外侧头起自股骨内、外侧髁，比目鱼肌起自胫腓骨上端后部和胫骨的比目鱼肌线，3个头会合向下续为跟腱，止于跟骨结节。主要功能是屈膝和屈踝。站立时，能固定踝关节和膝关节，以防止身体向前倾倒。见图5-12。

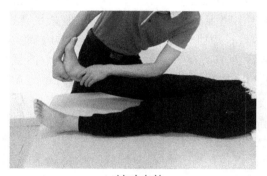
A. 被动牵伸

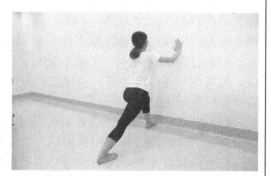
B. 主动牵伸

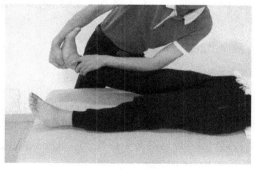
C. PNF牵伸

图5-12 小腿三头肌牵伸技术

（1）被动牵伸技术：患者取仰卧位，非牵伸侧下肢平放，牵伸侧下肢平放且踝关节背伸位。治疗师站在牵伸侧，上方手于内外踝处固定小腿，下方手握紧足跟，前臂掌侧抵住足底，慢慢用力背屈踝关节至最大活动范围，以牵伸腓肠肌。如在屈膝时采用上述手法，主要牵伸的是比目鱼肌。

（2）主动牵伸技术：患者取站立位，距离墙壁约一步距离，双手推墙支撑，将牵伸侧腿往后一步蹬伸，重心前移，足跟踩地可增加腓肠肌的伸展强度，膝盖微弯可增加比目鱼肌的伸展强度，注意背部打平不弯曲。

（3）PNF 牵伸技术：患者取仰卧位，非牵伸侧下肢平放，牵伸侧下肢平放且踝关节背伸位。治疗师站在牵伸侧，上方手于内外踝处固定小腿，下方手握紧足跟，前臂掌侧抵住足底，慢慢用力背屈踝关节至患者感到小腿三头肌明显牵拉位置，当有牵拉感时保持约 10 s。然后，指导患者试着趾屈，给予适当阻力，并保持等长收缩约 6 s。随后回到牵伸起始位，放松并深吸气，跖呼气时加大背伸角度，加深对小腿三头肌的牵伸，重复上述动作 2～3 次。

3. 腓骨长肌和腓骨短肌

两肌均起自腓骨的外侧面，两肌腱经外踝后面转向前，在跟骨外侧面分开，短肌腱向前止于第 5 跖骨粗隆，长肌腱绕至足底，止于内侧楔骨和第 1 跖骨底。主要功能是屈踝和足外翻。

（1）被动牵伸技术：患者取仰卧位，非牵伸侧下肢自然平放，牵伸侧下肢平放且踝关节内翻位。治疗师站在牵伸侧，上方手握住小腿固定于中立位，下方手握紧足背，慢慢用力内翻踝关节至最大活动范围，以牵伸腓骨长短肌，可用来加强踝关节的内翻。

（2）主动牵伸技术：患者取坐位，牵伸侧踝关节搭在另一膝关节上，踝关节内翻位，脚内侧对着自己胸部，牵伸侧手固定小腿，用非牵伸侧手通过足底抓住脚外侧，用力牵拉内翻踝关节。

（3）PNF 牵伸技术：患者取仰卧位，非牵伸侧下肢自然平放，牵伸侧下肢平放且踝关节内翻位。治疗师站在牵伸侧，上方手握住小腿固定于中立位，下方手握紧足背，慢慢用力内翻踝关节至患者感到腓骨长短肌明显牵拉位置，当有牵拉感时保持约 10 s。然后，指导患者试着外翻踝关节以对抗阻力，给予适当阻力，并保持等长收缩约 6 s。随后回到牵伸起始位，放松并深吸气，呼气时加大内翻角度，加深对腓骨长短肌的牵伸，重复上述动作 2～3 次。

参考文献

[1] 章稼. 运动治疗技术［M］. 北京：人民卫生出版社，2010.
[2] 矫玮，译审. 易化牵伸术［M］. 北京：人民体育出版社，2010.
[3] CAROLYN KISNER AND LYNN ALLEN COLBY. Therapeutic exercise（5th Edition）［M］. Philadephia：F. A Davis Company，2007.
[4] JANE JOHNSON. Therapeutic stretching［M］. London：The London Massage Company，2012.
[5] 柏树令，应大君. 系统解剖学［M］. 8 版. 北京：人民卫生出版社，2013.

（周　同　付德荣）

第六章 牵引技术

学习目标

掌握

脊柱牵引徒手和器械操作技术

熟悉

脊柱自体牵引技巧及注意事项

了解

四肢关节牵引适用范围及方法

牵引是采用徒手或借助器械固定于施术部位两端,通过对施术部位产生持续牵拉的作用力来达到治疗目的的一种康复治疗手段。临床主要用于脊柱和四肢关节部位,本章节中主要介绍脊柱牵引的操作方法。在牵引过程中,根据不同部位的关节运用的牵引器材种类也不同。总体上可分为器械牵引治疗和非器械牵引治疗。在康复治疗当中,脊柱牵引治疗运用广泛,适用于颈椎病、腰椎间盘突出症、脊柱畸形等多种脊柱相关疾病。

脊柱在外力持续牵引状态下,各椎体在机械应力的作用下,椎体间距被拉开,相邻椎体及后关节间隙增大,使椎间盘压力减小;椎体后关节被打开,椎间孔也相应地增大,使从其中通过的神经根受压减少;在此过程中,脊柱周围韧带、肌肉被动伸展,可使紧张的肌群得到舒张,通过上述作用可知:

(1) 牵引可减轻椎间盘压力,辅助椎间盘的生理弹性回缩,改善椎间盘病变。
(2) 通过增大棘突间隙,减轻脊柱后关节负荷,纠正椎体小关节紊乱。
(3) 加大相邻关节的活动范围,改善脊柱关节活动度。
(4) 放松脊柱周围肌肉,缓解周围肌群紧张。
(5) 缓解因脊柱生理曲度改变引起的疼痛反应。

运动疗法

第一节 脊柱牵引技术

一、颈椎牵引技术

颈椎牵引在各种颈椎病的治疗当中运用较为广泛,操作方法简单,疗效明显,通过徒手或牵引带顺着颈椎轴向施加拉力,在对抗躯体自身重力的作用下达到增大椎间隙、调节椎间孔、调整颈椎与其周围软组织、血管和神经之间的关系,从而改善颈椎生理功能的目的。

(一) 徒手牵引技术

1. 坐位徒手牵引技术

(1) 体位摆放:患者正坐于治疗凳上,略收下颌,上身正直,保持躯干及颈椎中立位;治疗师站于患者侧后方,双腿微屈膝,一手屈肘用手掌小鱼际或前臂尺侧托在患者下颌部,另一手放在患者后枕部,虎口张开,固定患者枕骨。

(2) 治疗师保持上身姿势不变,缓慢站直双腿,用身体的力量带动双手同时均匀向上沿患者身体纵轴方向牵引用力,并维持恒定力量保持10~30 s后,缓慢放松力量回到起始位置。

(3) 双手在治疗过程中避免用力不一致,导致牵引角度改变;用力过程中采用站直身体的腰部发力,避免双手臂用力,减轻手臂力量负荷,维持更好更长时间的牵引效果,在完成发力后,尽量保持牵引力度不变,避免力量忽大忽小,见图6-1。

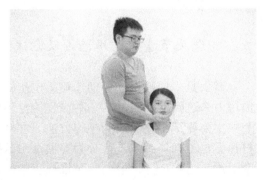

图6-1 坐位徒手颈椎牵引技术

2. 卧位徒手牵引技术

(1) 体位摆放:患者去枕仰卧在治疗床上,下颌内收,自然放松;治疗师面向治疗床头取坐位,双手五指张开,从患者头部两侧固定后枕部及下颌。若操作不便时,也可将患者头颈部伸出治疗床头外悬空,增加治疗空间。

(2) 治疗师手臂位置维持不变,用身体后倾带动双手持续用力沿水平方向牵拉患者头部,维持恒定力量10~30 s。

(3) 在牵拉过程中避免角度调整,如需调整角度进行屈曲、伸展体位下的牵引时,应先将患者头部放于初始位置,调整好角度后再进行持续用力牵拉。若手臂力量不够,不能做持续牵引时,可进行5~10 s的间歇牵引,反复3~5次。或加用关节松动带,

第六章 牵引技术

调整合适长度，环绕在治疗师腰部及双手腕部，辅助牵引时用力。见图6-2。

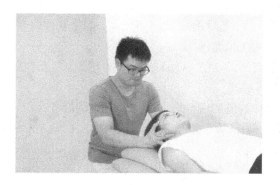
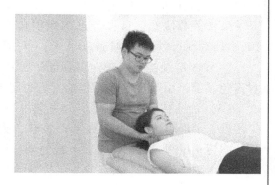
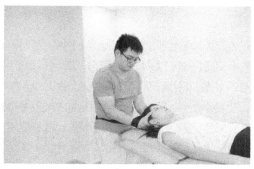

图6-2 卧位徒手颈椎牵引技术

颈椎徒手牵引技术多在进行颈部手法治疗时配合运用，徒手牵引相对机械牵引力度较大，短时间作用力强于机械牵引，且牵引的角度调节方便，可根据不同的角度调整以达到最好的治疗效果，同时在牵引过程中，对患者颞颌关节无压迫，避免引起颞颌关节疼痛。卧位徒手牵引时，患者颈部肌群更容易放松，牵引效果优于坐位。但徒手牵引过程中，牵引力量因人而异，无确切量化数值调节，全凭治疗师手感完成治疗，牵引效果也因人而异，相对于机械牵引治疗时间也不够持久，仅作为手法治疗配合应用及无机械牵引时适用。

（二）机械牵引技术

机械牵引治疗常采用电动牵引装置，可分为持续牵引和间歇牵引两种。机械牵引能够提供持续稳定的牵引力度，同时牵引时间和力度可以精确设置，不同体重的患者均可适用，临床上较为常用。具体操作步骤如下：

（1）牵引前详细检查仪器状态，包括颌枕牵引带前后位置是否合适，魔术贴是否牢固，然后将显示器数值清零，并熟悉仪器各参数调节方法及范围。

（2）告知患者除去眼镜、耳机等物品，必要时去除耳环，避免干扰颌枕牵引带固定。

（3）设定治疗参数。①牵引时间：在10～30 min，通常设置在15～20 min内。若需间歇牵引时，牵引时间和间歇时间比例在3∶1或4∶1；②牵引重量：参考患者体重，一般初次牵引以患者体重的7%开始，逐渐增加到10%以内；③牵引角度：根据需要打开的颈椎关节位置来选择合适的牵引角度，C_{1-4}病变时前屈$0°\sim5°$，C_{5-6}病变时前屈$10°\sim15°$，C_{6-7}病变时前屈$20°$，C_7-T_1病变时前屈$25°\sim30°$。

（4）固定颌枕牵引带，可在颌下加小块薄毛巾，减少对颞颌关节的压迫，同时注意避免颌下牵引带过于靠后压迫气管引起患者不适。

（5）治疗结束后，等牵引时完全放松，所有数值回零后，关机，除去牵引带。

（6）询问患者是否有头晕、恶心、头痛、眼花等症状，并嘱患者休息1～2 min后，缓慢活动颈部3～5次，无任何不适后再起身。

（三）自体颈椎牵引

自体颈椎牵引器可有效缓解因颈部肌肉疲劳、颈椎病等原因导致的颈部酸痛，现自体牵引器械种类多样，既有通过充气原理来达到分离牵引颈椎目的，也有以外支撑架作为牵引支点等，通过不同的装置来达到牵引颈椎的目的，某些产品还配有磁热治疗。自体牵引装置虽产品多样、功能大同小异，但都无明确的充气压力调节数值来确定牵引力度，无法把控治疗效果，且质量参差不齐，如需使用，可在医生指导下选购合适的自体牵引器来作为辅助治疗手段，不能完全替代门诊牵引治疗。

二、腰椎牵引技术

各种原因下引起的下腰痛均可用通过腰椎牵引达到缓解疼痛的目的，因其治疗过程中固定带上端固定在胸肋部，下端固定带在骨盆上，因此腰椎牵引技术又名骨盆牵引。常用牵引方法有徒手腰椎牵引、骨盆重锤腰椎牵引、电动式腰椎牵引和三维腰椎牵引等。

（一）徒手腰椎牵引

徒手腰椎牵引通常可单人和患者配合进行，若配合不佳或患者体重偏大时则需2～3名治疗师配合进行治疗，操作繁复，且腰部肌肉丰厚，不似颈椎徒手牵引简便易行，因此多用在评定患者对牵引的耐受情况时，以及手法治疗时做复位配合手法使用或急性腰扭伤的急性处理时做短时缓解应用。具体操作方法如下：

（1）体位摆放：患者俯卧于治疗床上，一位治疗助手站在治疗床头，双手握持在患者腋下固定躯干及上身。治疗主要操作者站在治疗床尾，双手握住患者两踝关节处。

（2）助手固定患者躯干及上身保持不动，床尾操作者握持患者双踝关节沿其身体纵轴方向缓慢发力进行牵引，逐渐达到最大牵引力度是保持10～30 s为一次牵引治疗，重复1～2次。切勿突然暴力，应缓慢牵引至最大限度。

（3）若单人操作时，可让患者双手握持在治疗床头固定上身不跟随治疗师力量移动。

第六章 牵引技术

（4）治疗师在牵引时应用身体自重的力量带动上肢向后牵拉患者下肢，若力量不够时可用关节松动带或皮带环绕自己手掌及腰部辅助发力。

（5）如需在牵引状态下做腰椎关节复位或松动时，可由另一名助手在患者腰部进行相关手法。

（二）骨盆重锤腰椎牵引

骨盆重锤牵引通常应用于腰椎疾患较为严重需要制动休息的患者，在制动下给予患者持续恒定的腰部牵引力，以缓解腰痛等症状。常采用滑车装置、重锤或沙袋及骨盆固定带及牵引带来完成腰椎牵引。具体牵引方法如下：

（1）体位摆放：患者取仰卧位，可屈膝屈髋90°，根据滑车装置高低调节患者姿势。

（2）将骨盆牵引带固定于患者从腰后部环绕至身体前侧固定腰骶部，牵引带两侧沿患者大腿外侧中线伸至床尾。

（3）取两个滑车放置在床尾固定，间距保持和人体宽度相近，距离床面高度15～20 cm。牵引绳顺着挂车装置垂于床尾。

（4）双侧牵引重量同时悬挂，避免单侧悬挂，首次牵引重量从单侧7 kg开始，根据患者牵引时治疗情况每1～3天增加1～2 kg，直到合适的牵引重量为止。选择带有千克数值的重锤或沙袋作为牵引力量来源。

（5）此种牵引方法多用于持续牵引时使用，每次牵引1 h后休息15～20 min，每天牵引4～6 h，2周为1疗程。夜间睡眠时停止牵引。

（三）电动式腰椎牵引

电动腰椎牵引装置是目前临床上应用较为广泛的一种腰椎牵引方法，采用电动牵引装置代替重锤来提供牵引动力进行腰椎牵引。主要有牵引床、牵引动力源、胸背板、臀腿板、牵引带和电动控制原件构成。相对于其他牵引方法，电动式牵引可预先设置好牵引的各项参数，能够精确控制牵引的时间和重量，可在持续牵引和间歇牵引下自动切换。具体操作方法如下：

（1）体位摆放：可采用仰卧位或俯卧位，仰卧位时保持屈膝屈髋90°使腰椎处在中立位，俯卧位时在腹部加垫枕头使腰椎前突减小，保持在腰椎中立位。

（2）设置牵引重量：如有主管医师开具牵引治疗处方，按照处方设置牵引重量、时间，如患者首次进行牵引治疗，重量从患者体重的40%开始，再次牵引时以患者的牵引效果来调整牵引重量，每次增加减小在3～5 kg，最大牵引力度不可超过患者体重的80%。以最佳改善症状的牵引重量为以后治疗的维持重量。

（3）设置牵引时间：根据牵引重量来选择牵引时间，轻量牵引时时间可延长，大重量牵引时时间可缩短，每次在20～30 min内调整。持续牵引时一般时间在20 min，间歇牵引时可适当延长时间，牵引时间和间歇时间保持在3∶1至4∶1之间。

（4）固定患者，胸肋带固定在季肋部，骨盆带固定在骨盆髂嵴处。根据患者腰围及固定带长度调整是否加垫毛巾等固定物。

（5）牵引结束后不能马上站起，休息 5 min 左右后缓慢下床，并询问患者是否有不适；在牵引治疗过程中如果出现不适，需立即停止牵引，并给予相应处理；若牵引后症状加重，应暂停牵引治疗。

（四）三维功能腰椎牵引

三维多功能腰椎牵引是一种新型的腰椎牵引方法，和传统腰椎牵引方法不同，可在脊柱轴向牵引的同时进行屈曲、旋转动作，因此又称为屈曲旋转快速牵引。其方法来源于中医的人工拉压复位法，治疗时间短，牵引重量大，又称快速牵引法。通过电脑和治疗床连接控制牵引参数，可在正负 30° 内进行连续摇摆或任意位置固定牵引，及自动复位至水平。在电脑操作端输入治疗参数后，可直接控制牵引治疗床通过床体的胸腰板向头侧移动，臀腿板屈曲旋转来完成各种预设动作。同时牵引力和随治疗时受到的阻力来自动调节，有效避免牵伸过度出现。治疗过程中可同时完成 3 个基本动作，包括水平牵引、腰椎伸展或屈曲和腰椎旋转。具体操作方法如下：

（1）体位摆放：患者去除腰带俯卧于牵引床上，胸背部及臀腿部固定于牵引床相应位置，暴露治疗部位于治疗床胸腰间隙位置。

（2）设置牵引参数：根数患者的治疗处方结合病史资料及影像学诊断在电脑端设置牵引参数。

（3）设置患者初始体位腰椎前屈 10°～16°，旋转 12°～15°，治疗师站在患侧，根据治疗部位选择，用手指或掌根叠按在治疗部位，用脚踏控制开关，启动治疗程序。牵引时先向患侧旋转再向检测旋转，可在患侧做多次旋转。同时双手做下推、旋转等治疗按压，重复 1～2 次。

（4）牵引后患者在硬板床上平卧 3 天，同时腰部腰围制动。若炎症反应明显，可在康复医师指导下采用相应抗炎止痛药物治疗。如需多次牵引治疗，每次间隔时间不低于 1 周。

（五）自体腰椎牵引

自体腰椎牵引时，通常常使用垂直位人体自重完成，多采用单杠悬吊的方法，主要适用于有腰椎疾患的中青年身体健壮的人群。可选用单杠、肋木、门框、晾衣架等位置进行，注意选择抓握位置高度合适并且足够稳定能够承担身体重量，双手握住单杠，选择合适高度，使双足跟离地，脚尖可点地或离地，使身体悬空，保持稳定后用身体下坠力度左下肢的前后缓慢小幅度摆动训练。根据身体耐受情况每次进行 1 min 到数分钟，每日做 2～3 次锻炼。开始可先从 10 s，逐步增加到 1 min，有条件下可每小时一次，每次 1 min。自我悬吊牵引能有效预防和减缓下腰痛的发生，常作为辅助训练手段使用。另有腰椎简易可穿戴牵引装置，通过穿戴护腰和上面的螺丝或液压装置来上下加压，达到分离腰椎的目的。

第二节 四肢关节牵引

四肢关节牵引主要适用于各种原因，如：外伤、骨折、脱位、二度以上烧伤等引起的四肢关节周围肌群病变及部分中枢神经病变导致的关节周围肌腱、韧带及关节囊的挛缩引起的关节活动受限。其治疗方法主要是通过持续的牵张力来增大关节周围肌腱、关节囊的延展性，达到改善关节活动受限、增加正常关节功能活动的目的。

四肢关节牵引主要是运用杠杆原理，通过固定受限肢体关节的近端，同时在肢体远端施加一定量的作用力来增大因病理性导致的关节活动范围减小及受限。包括传统的滑车重锤（或沙袋）、牵引架的简易制作的牵引装置的方法，和现代的电脑数控的电动式关节运动器具。具体操作方法如下：

一、简易牵引架牵引

简易牵引方法简单，操作简便，甚则在条件受限时可用单个沙袋放置在受限关节肢体远端进行牵引。其基本方法为：

1. 固定近段肢体

用牵引架、牵引器或固定带等器具将受限关节的肢体近段固定床面或桌椅（视患者受限肢体选择合适的体位）的合适位置。

2. 固定远端肢体

按照受限关节的受限方向用牵引绳将沙袋或重锤固定或悬挂在远端肢体上。

3. 参数调节

重量选择：以不引起疼痛感为度，同时能让受限关节达到一定的紧张感；时间：10～20 min/次，1～3 次/日。

二、电动牵引器牵引

电动牵引器是由电脑内置控制部分和机械装置组成，可在显示器控制端调节牵引力大小、牵引角度、牵引时间和持续或间断牵引，能够在正常关节屈伸范围内定时多角度牵引达到扩大关节活动范围的目的。上、下肢和手指等小关节均有专用设备，根据设备不同，可单一关节或两个关节同时运行。且大多数仪器均有过载保护，相对简易牵引更为安全、可控。其基本操作方法为：

1. 固定肢体

选择和治疗关节相匹配的治疗仪器，按照受限肢体选择合适的体位，将受限关节的两端肢体按照正确的固定位置用运动臂上的魔术贴固定于相应位置，并注意调节松紧，

运动疗法

避免过松或过紧。

2. 参数调节

牵引重量选择：以不引起疼痛感为度，同时能让受限关节达到一定的紧张感；时间：10～20 min/次，1～3次/日。

第三节 牵引注意事项

一、脊柱牵引注意事项

脊柱牵引技术是一种较为安全的物理治疗方法，但也必须在医嘱和治疗处方的指导下严格按照操作流程来进行治疗，遵守治疗规范，避免因治疗技术造成意外情况产生。在脊柱牵引治疗中需注意以下几点：

（1）牵引前必须认真核对治疗处方和患者资料后，再检查相关仪器设备是否正常工作，熟悉仪器操作后，才可进行牵引治疗。

（2）牵引带固定时，确保患者相关部位无个人物品、饰品阻隔，影响牵引带固定，若牵引带固定不牢，必要时可加垫毛巾、棉垫等协助固定。

（3）若患者在牵引下出现头晕、头痛、恶心、呕吐、腰痛、腰麻及上肢或下肢痛等不适感时，应及时停止牵引治疗，对症找相关导致症状的原因，去除相关症状后才可继续牵引治疗。若再次牵引时仍有相关症状出现，则须停止牵引治疗，直到不再有诱发症状时方可使用。

（4）牵引后必须等牵引装置牵引力归零后才可关机去除牵引固定带，并让患者休息1～5 min，缓慢活动被牵引部位后，无明显疼痛及其他不适时，方可起身离开。

（5）在整个需要牵引治疗的疗程中，避免继续从事强度偏大的体力工作，以免加重症状。

二、四肢关节牵引注意事项

四肢关节牵引虽然操作简便易行，但仍需注意以下几点：

（1）牵引前治疗师应详细检查患者受限关节活动度，并做好记录，为牵引时参数调节提供参考和疗效结束时进行前后对比。

（2）同时应检查仪器、设备是否是正常使用状态、有无故障，并根据受限关节状态调节参数；参数设置应适当，避免力度过大；必要时可在肢体受力部位加衬垫保护，避免出现损伤。

（3）患者应暴露治疗部位，并放松肢体，在整个治疗过程中，密切观察患者，避免患者与牵引力对抗，如有必要可在治疗前配合其他物理治疗放松患肢，以达到更好的治疗效果。

第六章 牵引技术

（4）若治疗过程中出现疼痛、肿胀，或原有症状加重，应及时停止治疗，观察患者反应，查找原因后进行治疗。

（5）若使用电动机械牵引时，应从间歇牵引开始过渡到持续牵引，从轻量开始，逐渐增加牵引力，以患者轻微疼痛能耐受为度，在不诱发反射性肌肉痉挛的基础上进行治疗。

（6）因四肢关节活动受限角度、挛缩程度不同，牵引无统一规定疗程时间，视患者恢复情况而定。

参考文献

［1］ BRIDGER R S，OSSEY S，FOURIE G. Effect of lumbar traction on stature［J］. Spine，1990，15：522－524.

［2］ HARRIS P R. Cervical traction，review of literature and treatment guidelines［J］. Phys-Ther，1977，57：910－914.

（梁　恒　吉健友）

运动疗法

第七章 平衡和协调功能训练

学习目标

掌握

1. 平衡的调节策略
2. 影响平衡的因素
3. 平衡训练的原则和方法
4. 任务导向性治疗在平衡训练中的应用
5. 协调功能训练的原则方法

熟悉

1. 平衡及协调的定义
2. 维持平衡和协调的机制
3. 平衡及协调功能评定方法
4. 平衡及协调功能训练的注意事项

了解

1. 平衡的相关定义
2. 弗伦克尔训练法的作用

平衡指人体维持特定的姿势或在运动、受到外力推动时自动地调整姿势并维持所需要姿势的能力，包括静态平衡和动态平衡。静态平衡指人体处于某种特定姿势时保持稳定的能力，如坐或站。动态平衡指人体运动或受到外力作用时，自动地调整并维持姿势的能力。动态平衡包括自动态平衡和他动态平衡，自动态平衡指人体在进行各种自主运动时重新获得稳定状态的能力；他动态平衡指人体对外界干扰及时做出反应、恢复稳定状态的能力。

协调指人体在适当的时间正确地运用多关节和多组肌群产生平滑、准确、有效运动的能力。协调运动包括按照一定的方向和节奏，采用适当的力量和速度，达到准确的目标等几个要素。

平衡和协调运动需要中枢神经系统和骨骼肌肉系统的共同参与，是身体多个系统协调运动以控制身体的稳定性和方向性的结果。因此多种中枢神经系统损伤均可能导致平衡和协调功能障碍，如运动皮层、基底节和小脑的损伤；本体感觉障碍也可能导致平衡和协调功能障碍。同时，外周因素如肌肉与肌腱的挛缩改变也可能导致平衡和协调功能障碍。

平衡和协调功能障碍的治疗方法是综合性的，最直接有效的治疗为平衡功能训练和协调功能训练。

第一节　平衡功能障碍及训练

一、平衡相关的定义

1. 身体中心（COM）
整个身体的中心点，由身体各节段 COM 的加权平均值决定。
2. 重心（COG）
身体中心的垂直射影。
3. 支撑面（BOS）
人体与支撑物之间接触的面积。
4. 压力中心（COP）
作用于支撑面表面的全部力量的分布中心。
5. 稳定极限
在支撑面不变的情况下，身体能够保持稳定的界限。稳定极限不是一个固定的边界，根据任务、个体特点（力量、关节活动、身体中心）以及环境等各方面发生变化。
6. 平衡反应
当平衡状态改变时，机体恢复原有平衡或建立新平衡的过程，包括反应时间和运动时间。反应时间是指从平衡状态改变到出现可见运动的时间，运动时间是指从出现可见运动到动作完成、建立新平衡的时间。

二、维持平衡的机制

人体维持平衡需要感觉输入、中枢整合、运动控制三个环节的共同参与。此外，认知活动也对平衡功能具有重要作用。

运动疗法

(一) 感觉输入

人体通过视觉、躯体觉、前庭觉的传入感知身体所处的位置及其与地球引力和周围环境的关系。因此,适当的感觉输入,特别是视觉、躯体觉、前庭觉信息对平衡的维持具有前馈和反馈的调节作用。

1. 视觉系统

可提供身体运动、方向及周围环境的相关信息。在环境静止不动的情况下,视觉系统能准确感受物体的运动以及眼睛和头部的视空间定位。当躯体觉受到干扰或破坏,身体直立时的平衡状态主要通过视觉系统调节。

2. 躯体感觉

与维持平衡相关的躯体感觉包括皮肤感觉(触觉、压觉)和本体感觉。在维持身体平衡的过程中,与支撑面接触部位的皮肤的触觉和压觉感受器向大脑皮质传递体重的分布情况和身体重心的位置;肌肉、肌腱及关节处的本体感受器收集支撑面的信息(如面积、硬度、稳定性、表面平整度等)以及身体各部位的空间位置和运动方向,经深感觉传导通路向上传递。正常人站立在固定的支撑面上时,足底皮肤的触觉、压觉和踝关节的本体感觉起主导作用。当足底的触压觉和踝关节的本体感觉受损时,需要其他感觉特别是视觉系统的代偿。

3. 前庭系统

正常的情况下,前庭系统对维持平衡的作用很小。只有当躯体感觉和视觉信息输入均不存在或不准确时,前庭系统的感觉输入对维持平衡才变得至关重要。

(二) 中枢整合

各种感觉信息在多级神经中枢进行整合加工,并产生恰当的运动方案。

(三) 运动控制

组织全身肌肉达到神经肌肉协同,以将身体重心调整回原来的范围或改变支撑面重新建立新的平衡。

多个因素对维持静态平衡具有重要作用:①良好的身体对线能够减小重力的影响,有助于机体在消耗最小内能的情况下保持身体平衡;②肌肉张力能对抗身体重力,维持直立姿势。研究发现,安静站立时许多肌肉存在张力性活动,包括髂腰肌、臀中肌、比目鱼肌、腓肠肌、胫前肌等。全身肌肉的张力性活动保持身体在垂直方向上被限制在较小的活动范围内。

当身体重心移动后,用于恢复稳定的调节模式有踝策略、髋策略及跨步策略,或称作固定支撑面调节和活动支撑面调节(即跨步调节)。这些调节模式以反馈和前馈的方式维持机体在多种环境条件下的平衡。反馈指人体对不可预料的外界干扰引起的感觉反应（视觉、前庭觉和躯体感觉）所产生的姿势反应，如对绊倒的反应。前馈指为保持稳定，对潜在不稳定产生的预先的姿势反应。

1. 踝调节

当支撑面较大且较坚固，而人体受到的外界干扰较小时，头和躯干作为整体以踝关节为轴前后摆动（类似钟摆运动），以调整重心保持身体的稳定性（图7-1）。通过踝关节及其周围相应肌群的活动来恢复身体的稳定性，是控制直立位平衡的首要模式。

2. 髋调节

髋调节指髋关节产生较大且快速的运动来控制身体重心的调节模式。当站立的支撑面较小（如横梁或平衡杠）或受到较大较快速的外界干扰时，人体通过髋关节的屈伸活动调整身体重心和保持平衡（图7-2）。

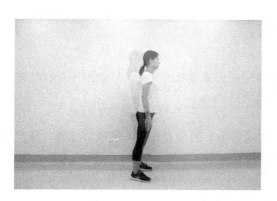

图7-1 踝调节

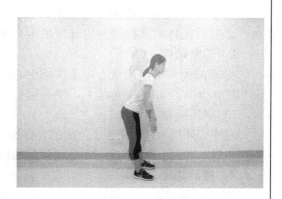

图7-2 髋调节

3. 跨步调节

当外力干扰过大，踝调节和髋调节不足以恢复平衡时，身体会迈出步子以维持平衡（图7-3）。起初，研究认为跨步调节是身体重心超出稳定极限时的调节机制；但近期的研究发现，即使身体重心仍然维持在稳定极限内，机体也会出现跨步调节。

三、平衡功能评定

平衡功能评定有助于确定患者是否存在平衡功能障碍及其障碍类型，预测患者的跌倒风险，是治疗师制订平衡训练方案和确定治疗手段是否有效的依据。

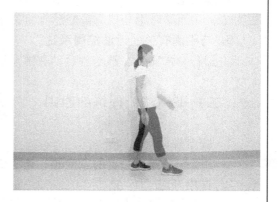

图7-3 跨步调节

平衡功能评定包括传统观察法、量表评定法和平衡测试仪评定法3种。

传统观察法指治疗师在患者进行功能性活动时，观察其是否能保持平衡，如坐、站、走等。传统观察法应用简便，可用于平衡功能障碍患者的筛查。

目前临床上的平衡评定量表有 Berg 平衡量表（Berg balance scale，BBS）、Brunel 平衡量表、Tinetti 量表、"站起－走"计时测试（the timed " Up & Go" test）等。量表评定法应用方便，不需要专门的设备，且可以进行定量的评分，因此在临床上应用较广泛。

平衡测试仪能够对人体压力中心的变化进行准确的描述和分析，既可进行平衡评定，也可用于平衡功能障碍患者的治疗。但由于价格昂贵，在临床推广中受到较大限制。

四、平衡功能训练

（一）影响平衡的因素

1. 支撑面
支撑面的大小和性质均对平衡有较大影响。支撑面大、坚硬、平整时较易维持平衡。此外，人体与支撑面的良好接触也有利于维持平衡。

2. 平衡条件
平衡的优劣可以用重心与支撑面中心的连线同经过支撑面中心所做的垂线所形成的夹角的大小评定。此夹角越小，平衡越佳，反之则越差。

3. 稳定极限
稳定极限的大小取决于支撑面的大小和性质、身体重心的位置和移动速度。此外，稳定极限也受患者心理因素的影响，害怕跌倒的情绪和对安全的理解均影响稳定极限的大小。

4. 摆动频率
摆动频率越低，平衡越好；摆动频率越高，越难维持平衡。

5. 与平衡有关的感觉的作用
本体感觉、视觉、前庭感觉对平衡有重要影响。在睁眼时控制平衡以本体感觉和视觉为主，在闭眼时则需依靠前庭感觉维持平衡。

6. 与平衡有关的运动控制系统
主要有牵张反射、不随意运动和随意运动 3 个系统。

（二）平衡功能训练的原则

1. 安全性原则
密切监控，提高患者的安全感，避免因害怕而诱发全身痉挛，加重病理模式。

2. 循序渐进
在训练中支撑面由大到小、从坚硬平整到柔软不平整、从静态平衡到动态平衡、从睁眼到闭眼、从单一训练到复杂训练、逐步增加训练的难度。

3. 个体化原则
根据每个患者的损伤水平、平衡相关的功能水平及严重程度制订个体化的训练方案。

4. 针对性训练
针对引起平衡功能障碍的感觉、运动、认知等各方面功能进行针对性训练，有助于改善平衡功能。

第七章　平衡和协调功能训练

5. 综合性训练

针对损伤的训练（肌力、关节活动度等）不一定能改善患者的平衡能力，而单一任务的平衡训练不能改善多重任务下的平衡控制能力。因此平衡训练应该是综合性的训练。

（三）平衡功能训练

平衡功能训练的核心是通过多次重复难度逐渐增加的正常发育活动，以促进平衡功能的改善。按照训练体位可将平衡训练分为仰卧位训练、前臂支撑下的俯卧位训练、肘膝跪位训练、双膝跪位训练、半跪位训练、坐位训练、站立位训练。

1. 仰卧位训练

主要适用于偏瘫患者的躯干平衡训练，训练方法主要为桥式运动。训练时患者仰卧位，双手放于体侧，下肢屈髋屈膝，双足支撑于床面，患者主动用力将臀部抬离床面。双足同时支撑于床面完成此动作为双桥运动，单足支撑于床面完成此动作为单桥运动。训练时若患者不能主动完成抬臀动作，治疗师可将一侧手置于患者的患膝上，向前下方拉膝关节，另一手拍打患侧臀部，刺激臀肌收缩，帮助患髋伸展（图7-4）。随着患者控

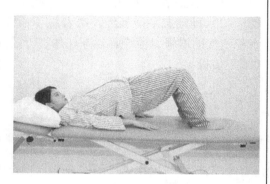

图7-4　双桥运动

制能力的改善，可由双桥运动过渡到单桥运动，以提高训练的难度。

桥式运动能够训练患者腰背肌的肌力，提高骨盆的控制能力，诱发下肢分离运动，缓解躯干及下肢的痉挛，提高平衡能力。因此，鼓励患者病情稳定后尽早开始桥式运动。

2. 前臂支撑下俯卧位训练

主要适用于截瘫患者。训练时逐步由静态平衡训练过渡到他动态平衡训练和自动态平衡训练。

（1）静态平衡训练：患者俯卧位，双侧肩关节前屈90°，肘关节屈曲90°置于胸前，保持静态平衡，逐渐增加维持时间。

（2）他动态平衡训练：体位同上，治疗师向各个方向推动患者肩部。治疗师应控制推力的大小，使患者能够失去静态平衡并且能够主动恢复平衡状态。训练中治疗师逐渐增加推力的大小和范围（图7-5）。

（3）自动态平衡训练：体位同上，患者主动向各个方向活动并保持平衡，逐渐增加躯干偏离中心的幅度。

3. 肘膝跪位训练

适用于截瘫、运动失调症和帕金森病等具有运动功能障碍的患者。

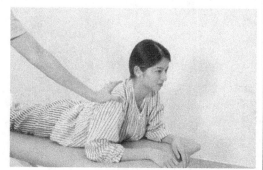

图7-5　前臂支撑下俯卧位他动态平衡

运动疗法

（1）静态平衡训练：患者肘膝跪位，由肘部和膝部支撑体重。由短到长逐渐增加维持时间。

（2）他动态平衡训练：体位同上，治疗师向前、后、左、右各个方向推动患者，并逐渐增加推动的力度和幅度。

（3）自动态平衡训练：体位同上，患者自己向前、后、左、右活动并保持平衡，或者治疗师指示患者抬起一侧上肢或下肢并保持平衡，随着稳定性的增强，同时抬起一侧上肢和另一侧下肢，如此逐渐增加训练的难度和复杂性。

4．双膝跪位和半跪位训练

主要适用于截瘫患者。

（1）静态平衡训练：患者取双膝跪位或半跪位，并保持平衡。

（2）他动态平衡训练：患者跪于治疗床上，治疗师向各个方向推动患者。随着患者稳定性的增强，治疗师逐渐增加推力的大小和范围，或者让患者跪在活动的支撑面上（如平衡板）。

（3）自动态平衡训练：患者保持上述体位，向各个方向活动身体，并保持平衡；或者治疗师从各个方向与患者进行抛接球训练，抛球的距离和力度可逐渐加大，以增加训练难度。

5．坐位训练

坐位训练包括长坐位平衡训练和端坐位平衡训练，前者多适用于截瘫患者，后者多适用于偏瘫患者。

（1）静态平衡训练：患者长坐位或端坐位，治疗师立于患者的后方，首先辅助患者保持静态平衡，逐渐减少辅助量直至患者独立保持坐位平衡。

（2）他动态平衡训练：患者坐于治疗床上，治疗师向前方、后方和侧方推动患者，使患者离开起始位。随着患者稳定性的增强，治疗师逐渐增加推力的大小和范围，或者让患者坐在平衡板上，增加训练的难度。

（3）自动态平衡训练：患者长坐位或端坐位，主动用力向左右或前后各个方向倾斜或旋转（图7-6），或双上肢向各个方向抬起，并保持坐位平衡。随着患者平衡功能的改善，可以进行触碰物体训练、抛接球训练（图7-7）。

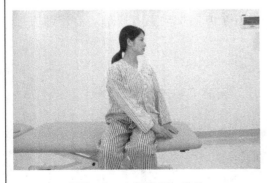

图7-6　坐位平衡—旋转

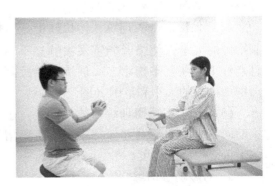

图7-7　坐位平衡—抛接球

第七章　平衡和协调功能训练

6. 站立位训练

患者坐位平衡改善后，可过渡到站立位平衡训练。

（1）静态平衡训练：患者站立位，可使用镜子提供视觉反馈或者治疗师提供语言反馈，以协助患者调整不良姿势。若患者不能独自站立，可以由治疗师、肋木、助行架、手杖等提供辅助；并随着患者的功能改善，逐渐减少辅助量。

（2）他动态平衡训练：患者双足分开，站在平地上；治疗师站在患者旁边，向不同方向推动患者。随着患者平衡功能的改善，可以逐渐增加推动的力度和幅度、缩小双足间的距离、由坚硬平整的支撑面改为柔软不平整的支撑面、由站在平地上改为站在斜坡或平衡板等活动的支撑面上，逐步增加训练的难度。

（3）自动态平衡训练：患者独自站立，主动向各个方向移动；治疗师立于患者侧方以保护患者及矫正患者的不正确姿势；训练过程中可间歇性使用镜子提供视觉反馈。具体训练方法包括：①向各个方向活动。站立位，双足不动，身体交替向前方、后方、侧方倾斜或转动，或上肢进行前屈后伸等活动并保持平衡。②单腿负重。一侧下肢立于地面上支撑体重，另一侧下肢置于踏板上，每次保持5～10 s；然后双侧下肢交换位置（图7-8）。③触碰物体：患者站立位，主动伸手去拿前方、侧方、上方、下方等各个方向和不同重量的物体。④抛接球训练治疗师从不同的角度与患者抛接球，并逐渐增加抛球的距离和力度。⑤平衡测试仪训练：平衡

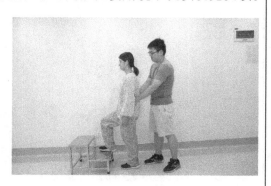

图7-8　单侧负重

测试仪除了用来客观地评定平衡功能，还可以用于平衡功能训练。训练时，患者双足放在测试仪的测力平台上，仪器的显示屏上采用不同的图标来显示双足所承担的体重。通过有意识地将体重转移到一侧下肢，提高对自动态平衡能力的训练。

（四）任务导向性治疗在平衡功能训练中的应用

运用任务导向性干预治疗平衡功能障碍的目标是减少或预防影响平衡的各系统的损伤，训练有效的任务特异性感觉、运动和认知策略，及在变化的环境中进行功能性活动再教育。因此，针对平衡功能障碍的任务导向性治疗可分为损伤水平的治疗、改善平衡控制能力的治疗（对线、运动、感觉、认知）、功能性活动治疗。

1. 损伤水平的治疗

治疗目标是修复能够修复的损伤、减轻和预防继发性损害的发生。损伤水平的治疗重点在于改善影响平衡功能的骨骼肌肉损伤（如肌力、关节活动度下降）。

2. 改善平衡控制能力的治疗

治疗目标是促进平衡功能的改善，包括运动策略的治疗、感觉策略的治疗和认知策略的治疗。

运动疗法

（1）运动策略的治疗：目标是帮助患者形成维持坐位和站立位平衡需要的多关节协调活动，包括维持良好的身体对线和静态平衡训练、动态平衡训练。

对线和静态平衡训练能够帮助患者形成进行各种活动的最初姿势，使患者具有最大的稳定性且只需要最小的肌肉活动来维持姿势。具体的训练方法包括：①患者穿有一条纵向条纹的上衣，要求患者将上衣的条纹与镜子上的垂线相对应，利用镜子提供视觉反馈。②把手电筒系在患者的腹部，并在墙上相应高度标记目标，训练中要求患者使灯与墙上的目标维持在同一水平线上。③在墙上放置滚筒或毛巾卷，取滚筒或毛巾卷站立，以提供更多的身体感觉反馈（图7-9）。④静态测力台训练。患者双足站立在平衡训练仪上，通过仪器上的受力信息来调整姿势。研究表明，间断的视觉反馈比持续的视觉反馈更有利于刺激患者运动再学习，因此在以上的训练中，治疗师可以间断地翻转镜子、关闭手电筒等，间歇地提供视觉反馈，要求患者在无反馈的情况下重复各项活动。

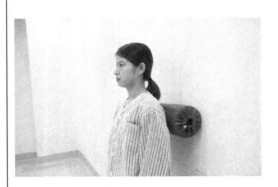 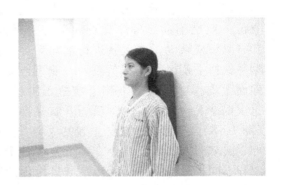

图7-9 滚筒训练

动态平衡训练包括移动身体重心的活动和移动支撑面的活动，可以采用反应性平衡（他动态平衡）控制训练和主动性平衡控制训练。反应性平衡控制训练中使患者受到来自不同方向和速度的外界干扰，包括治疗师用手推拉患者或移动支撑面。小的干扰可以促进患者使用原位策略（踝策略、髋策略）进行平衡控制，较大较快的干扰促进患者使用跨步策略。治疗师通过改变干扰的幅度、速度和方向使患者原位策略和跨步策略同时得到训练。

主动性平衡控制训练要求患者主动地向不同方向活动，使其学会在逐渐增大的范围内和不同速度的活动状态下控制身体平衡。进行主动性平衡控制训练时要求患者主动完成伸展、提举、投掷重物等活动，以促进主动平衡控制能力的改善。上文中静态平衡的训练方法同样可用于主动性平衡控制训练，患者可利用腹部的手电筒与墙上目标物的距离或静态测力台判断身体重心移动的距离。治疗师通过逐渐增加重物的负荷、加快移动速度、增加重心移动距离等增加训练难度。身体稳定性较差或害怕摔倒的患者可以在平衡杠内训练或靠墙站立训练，或站立于角落中并在患者面前放一把椅子进行训练，以提高患者的安全感。

动态平衡训练要求在各种感觉和认知条件下进行，因此训练中要求患者先睁眼训练再闭眼训练、先在坚固的大的支撑面训练再过渡到软的倾斜的小的支撑面训练、先进行单任务训练再进行多任务训练（如边读书边训练）。

（2）感觉策略的治疗：包括学习组织和选择最合适的感觉信息进行平衡调整。治疗方法是治疗师系统地改变一个或多个用于定位的感觉信息的准确性，同时要求患者在静态或动态活动中保持平衡。

过度依赖视觉维持平衡的患者可采用多种方法减弱或者切断视觉输入或提供错误的视觉信息，如：①闭眼或使用眼罩；②眨眼或减弱光线；③使用凡士林涂抹过镜片的眼镜；④提供视动刺激以减弱患者视觉信息的敏感性，如移动有条纹的布帘或有垂直线条的卡板纸。

过度依赖躯体感觉维持平衡的患者可在降低身体感觉信息输入的情况下进行坐位或站位训练。如要求患者站在厚地毯、泡沫或斜板上进行平衡训练。

最后，可同时减弱视觉和躯体觉信息的输入，以提高使用前庭觉控制平衡的能力，如患者戴上眼罩站在平衡垫上进行活动（图7-10）。也可同时减少躯体觉和前庭觉信息的输入以提高视觉信息对平衡控制的影响，如患者站在平衡垫上转头或转动躯干。

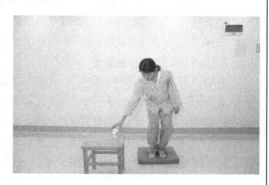

图7-10 前庭觉训练

（3）认知策略的治疗：单一的平衡训练不能改善患者在执行多重任务时的平衡控制能力，因此应进行多重任务训练，以促进患者学会在进行多重活动时分配注意力以及维持平衡，减少在执行多重任务时摔倒的危险。例如患者边进行静态或动态平衡训练，边按照顺序从前到后或从后到前读数字、向治疗师列举每天的活动；坐位或站立位边与治疗师抛接球，边说出与投球相反的方向。

3. 功能性活动训练

患者在家庭或社区进行技巧性功能活动时，要求平衡控制能力能够适应变化的任务和环境。因此，理想的平衡训练应该在一系列变换的功能任务和环境下进行，以改善平衡控制能力的适应性。

最后，平衡训练的目标是改善导致平衡障碍的损伤（如肌力、关节活动度练习），促进平衡相关的感觉、运动、认知功能的改善，学习在不断变化的任务和环境中保持平衡。没有任何一种训练方法能够同时达到上述目标，因此平衡训练应该是包括损伤水平的治疗、平衡相关的感觉运动和认知功能的治疗、功能性活动治疗在内的综合性训练。

运动疗法

第二节 协调功能障碍及训练

一、概述

协调（coordination）是指在适当的时间正确地运用多关节和肌肉，产生平滑、准确且有控制的随意运动的能力。完成协调运动的关键是多肌群活动的顺序性、时间性和等级性。衡量协调的标准包括动作按照一定的方向和节奏、采用适当的力量和速度、达到准确的目标三个方面。协调障碍是中枢神经系统相应部位（小脑、基底节、脊髓后索等）的损伤，导致以笨拙、不顺畅以及不准确为特点的异常运动。协调障碍在临床上常表现为共济失调、不随意运动等。

小脑、基底节和脊髓后索共同参与完成协调运动，不同部位损伤导致的协调功能障碍表现不同。小脑损伤导致的协调运动障碍以四肢、躯干失调为主，与视觉无关，不伴有感觉障碍、位置觉振动觉障碍。患者由于对运动的速度、力量和距离的控制障碍而产生辨距不良和意向性震颤，上肢较重，动作越接近目标震颤越明显，并有快速及轮替运动异常，字越写越大（大写症）；在下肢则表现为行走时的酩酊步态。基底节损伤时患者肌张力发生改变及随意运动障碍，表现为震颤、肌张力过低或过高、不自主运动增多、随意运动减少等。脊髓后索损伤常导致患者深感觉障碍，患者不能辨别肢体位置和运动方向，因此患者主要表现为站立不稳，行走时迈步不知远近，落脚不知深浅，踩棉花感，行走时需视觉代偿，在黑暗处难以行走。

与平衡的机制类似，维持协调运动需要感觉输入、中枢整合、运动控制三个环节的共同参与。但协调的感觉输入主要为视觉和本体感觉，而前庭觉的作用不大；中枢的整合主要依靠小脑的共济协调系统，部分依靠大脑反射调节；而运动控制主要依靠肌群的力量。以上三个环节共同作用保证协调功能的正常，任何一个环节异常都会导致协调功能障碍。

二、协调功能的评定

协调功能的评定可分为观察性评定、量表评定和器械性评定。

观察性评定是临床最常用的协调功能评定方法；治疗师在患者完成指定的功能活动时，观察患者在开始和结束活动时有无困难、运动速度是否缓慢、运动轨迹是否平滑准确。用于评定协调能力的功能性活动主要包括指鼻试验、指指试验（手指碰治疗师的手指或一侧手指碰另一侧手指）、轮替试验、手指对指试验（用拇指依次触碰其余手指）、握拳试验、拍膝试验、跟－膝－胫试验、旋转试验、拍地试验和反弹测试等。评定时还需要注意共济失调是一侧性或双侧性，什么部位最明显（头、躯干、上肢、下肢），睁眼闭眼有无差别等。

第七章 平衡和协调功能训练

常用的协调功能评定量表包括非平衡性协调测试量表和运动协调功能障碍评价量表。运动协调功能障碍评价量表由横滨市立大学医学部安藤德彦利用临床常用的检查方法制作，内容包括上肢功能检测、下肢功能检测、下肢和躯干协调功能检测、躯干功能检测四部分。

器械协调功能障碍评定包括上肢反复变换运动的周波数分析法、视标追迹评价法、利用重心动摇装置的定量测定法等，这些评定方法准确度非常高，但需要专门的设备，不适合临床推广应用。

三、协调功能训练

协调功能训练的目的是改善动作的质量，即改善完成动作的方向和节奏、力量和速度，以达到准确的目标。协调训练的要点是让患者在意识控制下，训练其在神经系统中形成预编程序的、自动的、多块肌肉协调运动的记忆印迹，从而使患者能够随意再现多块肌肉协调的主动运动。

协调功能训练的方法有很多，临床最常用的为重复性运动、指定性的功能活动及负重运动；另外还可以采用针对时间性、顺序性、改善肌肉收缩等级和协同运动的治疗方法。

（一）协调功能训练的原则

（1）由易到难，循序渐进：从小范围平稳而又流畅的运动开始，先简单动作后复杂动作。
（2）重复性训练：重复练习促进大脑的功能重组。
（3）针对性训练：针对具体的协调障碍进行针对性训练。
（4）增加固定点和进行挤压，尽量稳定患者的姿势。
（5）治疗师逐渐减少控制量，增加训练难度。方法包括：①减小挤压的压力；②减少固定点的数目；③增大运动范围；④让患者反复尝试发起和停止运动、变换运动的方向。
（6）综合性训练：除了协调训练，还要进行相关训练，如改善肌力和平衡的训练等。

（二）协调功能训练

协调功能训练与平衡功能训练的方法基本相同，但侧重点有所区别。平衡功能训练侧重于身体重心的控制，以粗大动作、整体动作训练为主；协调功能训练侧重于动作的灵活性、稳定性和准确性，以肢体远端关节的精细动作、多关节共同运动的控制为主，同时强调动作完成过程的质量，例如动作的完成是否正确、准确，在完成过程中有没有出现肢体的震颤等。

协调功能训练的方法有很多，协调评定中的动作如指鼻试验、指指试验等均可用于

运动疗法

协调训练。临床最常用的治疗方法包括肢体协调性训练，全身协调性训练，定位、方向性训练，弗伦克尔训练法。现将每种训练方法常用的训练动作列举如下。

1. 肢体协调性训练

肢体协调性训练包括双侧上肢交替运动和双侧下肢交替运动。

（1）双侧上肢交替运动常用的治疗动作包括：①双上肢交替上举活动；②双侧交替屈肘；③交替摸肩上举；④两臂平举，左右前臂交替旋前、旋后；⑤两臂伸直外展，前臂旋后，交替拍同侧肩；⑥掌心掌背拍手；⑦左手5个指腹相继与右手相应地手指相触；⑧手指敲击桌面；⑨左手握拳敲击右手手掌，双手交替进行；⑩双手握拳，轮替用指甲弹击桌面。

（2）双侧下肢交替运动，包括：①仰卧位，交替屈髋；②坐位，双腿交替伸膝；③坐位，双脚交替拍打地面；④高椅坐位，双小腿外展，然后内收，左脚在内收位时位于右脚前；双下肢交替进行（图7-11）；⑤坐位两腿伸直，外展，内收时左腿位于右腿上，交替进行。

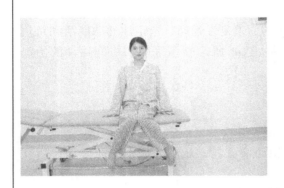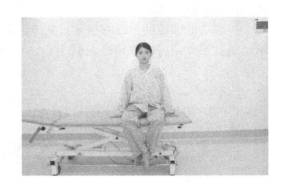

图7-11 双小腿外展，然后内收

2. 全身协调性训练

全身协调性训练，包括：①原地摆臂踏步运动；②弓箭步转身运动；③跳跃击掌；④跳绳；⑤功率自行车练习、划船、打球、障碍步行、太极拳等活动。

3. 定位、方向性训练

定位、方向性训练，包括：协调评定中指鼻试验、指指试验、双手对指试验（双手相应地手指互相触碰）可用于进行定位、方向性训练。此外，还包括：①木钉板训练；②下跳棋训练；③抛接球训练；④在纸上画圆圈；⑤用肢体（手或脚）描绘物体的形状或数字。

4. 弗伦克尔训练法

弗伦克尔训练法是为改善本体感觉而设计的一组训练方法，对中枢神经系统病变引起的本体感觉障碍特别有效。训练要点为让患者集中注意力，学会用视觉代替本体感觉。治疗基础是利用障碍部位残存的感觉系统，特别是视觉、听觉和触觉的代偿改善随意运动。本质在于集中注意力，反复地正确练习，逐步形成新的运动环节，恢复障碍部位的各种生理功能。

第七章 平衡和协调功能训练

弗伦克尔训练法的主要训练原则为：①系统有序性，从卧位训练开始；一组动作中，从前到后逐个进行。②先简单后复杂、先粗后细、先快后慢。③先睁眼后闭眼。④从功能障碍程度较轻一侧开始训练，如两侧残疾程度相当，原则上从右侧开始训练。

弗伦克尔训练包括卧、坐、立、行4种姿势，开始时是去除重力的简单运动，而后逐渐发展为抗重力下进行更为复杂的运动。应在最初的简单运动完成后，再逐渐进行较困难的动作。每个动作重复不超过4次，30分/次，10 d为一个疗程。患者能自己进行每节体操后，应让其每3~4小时练习1次。

（1）卧位训练方法：患者仰卧位，躺在表面光滑的床上或垫子上，头部抬高，使其容易看到小腿与足。①屈伸一侧下肢；②外展内收髋关节；③屈伸髋关节、膝关节，按口令在任何部位停顿；④屈伸髋关节、膝关节，足跟抬离床面5 cm；⑤将足跟置于对侧髌骨上、踝部、小腿两侧的床面；⑥足跟放在对侧膝部，沿胫骨向足侧滑动；⑦在足跟接触床面情况下，双下肢交互屈曲和伸展；⑧足跟抬离床面，双下肢同时屈曲、外展、内收、伸直；⑨足跟抬离床面，双下肢交替屈曲和伸展（图7-12）。

（2）坐位训练方法：①维持正确坐姿2 min。从有靠背有扶手的椅子开始训练，逐步过渡到有靠背无扶手、无靠背无扶手的椅子；②足跟抬离地面并维持数秒，逐渐延长维持时间。然后整足抬离地面，最后再要求患者整足抬离地面然后准确地放到指定的位置（图7-13）；③用粉笔在地下画两个"十"字标记，轮流使足部顺着所画的"十"字向前、后、左、右滑动；④坐站转移。

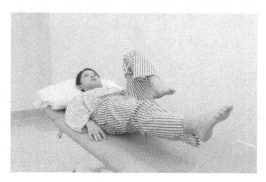
图7-12 双下肢交替屈曲和伸展

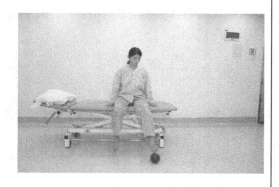
图7-13 足放到地面指定的位置

（3）立位训练方法：双足分开，与肩同宽。①侧方走；②在35 cm宽的平行线之间向前走；③沿事先画好的脚印步行向，足印应平行且离中线5 cm；④转弯。

（4）负重训练：在患者四肢近端增加重量200~2000 g，以增加躯干和近端的稳定性，可一定程度上提高患者对远端运动的控制能力。

负重改善协调功能可能是由于增加拮抗肌紧张度，使拮抗肌变得容易收缩，屈伸肌活动比例重组及患者注意力的集中有关。但对小脑性共济失调的康复是否有促进作用有待进一步观察。

弗伦克尔训练法通过反复练习帮助患者形成各种有用的本体感觉，改善其静态、动态协调功能及精细运动的能力，抑制和减少震颤及不自主运动，改善视固定和眼、手协调，使患者能利用视觉帮助稳定，使患者恢复正常的中线感和垂直感，以便他们在运动中有返回中线的参考点,最终提高正常动作的正确性、安全度和效率。

协调功能障碍患者常常不能在适当的时间产生、完成和终止动作,即反应时间、动作时间和终止时间延长。因此在上述协调性训练中可以加入时间的要求,比如要求患者在固定的时间内完成一个动作,或根据音乐、节拍器完成动作。治疗师可以提供言语、视觉和手动的反馈以监控患者的运动速度。此外,治疗师可以提供感觉刺激(冰刺激、拍打、叩击)以促进运动神经元的募集,加快反应时间。

协调训练开始时均在睁眼的状态下进行,当功能改善后,可根据具体情况,将有些训练项目改为闭眼状态下进行,以增加训练的难度。

四、注意事项

(1) 训练前,要求患者学会放松,减少紧张或恐惧心理,如有肌肉痉挛,要先设法缓解。

(2) 密切监控以防意外,但又不能把患者固定过牢,否则患者不能做出反应。

(3) 一定要让患者有安全感,否则因害怕、紧张而容易诱发全身痉挛。

(4) 对下肢功能障碍的患者应特别注意保护,防止跌倒。

(5) 切忌过分用力,以免引起兴奋的扩散,因为兴奋扩散往往会加重不协调运动。

(6) 严格掌握运动量,过度疲劳不但影响训练的继续,而且使运动不协调加重。

(7) 平衡和协调功能训练不是孤立进行的,要同时进行相应的肌力训练、感觉训练等其他训练。

参考文献

[1] 毕胜. 运动控制原理与实践 [M]. 3 版. 燕铁斌,王宁华. 北京:人民卫生出版社,2009:232.

[2] 黄东锋. 临床康复医学 [M]. 丁建新,毛玉瑢,译. 汕头:汕头大学出版社,2004:625.

[3] LIU M, WU B, WANG W Z, et al. Stroke in China:epidemiology, prevention, and management strategies [J]. Lancet neurol, 2007, 6:456 - 464.

[4] 林爱翠,孔明涯. 视觉反馈训练促进平衡功能恢复的前瞻性研究 [J]. 中国康复医学杂志, 2014, 29 (4):320 - 323.

[5] 韩秀兰,刘开锋,许轶,王楚怀. 膝关节本体感觉训练对偏瘫患者平衡功能的影响 [J]. 中国康复医学杂志, 2015, 30 (8):790 - 794.

[6] 张保国,李琳,林乐乐,潘化平. 本体感觉神经肌肉促进技术结合静态平衡训练对脑卒中偏瘫患者躯干控制及平衡能力的影响 [J]. 中国康复医学杂志, 2011, 26 (11):1068 - 1070.

(薛晶晶)

第八章 移乘功能训练

学习目标

掌握

1. 翻身、站起训练技术
2. 移乘训练技术
3. 助行器的使用

熟悉

坐起训练技术

了解

坐位移动训练的原理

移乘功能是患者生活自理的关键，患者对于移乘功能各项技术的掌握程度决定患者的活动范围和生活自理程度。移乘功能的各项技术训练包括体位转移训练、床与轮椅的移乘训练、各种辅助器具的使用以及步行训练等。

第一节 体位转移技术

患者的体位转移包括翻身、坐起、坐位移动、站起训练。

一、翻身训练

（一）截瘫患者的翻身训练

对于高位截瘫的患者，其上肢运动功能障碍，需通过他人辅助才能进行翻身。而上肢功能正常的患者，可通过如下方法训练翻身：患者仰卧，双上肢上举，双上肢向左右甩摆数次，利用惯性向一侧翻身（图8-1）。

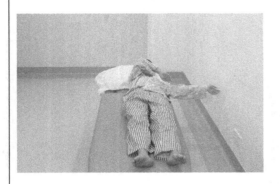
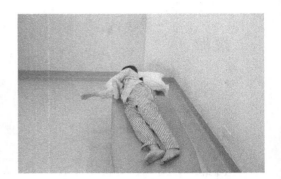
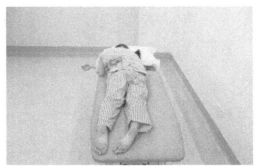

图8-1　截瘫患者翻身训练

（二）偏瘫患者的翻身训练

1. 向患侧翻身

患者仰卧，双手交叉，患手拇指在健手拇指前方。健侧上肢带动患侧上肢伸展并向头的上方上举，健侧下肢屈髋屈膝。双上肢在头上方水平摆动，健侧下肢蹬床，上下肢一起用力，带动身体反向患侧（图8-2）（以左侧瘫为例）。

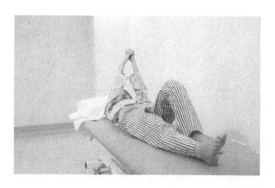 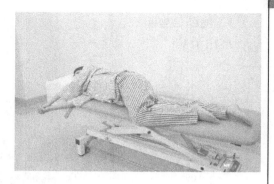

图 8-2　偏瘫患者向患侧翻身

2. 向健侧翻身

患者仰卧，双手交叉，患手拇指在健手拇指前方。健侧上肢带动患侧上肢伸展并向头的上方上举，健侧下肢屈曲，用健脚钩住患侧腿的下方。通过双上肢在头上方水平摆动和健腿伸膝的力量，带动身体翻向健侧（图 8-3，以左侧瘫为例）。

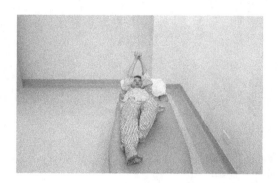 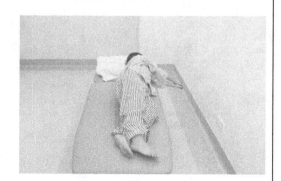

图 8-3　偏瘫患者向健侧翻身

二、坐起训练

（一）截瘫患者的坐起训练

截瘫患者坐起时，需要躯干的柔软性和至少一侧上肢的伸展功能，所以 C7 损伤的患者可以从仰卧位直接坐起，而 C6 的患者则需翻身至侧卧或俯卧位后再坐起。

运动疗法

1. 侧卧位坐起

适用于 C6 以下（图 8-4）。

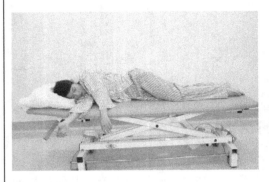
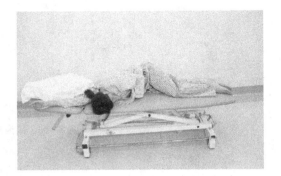
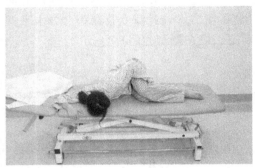
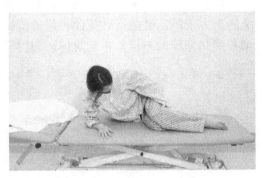
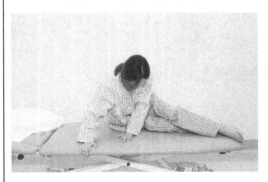
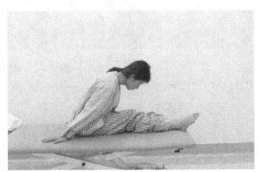

图 8-4　C6 以下截瘫患者坐起训练

2. 仰卧位坐起

适用于 C7 以下（图 8-5）。

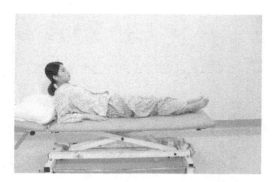
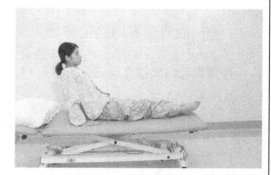
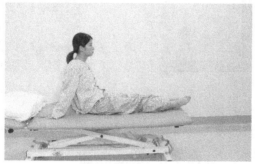

图 8-5　C7 以下截瘫患者坐起训练

（二）偏瘫患者的坐起训练

患者先翻身至患侧卧位，患者用健腿钩住患腿，并将患腿移动出床沿，患者头部抬离床面，健侧上肢支撑身体，将健侧肘关节伸直，同时与健腿一起带动身体坐起（图 8-6，以左侧瘫为例）。

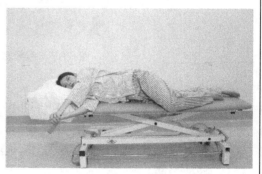
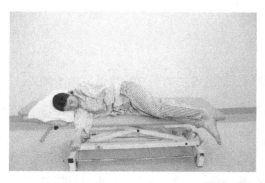
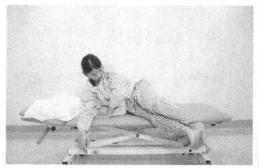

图 8-6　偏瘫患者坐起训练

三、坐位移动训练

(一) 截瘫患者的坐位移动训练

截瘫患者的坐位移动训练见图8-7。

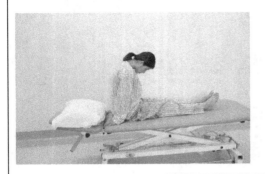
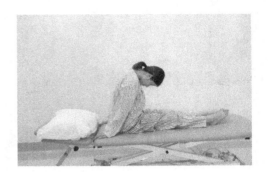
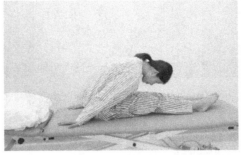

图8-7 截瘫患者的坐位前向移动训练

(二) 偏瘫患者的坐位移动训练

健侧手放在身体后方,支撑身体,健侧下肢屈曲并向需移动的方向移动,健侧下肢伸膝,移动臀部。

四、站起训练

站起训练一般根据患者的功能独立程度来进行,如患者功能独立程度低应给予辅助。

(一) 截瘫患者的站起训练

1. 辅助站起

辅助者用双手托住患者的臀部,患者用双上肢钩住辅助者的颈部,辅助者用双膝顶

第八章 移乘功能训练

住以固定患者的双膝。辅助者重心后移站起同时将患者的臀部向前上方向托起，辅助者固定住患者的臀部，使其保持伸髋直立（图8-8）。

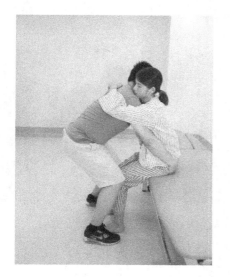
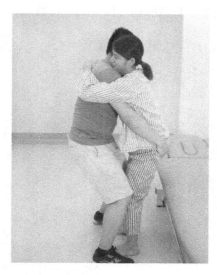

图8-8 截瘫患者辅助站起训练

2. 佩戴矫形器站起

患者坐于轮椅前部，将躯干尽量前屈，双手抓紧轮椅扶手。双手同时用力向下撑起身体，同时臀部向前，将髋关节处于过伸位，保持直立。

（二）偏瘫患者的站起训练

1. 辅助站起（图8-9）

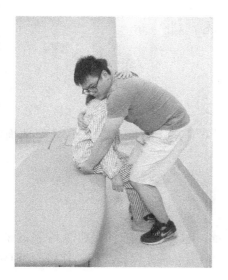
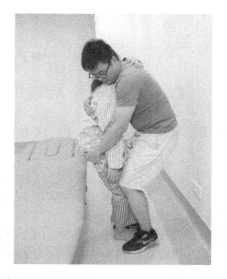

图8-9 偏瘫患者的辅助站起训练

2. 独立站起

患者坐位，双脚分开，与肩同宽，双手十指交叉握住，慢慢向前弯腰，身体前倾，将重心前移。至双膝超过脚尖后，将臀部抬离床或座椅，伸髋伸膝，站起（图8-10）。

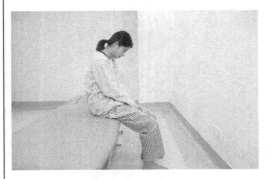
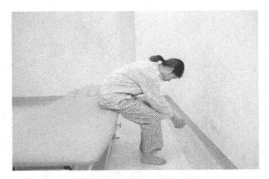
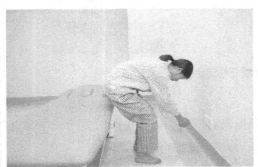
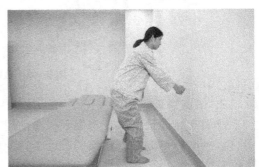

图8-10　偏瘫患者的独立站起训练

第二节　移乘训练

一、截瘫患者的移乘训练

截瘫患者的移乘训练包括：前方移乘、侧方移乘、斜向移乘、轮椅与地面间的移乘。

（一）前方移乘

高位损伤或高龄的患者多采用前方移乘。前方移乘时，患者先将轮椅靠近床，刹闸，脱鞋，再将双下肢放在床上，轮椅再靠近床，用上肢支撑移动的动作将身体移至床上（图8-11）。

第八章 移乘功能训练

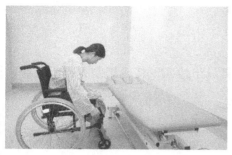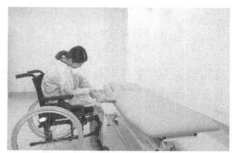
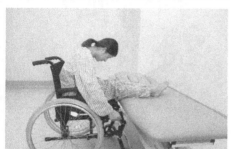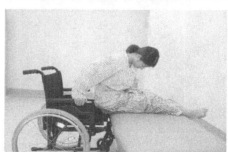
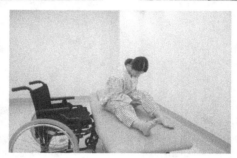

图 8-11　截瘫患者前方移乘训练

（二）侧方移乘

先将轮椅靠近床边，将轮椅的侧方挡板收起，再将双腿放在床上，利用双上肢支撑动作将臀部移至床上（图 8-12）。

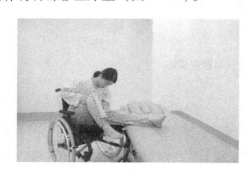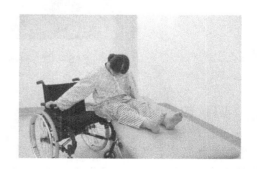

图 8-12　截瘫患者侧方移乘训练

（三）斜向移乘

将轮椅斜 30°左右靠近床边，刹闸并将双脚放于地面，将轮椅侧方挡板收起，再利用上肢支撑动作将臀部移至床上（图 8-13）。

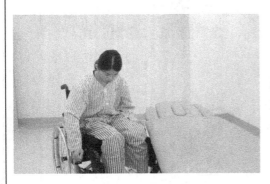
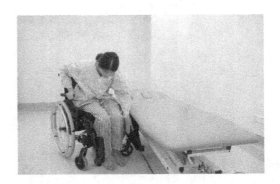
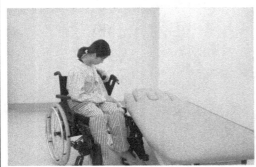
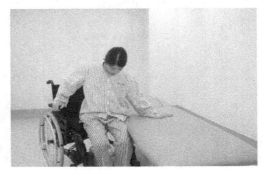
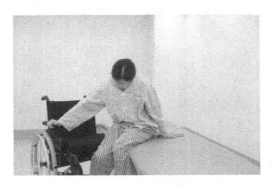

图 8-13 截瘫患者斜向移乘训练

（四）轮椅与地面间的移乘

患者臀部移至坐垫前部，伸直双下肢。然后双上肢支撑身体将臀部抬离轮椅，重心前移，再慢慢屈肘，坐到地面上（图 8-14）。相反动作可从地面坐回轮椅。

第八章　移乘功能训练

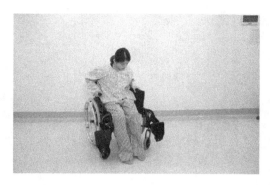
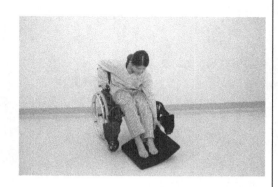
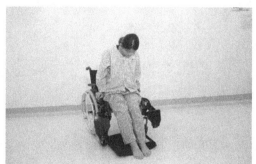
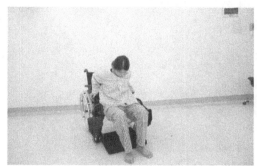
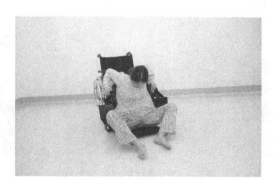

图 8-14　截瘫患者的轮椅与地面间的移乘训练

二、偏瘫患者的移乘训练

将轮椅斜向 45°以健侧对着床，刹闸。健侧手支撑站起，再用健侧手扶远侧扶手，边转身边坐下（图 8-15）。将轮椅放回床边健侧，相反动作可以坐回床。

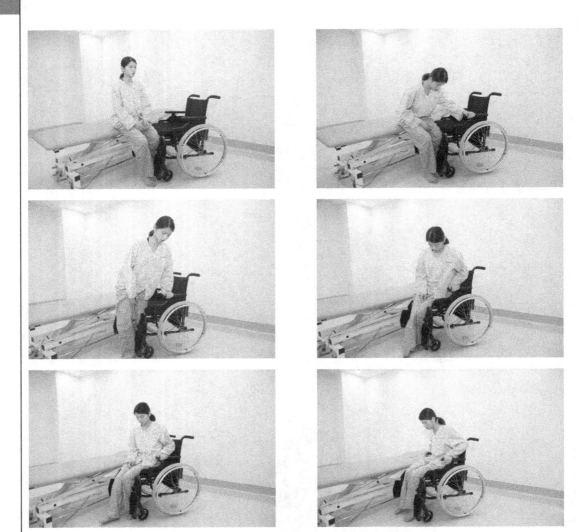

图 8-15 偏瘫患者的移乘训练

第三节 助行器具的使用

助行器具对于患者支撑体重、增强肌力、获得平衡、帮助步行都有非常重要的作用，可以根据患者障碍程度来选用合适的辅助器具。常用的助行器具包括手杖、腋拐、助行器等。

第八章 移乘功能训练

一、手杖的使用

手杖适用于偏瘫及脊髓不完全损伤的患者，一侧上肢、肩部肌力正常，双下肢有一定负重能力的患者。手杖包括单角、三角、四角拐。

手杖可用来进行平衡和步行训练。平衡训练时，患者以健手挂拐，双脚分开平均负重，通过将重心在健腿与患腿之间来回转移，来训练平衡。步行训练时，可借助手杖进行两点、三点步行训练。

（一）两点步

手杖和患腿同时向前迈一步，再迈健腿（图8-16）。

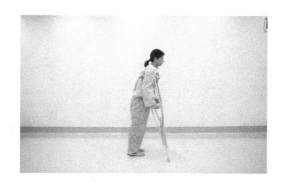
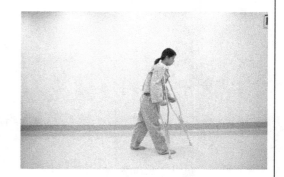
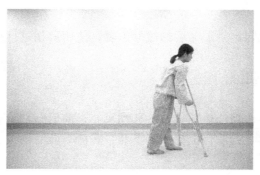

图8-16 两点步

（二）三点步

手杖—患腿—健腿、手杖—健腿—患腿（图8-17）。

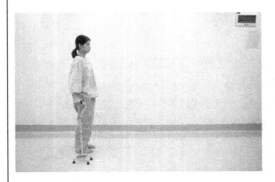
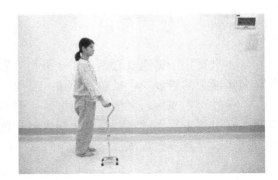
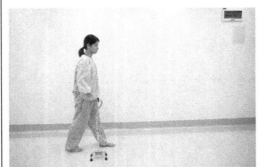
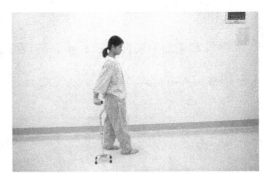

图 8-17 三点步

二、腋拐的使用

腋拐适用于佩戴膝踝足矫形器后的截瘫患者，使用腋拐进行行走训练。

（一）基本动作训练

使用腋杖的基本动作训练包括：左右移动重心，前后移动重心，交替侧抬、上抬腋拐，将拐抬起放至身前、身后，上提一侧下肢，一侧下肢向前迈步、向后退步。

（二）行走训练

使用腋拐的行走训练包括蹭步、摆至步、摆过步、四点步等。

1. 蹭步
将腋拐放至身体前方，前倾躯干，腋拐支撑体重，将双足同时向前拖动一小步。

2. 摆至步
腋拐放至身体前方，前倾躯干，腋拐支撑体重，将双足同时向前摆至腋拐处（图8-18）。

第八章 移乘功能训练

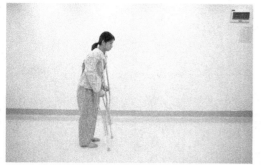
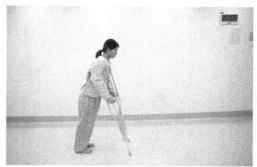
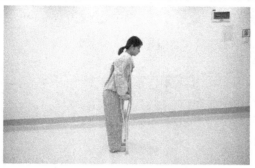

图 8-18 摆至步

3. 摆过步

腋拐放至身体前方,前倾躯干,腋拐支撑体重,将双足同时向前摆至超过腋拐处(图 8-19)。

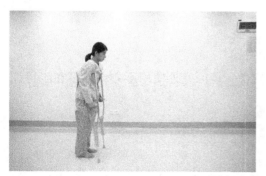
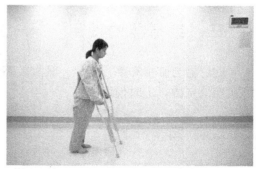
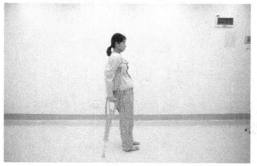

图 8-19 摆过步

4. 四点步

一侧拐—对侧下肢—另侧拐—另侧下肢（图8-20）。

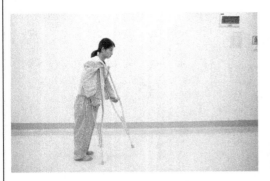
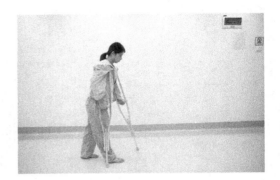
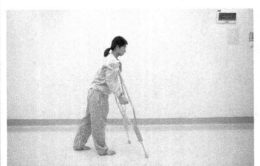
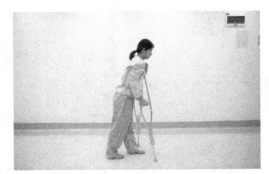

图8-20 四点步

三、助行器的使用

助行器与腋拐和手杖相比，具有较高的稳定性，但因室外使用不方便，多在步行训练初期或室内行走时使用。

（一）迈步行走

将助行器的一侧向前，然后迈对侧下肢，再将助行器的另一侧向前，再迈另一侧下肢。

（二）摆步行走

将助行器抬起，放至身体前方一步左右处，再用双手支撑将身体撑起，将双下肢一起向前摆出一步，双脚落地站稳。

（三）使用助行器站起

将助行器稳定住，双手紧握扶手，躯干前倾，双上肢用力撑起身体，躯干直立，双足支撑身体站起。

四、注意事项

在进行体位转移、移乘以及助行器的使用训练时应注意以下事项：①所有的训练动作需先在辅助下进行训练，再渐进至患者独立训练；②移乘及转移训练需要较好的上肢力量，患者在进行这些专项训练之前，应先针对性进行上肢以及背部肌力训练；③步行训练时，应选用合适的辅助用具，切勿追求难度和方便，应以安全为第一；④选用辅助用具时，应检查用具与地面接触的末端是否有防滑套或防滑处理。

参考文献

[1] 纪树荣. 运动疗法技术学［M］. 2版. 北京：华夏出版社，2011.
[2] 卓大宏. 中国康复医学［M］. 2版. 北京：华夏出版社，2003.
[3] 章稼，王晓臣. 运动治疗技术［M］. 2版. 北京：人民卫生出版社，2014.
[4] NICOLA J. PETTY. Management of orthopedic surgery—in patient physiotherapy［M］. 2nd ed. New York：Churchill Livingstone，2001.

（张　洲）

第九章 神经生理学疗法

学习目标

掌握

PNF 的特殊技术及基本运动模式

熟悉

神经生理学的基本原理

了解

PNF 的原理

第一节 神经生理学基本原理

神经生理学疗法的形成和发展是基于神经生理学的基本原理，Charles Sherrington 关于神经生理学的一些研究对神经生理学疗法的发展起着非常重要的作用。神经生理学基本原理包括：

一、后续效应（after discharge）

一个刺激的作用持续到该刺激停止之后。如果刺激的强度和时程增加，延续作用也增加。在维持静力收缩之后，力量增加的感觉就是延续作用的结果。

二、时间总和（temporal summation）

发生一段（短时）时间内连续的弱（阈下）刺激组合（总和）引起兴奋。

三、空间总和（spatial summation）

同时作用于身体不同区域的弱刺激互相加强（总和）以引起兴奋。时间和空间总和可以组合以获得更大的活动。

四、扩散（irradiation）

这是一种反应的传播和强度的增加。产生于刺激的数量或强度增加时。该反应既可以是兴奋性的也可以是抑制性的。

五、连续诱导（successive induction）

主动肌兴奋性的增加发生于拮抗肌的刺激（收缩）之后。涉及拮抗肌反转的技术使用这种特性（诱导：刺激，增加兴奋性）。

六、交互支配/抑制（reciprocal innervation/inhibition）

肌肉收缩同时伴随着对拮抗肌的抑制。交互支配是协调运动必要的成分。放松技术使用这种特性。

第二节　PNF 疗法

本体感觉神经肌肉促进（proprioceptive neuromuscular facilitation，PNF）疗法是神经生理学疗法中最具代表性的，该技术是由美国的 Herman Kabat 医生于 20 世纪 40 年代首创，最早应用于治疗脊髓灰质炎的患儿，后来在物理治疗的临床中广泛应用，疗效显著。

PNF 技术是一种治疗方法、一种原理，更是一种治疗观念，即利用全身的感觉器来帮助患者达到有效的运动功能。所有人，包括残障的患者，都具有尚未被利用的潜能，PNF 技术通过增加各种感觉刺激，诱发出潜能。运动是我们人体与外界环境进行互动的方式，外界环境输入给人体的是所有的感觉和认知过程，而人体向外界环境输出的则是运动。此过程是一个信息交换的过程，没有信息，人体将无法完成任何运动。患者由于疾病造成的损伤使得不再信赖也无法获取自身内在的各种感觉信息，导致患者功能障碍，因而需要通过治疗技术产生的外来信息，来重新学习和获得功能。PNF 技术就是利用这一原理来治疗患者的。

PNF 技术核心内容包括：PNF 的基本程序、PNF 的特殊技术、PNF 的基本运动模式。

一、PNF 的基本程序

一个完整的 PNF 技术应当包含以下基本程序：

（一）视觉

来自视觉系统的反馈能促进更有力的肌肉收缩。例如，当患者训练时，患者注视其患手或患腿时，能产生更强的收缩。患者还能用视觉帮助控制和纠正其体位和运动。

（二）言语刺激（指令）

言语指令告诉患者做什么及何时做。治疗师必须始终记住指令是给患者的，而不是给患者所需治疗的那部分身体的。指令可以和被动运动相结合以训练出目标动作。指令的音量能影响肌肉收缩的力量，当要加强肌肉收缩时，治疗师应给予大声的指令，当目的是放松或解除疼痛时，要用较柔和及较平静的声调。

（三）手法接触

治疗师手的抓握能刺激患者皮肤感受器和其他压力感受器，这种接触能指引患者正确的运动方向。为控制运动及抵抗旋转，治疗师使用蚓状肌抓握。该抓握的压力来自于掌指关节的屈曲，该抓握能使治疗师很好地控制运动而不会因挤压或给予身体骨骼的压力太大而引起疼痛。

（四）阻力

大部分 PNF 技术是从阻力的作用发展而来。当肌肉收缩受到阻力时，肌肉对皮层刺激的反应增加。由于阻力而产生的主动肌肉张力是最有效的本体感觉促进。肌肉收缩产生的本体感觉反射能增强同一关节及相邻关节协同肌的反应，这种促进能从近端传播到远端和从远端传播到近端。被促进肌肉的拮抗肌通常被抑制。

（五）牵引和挤压

牵引是指躯干或四肢被拉长，能刺激关节的感受器，可促进运动，尤其是牵拉运动和抗重力运动。

挤压是对躯干或四肢的压缩，同样也会刺激关节感受器。挤压可促进关节稳定和躯干稳定，能促进负重和抗重力肌的收缩，能促进直立反应。

（六）牵拉

牵拉刺激发生于肌肉被拉长时。牵拉刺激被用于正常活动，作为促进肌肉收缩的准备活动。该刺激促进被拉长的肌肉和同一关节的协同肌，及其他有关的协同肌。更大的促进作用来自拉长一个肢体或躯干所有协同肌肉。例如，胫前肌的拉长，除了促进胫前肌外，还促进髋屈肌－内收肌－外旋肌群。如果刚好髋屈肌－内收肌－外旋肌群被拉长，髋部肌肉和胫前肌都有增加的促进作用。

（七）扩散与强化

适当地应用阻力能引起扩散和强化。即能扩散引起协同肌或运动模式中其他肌肉产生兴奋或抑制。例如，抗阻屈髋引起躯干屈肌收缩；抗阻前臂旋后，使肩外旋肌收缩等。

（八）模式

促进的模式是PNF技术的基本程序之一，具体内容参见PNF的模式部分。

（九）顺序

顺序是指运动发生的先后关系。正常的运动需要一个平滑的活动顺序，协调的运动需要运动关系的精确顺序。因此，在运用PNF技术时强调运动的顺序。

（十）体位与身体力学

当治疗师的身体力线与想要做的运动的方向在一直线上时，能更有效地控制患者的运动。当治疗师移动位置时，阻力的方向也改变，患者的运动也随之改变。因此，应用PNF技术时，要求治疗师的肩和骨盆应面对运动方向，臂和手也与运动成一线。如果治疗师难于保持适当的身体位置，则至少手臂也要与运动保持成直线。

二、PNF的特殊技术

（一）节律性启动

特点：在要求的范围内做节律性运动，开始做被动运动，逐步转向主动、抗阻运动。

目的：①帮助运动起始；②改善协调和运动感觉；③促进运动速度正常化；④帮助

患者放松。

操作步骤：
（1）治疗师开始在关节活动范围内做被动运动，通过指令的速度来协调节律。
（2）让患者向要求的方向做主动运动，返回运动由治疗师来完成。
（3）治疗师对主动施加阻力，用口头指令保持节律。
（4）结束时患者应该能独立做该运动。

（二）等张组合

特点：肌群（主动肌）的向心性、离心性及稳定性收缩组合，全程无放松。治疗时，从患者肌力或协调最好的地方开始。

目的：①促进运动的主动控制、协调；②增加主动活动度；③增强肌力；④离心运动控制的功能性训练。

操作步骤：
（1）治疗师在整个关节活动度内主动抗阻患者的运动（向心性收缩）。
（2）在关节活动度末端，治疗师让患者停留在这一位置（稳定性收缩）。
（3）当达到稳定后，治疗师让患者缓慢地向起始位运动（离心性收缩）。
（4）在不同的肌肉活动之间主动肌没有放松，并且治疗师的手保持在相同的位置。

（三）拮抗肌技术

拮抗肌技术包括动态反转、稳定反转、节律性稳定。

1. 动态反转

特点：主动运动从一个方向（主动肌）转变到其相反的方向（拮抗肌），不伴有停顿或放松。在日常生活中我们常见到这种类型的肌肉活动，如骑自行车，步行等。

目的：①增加主动关节活动度；②增强肌力；③促进协调（平稳的运动反转）；④预防或减轻疲劳；⑤增加耐力。

操作步骤：
（1）治疗师在患者活动的一个方向上施加阻力，通常是在力量更强或功能更好的方向。
（2）达到理想的活动度末端时，治疗师换手把阻力加在运动部分的远端，并发出一个准备改变方向的指令。
（3）在理想的活动度末端时，治疗师给患者改变方向的指令，不要放松，并在远端新的方向上施加阻力。
（4）当患者开始向相反方向运动时，治疗师变换近端的抓握，使所有阻力均加在新的方向上。
（5）反转运动可经常按需要进行。

2. 稳定反转

特点：施加足够的阻力对抗交替等张收缩以防止活动。指令是动态的命令（"推我的手",或"不要让我推你"),治疗师只允许很小的运动出现。
目的:①增加稳定和平衡;②增强肌力;③增加主动肌和拮抗肌之间的协调。
操作步骤:
(1) 治疗师给患者施加阻力,在力量较强的方向开始,同时让患者对抗阻力,不允许有运动出现。挤压或牵拉应该用于增加稳定。
(2) 当患者达到最大抗阻力之后,治疗师用一手在另一方向上施加阻力。
(3) 当患者对新方向阻力有反应后,治疗师用另一手在新的方向上施加阻力。

3. 节律性稳定
特点:交替的等长收缩对抗阻力,不存在有意识的运动。
目的:①增加主动和被动关节活动度;②增强肌力;③增强平衡和稳定;④止痛。
操作步骤:
(1) 治疗师对主动肌群的等长收缩施加阻力,患者保持这一位置不动。
(2) 缓慢增加阻力,使患者产生同样大的对抗力。
(3) 当患者充分反应时,治疗师用一手在远端对拮抗肌的运动施加阻力。当阻力改变时,治疗师和患者都不放松。
(4) 新的抗阻能力慢慢产生,当患者有反应时,治疗师用另一手也施加阻力抗阻。
(5) 当患者的状况允许时可使用牵拉或挤压。
(6) 反转的重复进行视需要而定。
(7) 使用静态指令,如"保持这里""不要动"。

(四) 反复牵伸

反复牵伸包括起始位反复牵伸、全范围反复牵伸。

1. 起始位反复牵伸
特点:肌肉被拉长的张力引出牵张反射。
目的:①促进运动的起始;②增加运动的关节活动度;③增强肌力;④防止或减轻疲劳;⑤在需要的方向上指导运动。
操作步骤:
(1) 治疗师给患者一个准备指令,同时做这个模式的最大范围的拉长肌肉,要特别注意旋转。
(2) 快速的"扣拉"肌肉,以进一步拉长(牵拉)肌肉并诱导出牵张反射。
(3) 在牵拉反射的同时,治疗师发出指令,使患者主动收缩被牵拉的肌肉与牵拉反射联系起来。
(4) 对引起的反射和主动肌肉收缩施加阻力。

2. 全范围反复牵伸
特点:从肌肉收缩紧张状态引出牵拉反射。
目的:①增加主动关节活动度;②增强肌力;③防止或减轻疲劳;④在需要的方向上指导运动。

运动疗法

操作步骤：

（1）治疗师对一个运动模式施加阻力，使所有的肌肉收缩和紧张，可以从起始牵张反射开始。

（2）接下来治疗师发出预备指令使牵张反射与患者新的、加大的用力相协调。

（3）同时治疗师通过施加瞬间强阻力以轻度拉长（牵拉）肌肉。

（4）让患者做更强的肌肉收缩，同时施加阻力。

（5）随着患者通过关节活动范围的运动，反复牵拉以加强收缩，或改变方向。

（6）在给予下一个牵拉反射之前，必须让患者运动。

（7）牵拉过程中，患者不能放松也不能改变运动方向。

（五）放松技术

放松技术包括收缩－放松、保持－放松。

1. 收缩－放松

特点：对特定肌（拮抗肌）等张收缩施加阻力，随后放松并运动到增加的活动范围。

目的：增加被动关节活动度。

操作步骤：

（1）治疗师或患者使关节或身体某部分活动到被动关节活动度的末端，能进行主动运动或抗少许阻力更好。

（2）治疗师让患者的特定肌（拮抗肌）进行强收缩，至少持续 5～8 s。

（3）治疗师要确定患者做足够大的活动以保证所需要的肌肉收缩，特别是旋转肌肉。

（4）持续足够长的时间后，治疗师让患者放松。

（5）患者和治疗师都放松。

（6）患者主动或治疗师被动地将患者关节或身体某部分置于新的受限活动位置。最好能进行主动运动，并施加阻力。

（7）本技术反复使用直到不能获得更大的活动范围。

2. 保持－放松

特点：拮抗肌（短缩肌肉）放松后进行抗阻等长收缩。

目的：①增加关节被动活动度；②减轻疼痛。

操作步骤：

（1）治疗师或患者将关节或身体某部分置于被动关节活动度或无痛关节活动度的末端。最好是主动运动，如果不引起疼痛，治疗师可给予阻力。

（2）治疗师用加强的旋转让患者的受限肌肉或运动模式（拮抗肌）进行等长收缩，收缩至少保持 5～8 s。

（3）缓慢增加阻力。

（4）患者或治疗师都不要试图进行运动。

(5) 保持足够的收缩时间后，治疗师让患者放松。

(6) 治疗师和患者逐渐放松。

(7) 把关节和身体某部位主动或被动放置于新的受限范围。如无疼痛主动运动更好。如运动不引起疼痛可施加阻力。

(8) 在新的活动受限范围，重复上述整个步骤。

三、PNF 的运动模式

肌肉与相同关节（协同肌）和相邻关节（辅助肌）的一些肌肉一起收缩，这些协同收缩是正常活动的特征，也是 PNF 模式的基础。正常功能运动是由肢体粗大运动模式和躯干肌肉的协同作用组合而成。大脑运动皮质产生和组织这些运动模式，但是人体不能随意让其中某一肌肉脱离该运动模式。这些协同肌肉的联合作用形成 PNF 促进模式。治疗时运用 PNF 模式所产生的辐射和延伸，诱发或增强想要的运动目标肌群的收缩。同时，因为这种促进，患者可以只想"做什么"，而不需要专注"怎么做"。

PNF 的运动模式根据身体的部位包括：肩胛模式、骨盆模式、上肢模式、下肢模式。PNF 模式在 3 个层面与运动结合：矢状面——屈曲和伸展、冠状面——肢体的外展和内收或躯干侧屈、横断面——旋转。因此，就有了"螺旋与对角线"运动。每个模式分别包括2 个对角线、4 个方向的运动。见图 9-1。

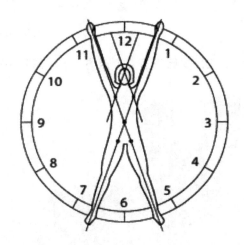

图 9-1 PNF 的"螺旋与对角线"模式

（一）肩胛运动模式

肩胛控制或影响颈椎和胸椎的功能。上肢的功能既需要肩胛骨的运动也需要它的稳定。肩胛模式的治疗目的：①训练肩胛的运动和稳定；②训练躯干肌肉；③训练功能性活动，如翻身；④促进颈椎运动和稳定；⑤促进上肢的运动和稳定（由于在模式内，肩胛与上肢的活动可相互加强）；⑥通过扩散可间接治疗下部躯干。

肩胛和骨盆模式有 2 个对角线运动：向前上提-向后下压、向后上提-向前下压。画一个患者左侧卧位时的简图（图 9-2），设想患者头部对着钟表 12 点的位置，脚部对着 6 点的位置，3 点的位置在前面，9 点的位置在后面。在做右肩

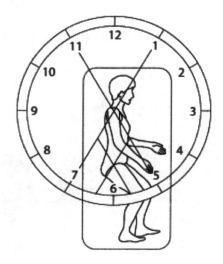

图 9-2 肩胛与骨盆的对角线运动

胛或骨盆活动时，向前上提即向 1 点方向运动，向后下压即向 7 点方向运动，向后上提即向 11 点方向运动，向前下压即向 5 点方向运动。

1. 向前上提（1 点方向）（图 9-3）

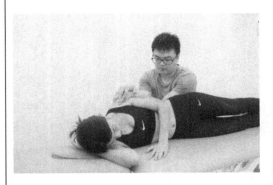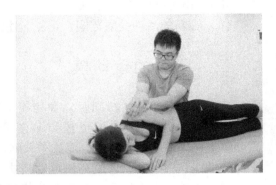

图 9-3　肩胛抗阻向前上提

2. 向后下压（7 点方向）（图 9-4）

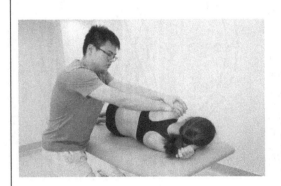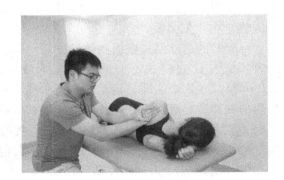

图 9-4　肩胛抗阻向后下压

3. 向前下压（5 点方向）（图 9-5）

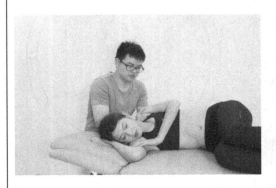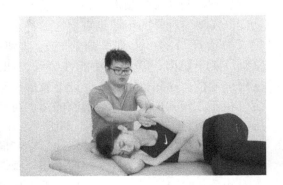

图 9-5　肩胛抗阻向前下压

4. 向后上提（11点方向）（图9-6）

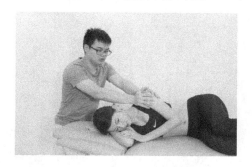
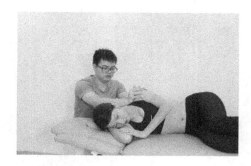

图9-6 肩胛抗阻向后上提

（二）骨盆运动模式

骨盆是躯干的一部分，所以骨盆模式的关节活动度依赖于下部脊椎的活动度。骨盆模式可以在患者卧位、坐位、四点跪位或站立位做，运动侧必须不负重。侧卧位可使骨盆自由活动，并容易增强躯干和下肢的活动。骨盆模式的治疗目的：①训练骨盆的运动和稳定；②促进躯干运动和稳定；③训练功能性活动，如翻身；④促进下肢的运动和稳定；⑤通过间接的扩散治疗上部躯干和颈部。

1. 向前上提（1点方向）（图9-7）

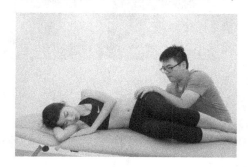
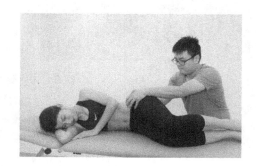

图9-7 骨盆抗阻向前上提

2. 向后下压（7点方向）（图9-8）

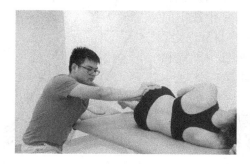
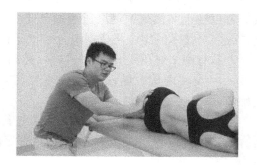

图9-8 骨盆抗阻向后下压

3. 向前下压（5 点方向）（图 9-9）

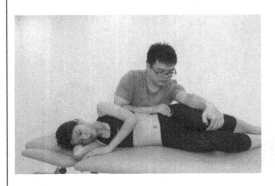
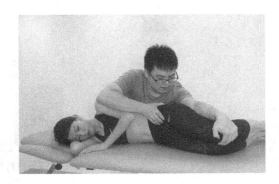

图 9-9　骨盆抗阻向前下压

4. 向后上提（11 点方向）（图 9-10）

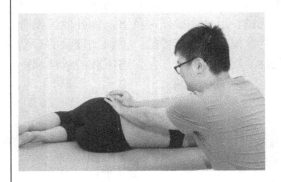
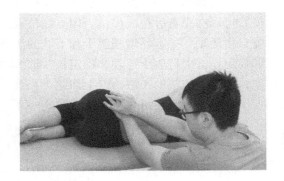

图 9-10　骨盆抗阻向后上提

（三）上肢运动模式

上肢模式用于治疗因神经问题、肌肉障碍以及关节活动受限引起的功能障碍。这些模式也用于躯干的训练。对上肢强壮肌肉施加阻力可产生全身其他软弱肌肉的收缩。我们可以在上肢模式中使用所有的 PNF 技术，单个技术的选择或多个技术的组合将依据患者的状况和治疗目标而定。

上肢有两个对角线（图 9-11）：屈曲-外展-外旋和伸展-内收-内旋，屈曲-内收-外旋和伸展-外展-内旋。

本书中所展示的是患者仰卧位时左上肢的基本模式，所有描述参考这种排列。对右上肢的治疗，只是将"左"改为"右"。

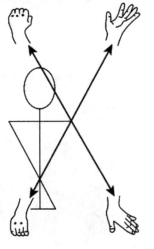

图 9-11　上肢的对角线模式

1. 屈曲－外展－外旋（表9-1、图9-12）

表9-1　上肢"屈曲－外展－外旋"模式

关　节	起　始　位	终　止　位
肩胛	前伸、下压	后缩、上提
肩	伸展、内收、内旋	屈曲、外展、外旋
肘	伸展	伸展
前臂	旋前	旋后
腕	尺侧屈曲	桡侧伸展
手指	屈曲	伸展
拇指	屈曲、内收	伸展、外展

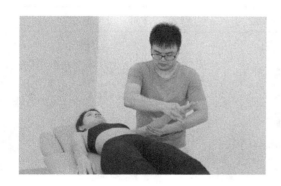 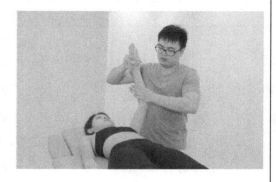

A. 起始位　　　　　　　　　　　　　　　B. 中间位

图9-12　上肢"屈曲－外展－外旋"模式

2. 伸展－内收－内旋（表9-2、图9-13）

表9-2　上肢"伸展－内收－内旋"模式

关　节	起　始　位	终　止　位
肩胛	后缩、上提	前伸、下压
肩	屈曲、外展、外旋	伸展、内收、内旋
肘	伸展	伸展
前臂	旋后	旋前
腕	桡侧伸展	尺侧屈曲
手指	伸展	屈曲
拇指	伸展、外展	屈曲、内收

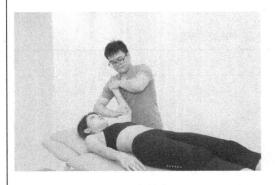 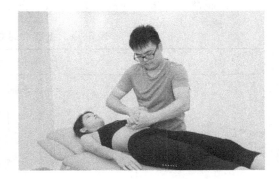

A. 起始位　　　　　　　　　　　　　　B. 终止位

图9-13　上肢"伸展-内收-内旋"模式

3. 屈曲-内收-外旋（表9-3、图9-14）

表9-3　上肢"屈曲-内收-外旋"模式

关节	起始位	终止位
肩胛	后缩、下压	前伸、上提
肩	伸展、外展、外旋	屈曲、内收、内旋
肘	伸展	伸展
前臂	旋前	旋后
腕	尺侧伸展	桡侧屈曲
手指	伸展	屈曲
拇指	伸展、外展	屈曲、内收

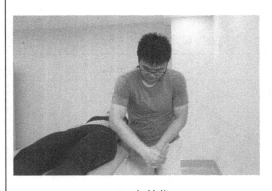 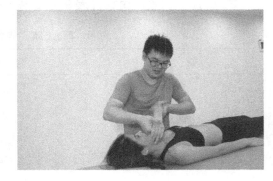

A. 起始位　　　　　　　　　　　　　　B. 终止位

图9-14　上肢"屈曲-内收-外旋"模式

4. 伸展-外展-内旋（表9-4、图9-15）

表9-4 上肢"伸展-外展-内旋"模式

关　节	起　始　位	终　止　位
肩胛	前伸、上提	后缩、下压
肩	屈曲、内收、外旋	伸展、外展、内旋
肘	伸展	伸展
前臂	旋后	旋前
腕	桡侧屈曲	尺侧伸展
手指	屈曲	伸展
拇指	屈曲、内收	伸展、外展

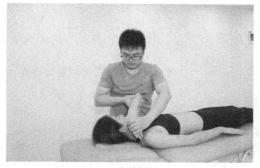

A. 起始位

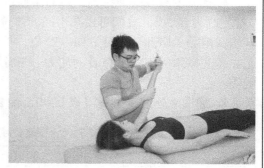

B. 中间位

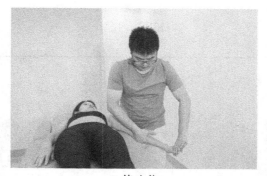

C. 终止位

图9-15 上肢"伸展-外展-内旋"模式

（四）下肢运动模式

下肢模式用于治疗因肌肉无力、不协调及关节活动受限引起的骨盆、腿及足的功能障碍。可以运用下肢的模式来治疗步行、起立和下楼梯等功能性的问题，也可用于躯干的训练。对强壮的下肢肌肉施加阻力可产生扩散到全身其他软弱肌肉。我们可以在上肢模式中使用所有的 PNF 技术，单个技术的选择或多个技术的组合将依据患者的状况和治疗目标而定。

下肢也有两个对角线（图 9-16）：屈曲-外展-外旋和伸展-内收-内旋，屈曲-内收-外旋和伸展-外展-内旋。

本书中所展示的是患者仰卧位时左下肢的基本模式，所有描述参考这种排列。对右下肢的治疗，只是将"左"改为"右"。我们可以在不同的体位做下肢模式的训练：俯卧、仰卧、侧卧、四点跪位、长腿坐、侧坐和站立。选择体位依赖于患者的能力、治疗目的、重力影响等。

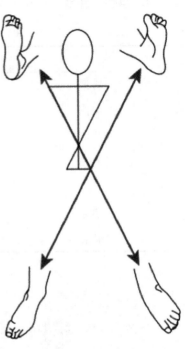

图 9-16 下肢的对角线模式

1. 屈曲-外展-外旋（表 9-5、图 9-17）

表 9-5 下肢"屈曲-外展-内旋"模式

关节	起始位	终止位
髋	伸展、内收、外旋	屈曲、外展、内旋
膝	伸展	伸展
踝	跖屈、内翻	背屈、外翻
脚趾	屈曲	伸展

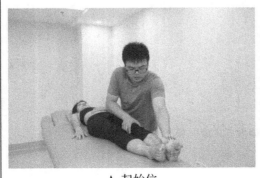

A. 起始位

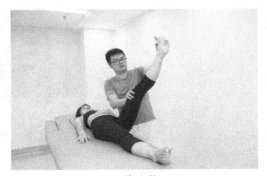

B. 终止位

图 9-17 下肢"屈曲-外展-内旋"模式

2. 伸展-内收-外旋（表9-6、图9-18）

表9-6 下肢"伸展-内收-外旋"模式

关　节	起　始　位	终　止　位
髋	屈曲、外展、内旋	伸展、内收、外旋
膝	伸展	伸展
踝	背屈、外翻	跖屈、内翻
脚趾	伸展	屈曲

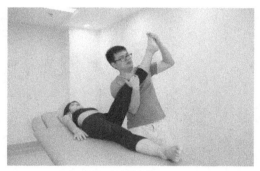
A.起始位

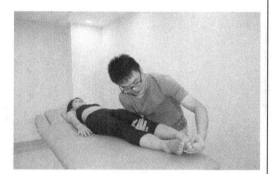
B.终止位

图9-18 下肢"伸展-内收-外旋"模式

3. 屈曲-内收-外旋（表9-7、图9-19）

表9-7 下肢"屈曲-内收-外旋"模式

关　节	起　始　位	终　止　位
髋	伸展、外展、内旋	屈曲、内收、外旋
膝	伸展	伸展
踝	跖屈、外翻	背屈、内翻
脚趾	屈曲	伸展

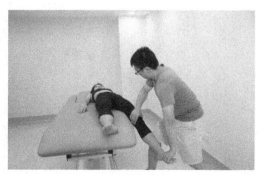
A.起始位

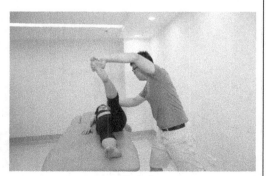
B.终止位

图9-19 下肢"屈曲-内收-外旋"模式

4. 伸展-外展-内旋（表9-8、图9-20）

表9-8 下肢"伸展-外展-内旋"模式

关 节	起 始 位	终 止 位
髋	屈曲、内收、外旋	伸展、外展、内旋
膝	伸展	伸展
踝	背屈、内翻	跖屈、外翻
脚趾	伸展	屈曲

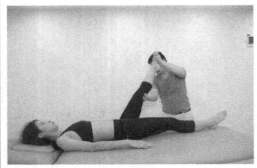
A.起始位

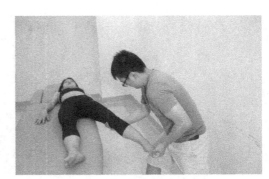
B.终止位

图9-20 下肢"伸展-外展-内旋"模式

参考文献

［1］ADELER S S, BECKERS D, BUCK M. PNF in Practice：an illustrated guide［M］. 3rd ed. Germany：Springer，2008.

［2］ADELER S S. 实用PNF治疗［M］. 2版. 刘钦刚，主译. 昆明：云南科技出版社，2003.

（张　洲）

第十章　运动再学习疗法

学习目标

掌握

训练技术内容及基本操作方法

熟悉

1. 运动再学习疗法的概念
2. 训练技术的步骤
3. 训练内容及方法

了解

运动再学习的基本原理

第一节　概　述

运动再学习方法（motor relearning programme，MRP）是一种运动疗法，它把中枢神经系统损伤后运动功能的恢复训练视为一种再学习或再训练过程。

运动再学习关于运动控制的主要观点：①重新获得步行、拾物等作业活动的能力，包含一个"学习"过程；②以预期的和不断发展的两种形式进行运动控制训练，把调整姿势和患肢运动结合起来；③特殊运动作业的"学习"最好通过该作业练习来获得，这些作业活动需要在各种不同的环境条件下练习；④在"学习"特殊作业活动时加入与之相关的感觉输入有助于该运动的调节。

第二节 运动再学习技术的基本原理

Carr 等认为中风患者大多存在运动问题，需要基本的运动，故围绕这些基本的运动设计一个训练计划，将对所有患者有益，并可作疗效分析。此方法的基本原理包括脑损伤后功能恢复的机理和学习运动技巧的几个基本因素。

一、脑损伤后功能恢复

脑损伤后功能恢复主要依靠脑的可塑性（plasticity）和脑的功能重组（functional reorganization）。实现重组的主要条件是需要联系特殊的活动；而缺少有关的练习，可能产生继发性神经萎缩或形成不正常的神经突触。

二、限制不必要的肌肉运动

运动学习包括激活较多的运动单位和抑制不必要的肌肉活动两方面，最好按运动发生的先后顺序对完成动作的肌肉进行训练。

三、反馈

反馈对运动控制极为重要，除了外部反馈、内部反馈外，反馈还包括脑本身信息的发生。运动训练本身有助于改善患者的感知觉。强调在运动学习中利用视觉和语言反馈的重要性。

四、调整重心

当身体各部分处在正确对应关系时，仅需极少的肌肉能量就能维持站立姿势的平衡。

第三节 运动再学习技术的内容

运动再学习方案（motor relearning programme，MRP）共由 7 个部分组成，它阐述了日常生活的基本功能。运动再学习方案旨在使中风患者再获得运动作业的控制能力，然而，可以帮助到肌肉收缩的其他感觉的反馈也可应用在运动再学习上面，如听觉及视觉

第十章 运动再学习疗法

等。Carr 等认为每一部分一般分 4 个步骤进行（表 10-1）。

表 10-1 运动再学习方案的 4 个步骤

步骤 1	分析运动组成 观察 比较 分析
步骤 2	练习丧失的成分 解释-认清目的 指示 练习+语言和视觉反馈+手法指导
步骤 3	练习 解释-认清目的 指示 练习+语言和视觉反馈+手法指导 再评定 鼓励灵活性
步骤 4	训练的转移 衔接性练习的机会 坚持练习 安排自我监测的练习 创造学习的环境 亲属和工作人员的参与

一、上肢功能训练

（一）正常功能及基本成分

大多数日常活动都包括复杂的上肢运动。Bernstein[1]很早就清楚地阐述了控制上肢运动作业的两个基础问题，即自由度的问题及特定或条件规限下的处境的可变性。在日常生活中，臂的运动常常服从于手的活动要求，例如指向、拿或移动一个物体[2]。

1. 上肢功能

正常人的上肢需要能做到：①抓住和放开不同形状、大小、重量和质地的各种物体。②使不同物体靠近身体或离开身体。③转移物体至另一位置。④使物体在手中转动。⑤为特定目的使用各种工具。⑥双手同时操作，例如一手握住物体，另一手进行转动，双手做同样的运动或做不同的运动。

见图 10-1，在某一特定体位放下上肢的动作中，肌肉的活跃程度取决于肢体的重力关节和运动速度，即取决于该动作的意图或目的及完成的环境。

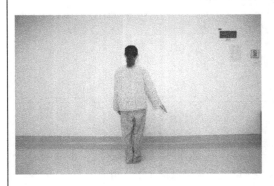
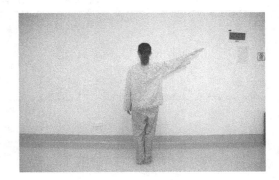

图 10-1 放下上肢

2. 基本成分

尽管上肢的功能是复杂的，但它还是由基本的运动成分组成。臂的基本成分：肩关节外展、肩关节前屈、肩关节后伸、肘关节屈曲和伸直。

手的基本成分：桡偏伴伸腕，握住物体伸腕和屈腕，拇指腕掌关节的掌外展和对掌，各指向拇指的屈曲结合对指，在指间关节微屈时各掌指关节屈曲和伸展，手握物体，前臂旋后和旋前。

（二）步骤 1：分析上肢功能

脑卒中常见问题及代偿方法：

1. 臂

（1）肩胛前伸及旋转运动差及持续的肩带压低。

（2）盂肱关节肌肉控制差，患者常用抬高肩带及躯干侧屈来代偿。见图 10-2。

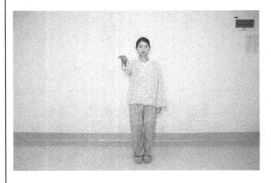
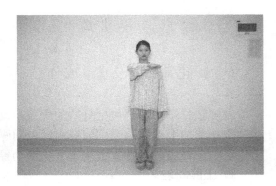

图 10-2 臂部代偿

（3）过度的和不需要的肘关节屈曲、肩关节内旋及前臂旋前。

2. 手

（1）伸腕抓握困难。

（2）在指间关节微屈下，屈/伸掌指关节，使手指抓住和放开物体有困难。

（3）外展和旋转拇指以抓握和放开物体有困难。

（4）不屈腕不能放开物体。

（5）放开物体时过度伸展拇指及其他手指（通常带有一些屈腕）。

（6）当抓住或拾起一个物体时，前臂有过度旋前的倾向。见图10-3。

（7）移动上臂时不能抓握不同的物体。

（8）对指困难。

此外，中风后常有手臂软组织相应长度改变、健臂代偿、用健臂活动患臂、习惯性弃用患臂等问题。

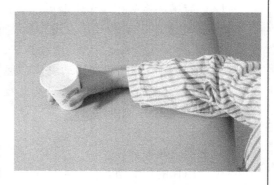

图10-3 过度旋前

（三）步骤2、3：练习上肢功能

运动活动通常能在患者仰卧位臂上举的情况下早期被引出（图10-4）。以下各点在本节的训练中应始终牢记：

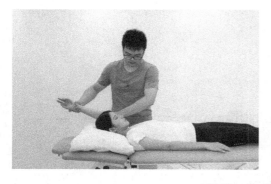 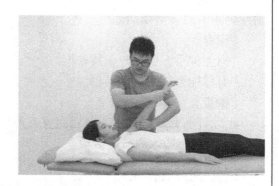

图10-4 仰卧位臂上举体位

（1）臂的运动包括手的运动必须在脑卒中早期进行训练。

（2）牵涉上肢功能的运动作业是由十分复杂的肌肉活动组合的。

（3）患者必须有意识地消除所有与正在进行的运动无关的肌肉活动。

（4）应该避免粗大的运动模式。

（5）引发肌肉活动应首先在对肌肉最有利的位置进行。

（6）治疗师不要将肢体抓得太牢，因为这样会直接阻碍患者肌肉的活动。

（7）如果一块肌肉在特定的条件下不能收缩，可以改变其条件，如运动的速度、与肌肉的初长度等。

（8）一定不要鼓励做不适当的肌肉收缩。

（9）患者应清楚地认识训练的目的和知道自己是否已达到目的。

（10）如果刻板的肌肉过度活动和肌肉缩短干扰上肢运动训练而患者不能由意识控制来克服，那么这些肌肉的过度活动和错误用力需用其他方法来解决。

（11）治疗师应该改变单纯依靠增强肌力来改善患者功能的观念。

（12）应尽快将应用两个上肢的作业介绍给患者。

为了给患者以运动的启示，进行特定的被动运动虽然是有用的（为解释其目的），但持续用被动运动会干扰患者的主动尝试，而阻碍他引发出任何的肌肉活动。

1. 引发上肢前伸的肌肉活动（肩前屈）和运动控制

（1）患者仰卧位，治疗师举起其上肢并支持上肢在前屈位，患者尝试朝天花板向上伸，此动作也可在侧卧位进行。

[指令]

"向上朝天花板伸。"

"想着用你的肩关节。"

"现在让你的肩关节回到床上。"

[检查]

保证肩胛骨移动，在头几次尝试中，可能要被动移动肩胛骨到位。

不允许前臂旋前或盂肱关节内旋。

不允许患者主动很快回缩肩关节，回缩运动应利用肌肉的离心收缩。

（2）患者练习保持上肢于前屈位，并控制在所有方向和不断增加的范围内活动，治疗师指引患者需要活动的轨迹。

[指令]

"向上伸手，肘关节保持伸展。"

"看你能否随我的手活动。"

[检查]

不允许前臂旋前，肘关节屈曲或肩关节过度内旋。

2. 引发手操作的肌肉活动

训练伸腕：

用腕关节桡侧偏移引发腕伸肌的活动通常是较为有效的。患者取坐位，手臂放在桌上，前臂处于中立位，手握一个玻璃杯，试着将杯子抬起（图10-5）。

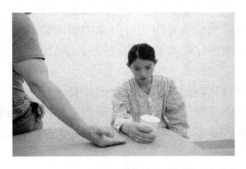

图10-5　用手腕桡侧偏移引发腕伸肌活动

第十章 运动再学习疗法

一旦患者已引发一些伸肌活动，就做下一动作。

前臂处于中立位，患者练习拿起物体、伸腕、放下，屈腕、再放下。患者应始终抓住物体。

[指令]

"移动瓶子到桌上这个点。"

[检查]

不鼓励任何前臂旋前的倾向。

（四）步骤4：将训练转移到日常生活中

如果患者想要达到其上肢功能的潜在恢复能力，必须考虑以下四点：

（1）患者必须避免患继发性的软组织损伤。

（2）不允许或不鼓励患者用健肢来运动患肢活动或仅用健肢作业。

（3）患者应在白天练习治疗师认为应集中精力练习的特定成分或运动。

（4）在脑卒中早期，软瘫的或不活动的肢体在体侧处于内旋和屈曲位可能会相当快地引起适应性的长度改变而发生挛缩，并使盂肱关节向下半脱位。

二、口面部功能训练

（一）正常功能及基本成分

口面部功能包括吞咽、面部表情、同期和形成语言的发声运动。脑卒中期间吞咽困难时口面部最主要的功能障碍。吞咽的基本成分是：闭颌，闭唇，抬高舌后1/3以关闭口腔后部，抬高舌的侧缘。有效吞咽的前提包括：坐位，控制与吞咽有关的呼吸，正常的反射活动。

（二）步骤1：口面部功能分析

口面部功能分析包括：观察唇、颌和舌的序列及运动，舌和双侧面颊的口内指检（检查触摸阈值及舌的抗阻），观察吃饭和喝水。

脑卒中偏瘫患者的常见问题：①吞咽困难。②面部运动和表情不协调。③缺乏感情控制。④呼吸控制差。

（三）步骤2、3：练习口面部功能

吞咽和吃饭最有效的体位是坐位，吸吮冰块可促使患者吸气，因为液体较固体更易使人吸气，下面通过几个例子来帮助理解。

运动疗法

1. 闭颌训练

治疗师帮助患者闭颌并使其在中立位。

[指令]

"闭上你的嘴和颌骨。"

"将牙轻轻合上。"

"现在张开嘴，再合上。"

"放松你健侧的嘴。"

[检查]

帮助患者保持牙齿咬合。

确保嘴对称地张开。

2. 改善呼吸控制

[注意]

脑卒中后一些患者呼吸控制困难，如呼吸太浅或不能屏住呼吸。下面的训练对这两种情况都有所帮助。

患者躯干前倾，上肢放在桌子上练习深呼吸，重点在于呼气上。治疗师在患者呼气时，于其胸廓的下1/3给以重压和震颤，这可与患者在呼气时发声相结合。

[指令]

"深吸气，马上呼出。"

"呼气尽量时间长一些。我来数数。"

（四）将训练转移到日常生活中去

（1）治疗师要运用训练吞咽的技术来帮助患者吃饭。

（2）患者进行各种作业训练时，治疗师应监测患侧的面部表现。

（3）由于患者感知力降低，对保持假牙在正确位置有困难，应教他如何轻快地摩擦其牙床，并应在放假牙之前自己做好。

（4）应向护士和患者家属解释控制情感爆发的方法。

（5）改善的口面部控制和外观会帮助患者重新树立自尊和与工作人员、亲属及其他人交往的信心。

三、从仰卧到床边坐起的训练

对于中风后的早期患者，实际和较有效的方法是帮他先转向健侧，然后坐起。在早期阶段，运动再学习要集中注意在坐和站立的运动活动上。

（一）正常功能及基本成分

在转向一侧时，以右侧为例，头应屈曲及转向右侧，左臂屈曲，肩带前伸，左髋及膝屈曲，脚蹬床以起杠杆作用使身体翻过去。在下面的脚通常屈髋屈膝，同时双髋后移以提供更稳定的支撑基础。为了完成从侧卧位坐到床边，患者的颈和躯干要侧屈，下面的手臂撑床以作杠杆，同时举起双腿并摆过床边（图10-6）。

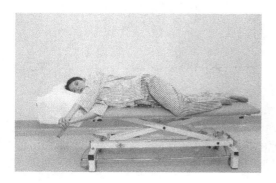
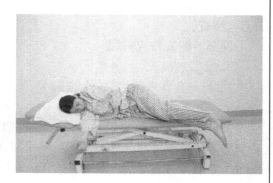
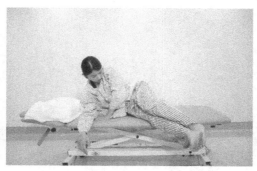

图10-6 翻身坐起训练

（1）转向侧位。颈的旋转和屈曲，髋关节和膝关节屈曲，肩关节屈曲和肩带前伸，躯干旋转。

（2）床边坐起。颈侧屈，躯干侧屈（当进行上两动作时，外展下面的臂），提起双脚并向床边放下。

（二）步骤1：坐起的分析

（1）在转向健侧时，患者可能在以下方面特别困难：患侧屈髋及屈膝，肩屈曲及肩带前伸。

（2）从侧卧坐起时，可能发生以下问题以代偿肌肉活动低下：患者旋转并前屈颈部以代偿侧屈；患者用健手拉自己，以代替颈和躯干的侧屈；患者将健腿呈钩状置于患腿下以移动双腿至床边。

（三）步骤2：训练丧失的部分

训练颈侧屈：治疗师帮助患者从枕头上向侧方抬头，当患者让其头部降回枕头上时，注意离心收缩其侧屈的肌群，然后患者不用帮助练习侧抬头（图10-7）。

[指令]

"把头从枕头上向侧方抬起。"

[检查]

颈部不能旋转或前屈。

（四）步骤3：练习从侧卧坐起

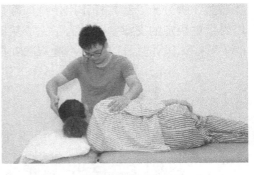

图10-7 仰卧位颈侧屈训练

帮助患者从侧卧坐起：当治疗师帮助患者坐起时，患侧侧屈头，治疗师将一手放在他的肩下，另一手下推其骨盆。治疗师可能要帮助将其推移过床边（图10-8）。

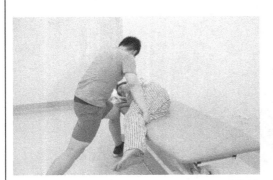
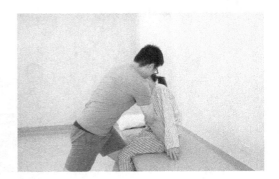

图10-8 侧卧坐起

（五）步骤4：将训练转移到日常生活中去

患者早期采取直立位（即坐和站），对中枢神经系统有刺激作用，使患者能重新控制膀胱和口的功能，提供有关的视觉输入。

四、坐位平衡训练

（一）正常功能及基本成分

主动灵活的坐位能力要求身体对线在每项作业时配合身体重心的转移，而做出正确的准备和不断进行姿势的调整。坐位平衡是指一种坐的能力，（图10-9），以及在坐位时的移出移入。

1. 直立坐位时坐位对线基本点

双脚和双膝靠拢或略分开，体重平均分配，屈双膝的同时伸展躯干（双肩在双髋的正上方），头平衡在水平的双肩之上。

2. 坐位平衡基本成分

准备姿势的调整，针对具体的运动或正在进行的运动作业进行不断的姿势调整。

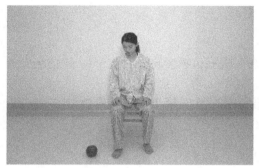
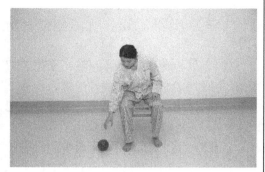
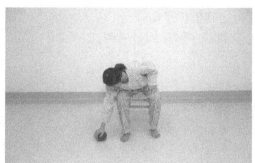
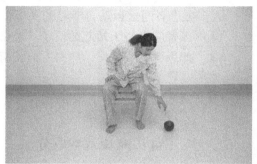
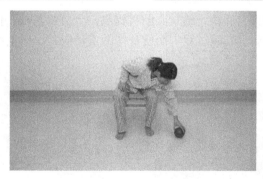

图 10-9　坐位平衡

（二）步骤1：坐位平衡分析及脑卒中后常见问题

1. 坐位分析

观察患者静坐时的对线；当患者进行各种等级的运动作业时，分析他调整自身产生肢体/躯干和头部运动的能力；注意患者的行为，包括多余的运动和代偿的方法以及分析问题的原因。

2. 不能保持坐位平衡的患者常见的代偿方法

支持面宽；随意运动受限；即患者发僵和屏住呼吸；患者双脚在地上滑动以代替调

整相应的身体部分；用手或臂进行保护性支持或抓握以支持最小的运动；当作业需要体重侧移时，患者向前或向后靠。

（三）步骤2、3：练习坐位平衡

训练重心转移的姿势调整：坐位，双手放在大腿上，患者转头和躯干向肩上方及向后看，回到中立位，再做另一侧。

不要让患者不必要地向一侧移动双腿。确保双手放在大腿上，健侧肩放松。

（四）将训练转移到日常生活中

大多数患者通过运动再学习的训练，几天便可达到坐位平衡。
（1）患者应坐易于站起的椅子，经常将重心从臀部一侧移到另一侧。
（2）如患者上肢软瘫，应将上肢支持在桌子上。

五、站起与坐下训练

（一）正常功能及基本成分

站起时，单脚或双脚向后移，给重心前移提供一个支持基础。伸直的躯干在髋部向前倾斜，随着双膝前移带动重心越过双脚而使身体的重量向前、向上移动（图10-10）。

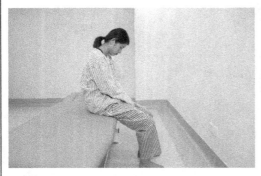
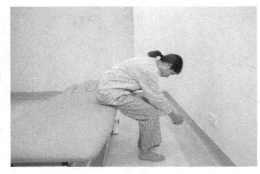
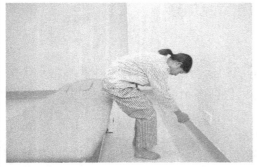
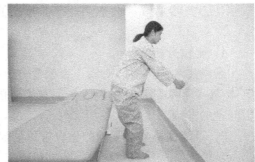

图10-10 坐位站起

第十章 运动再学习疗法

坐下时，髋和膝屈曲，躯干前倾使重心后移。通过伸肌群的离心收缩使身体重心下降到椅子上，这是通过屈曲髋部使躯干前倾和前移膝部使骨盆向后、向下移向椅子的过程。

基本成分：

（1）站起。足向后放置；通过髋部屈曲伴颈和脊柱的伸展使躯干前倾；双膝向前运动；伸展髋部和膝部，完成最后站姿。

（2）坐下。通过髋部屈曲伴随颈部和脊柱伸展使躯干前倾，双膝向前运动，膝屈曲。

（二）步骤1：站起和坐下分析

脑卒中患者由于患腿缺乏力量，当他站起和坐下时不得不将其身体重心转移到健腿上以代偿。常见问题如下：

（1）主要通过健侧负重。
（2）不能使重心充分前移（图10-11）。
（3）患者试图通过屈曲躯干及头部来代偿屈曲髋部，或通过向前挪动到椅子的边缘而使重心前移。

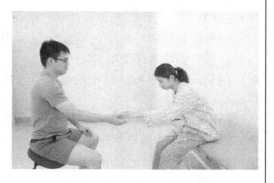

图10-11 重心不能前移

（三）步骤2：练习丧失的成分

训练躯干在髋部前倾（伴随膝向前运动）：坐位，双脚平放地板，患者通过屈曲髋部伴颈和躯干伸展练习躯干前倾（图10-12），双膝前移。患者应该有目的地通过双足向下、向后用力。

[注意]

治疗师抬高患者患肩以便保持身体对线，治疗师也应当帮助不能自己移动足的患者，将患足置于凳子下。

[指令]

"将双肩移到脚前并通过双脚向下和向后蹬。"

"通过患脚用力向下蹬。"

"向前看。"

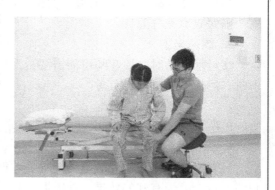

图10-12 髋部屈曲训练

运动疗法

[检查]

治疗师不要站得太靠近患者,否则会妨碍其肩和膝的运动路线和重心的前移。

不要站在妨碍患者患侧负重的位置。

(四) 步骤3:练习站起和坐下

1. 练习站起

患者双肩和双膝向前,练习站起(图10-13)。当患者的膝前移时,治疗师通过从膝部沿着胫骨下推,给患者一个通过患腿向下推的概念。

[注意]

如果患者很弱、身体过重或无足够力量站起,则需要他人帮助站起。

用较高椅子练习站起比较容易,这样可以省力。

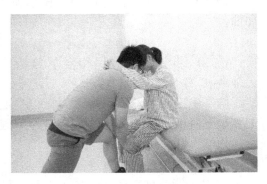

图10-13 站起训练

[指令]

"下压你的患脚站起来。"

当他站起时说:"使你的双髋朝向前或朝向我。"

[检查]

确保患腿承担一些重量。

当患者站起时,不要用你的膝部顶住患者的膝部,因为这样会妨碍患者膝的前移。

确保双肩充分前移。

2. 练习坐下

在运动开始时,治疗师可能需要帮助患者前移双肩和双膝。当患者通过膝部下推坐下时,治疗师使其患腿负重。

(五) 步骤4:将训练转移到日常生活中去

只有患者具备站起和坐下的能力,才能从一个椅子转移到另一个椅子,进行上厕所和练习行走。为有好的效果,他需要有自己练习的机会。

工作人员和患者亲属需要懂得所涉及的基本的生物力学原则和怎样帮助患者,怎样加强和监测患者的活动。

六、站立平衡训练

（一）正常功能及基本成分

站立位对线的基本要素和站立平衡的基本成分如下：①双足分开十余厘米。②双髋位于双踝前方。③双肩位于双髋正上方。④头平衡于水平的双肩上。应具备预备姿势和不断进行的姿势调整能力。

（二）步骤1：站立平衡的分析

脑卒中偏瘫患者站立平衡差的常见代偿方式为：
（1）双足间距增大以增大支撑面，伴有单侧或双侧的髋关节外旋。
（2）随意活动时姿势僵硬和屏气。
（3）难以调整身体的相应关节稳定重心。
（4）患者过早地跨步，即当重心稍有偏差时便马上跨步，这意味着平衡功能差。
（5）患侧下肢向前伸时，屈髋而不是背屈踝关节；在向侧方伸时，移动躯干而不是髋关节和踝关节。
（6）使用双上肢，即在重心轻微偏移时，用手抓物支持，或向前、向侧方伸手以维持平衡。

（三）步骤2、3：站立平衡练习

1. 髋关节对线训练

站立位，足跟踩地，髋伸直。仰卧位，患腿放在床边，患者练习小范围的髋关节伸展运动（图10-14）。

［指令］
"足跟慢慢踩地，同时将髋关节稍稍抬起。"
"不要将髋关节抬得太高。"

［检查］
确保下肢对线正确，即髋关节没有过分外展或内旋，膝关节应该呈直角或略小于直角。
防止足跖屈。
确保健侧不动或不要绷紧。
通过膝部向下压，让他了解运动的意图。

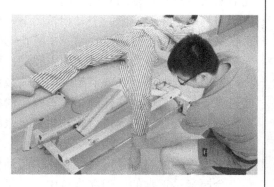

图10-14 髋关节伸展训练

2. 诱发股四头肌的收缩训练方法

患者取长坐位，膝关节伸直用力，尽可能长时间地坚持股四头肌收缩（图10-15）。

3. 训练中心偏移时的姿势调整

患者用健腿向前迈一步，然后向后迈一步。

（四）步骤4：将训练转移到日常生活中

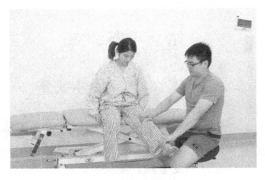

图10-15 股四头肌训练

（1）如果患者的临床状况较好，应尽快让患者学会站起并在站立位下训练。

（2）患者在训练之余应被教导如何以正确的生物力线进行站立练习，并应学会患侧负重。

（3）患者为了练习站立和行走，必须能够站起和坐下，治疗师可能需要安排一个适当高度和稳固的椅子以使他能站起。

七、行走训练

（一）正常功能及其基本成分

步行有一个短暂的双足支撑节段，但为描述方便，步行可分为重要的站立期（支撑期）和摆动期（图10-16）。

站立期始于足跟着地。它的特征是踝关节先跖屈后背屈；膝关节先屈曲后伸展，到此期末又屈曲；整个站立期，髋关节保持伸展。站立末期髋关节的伸展是该下肢摆动期启动的基础，从而能由一个时相转到下一个时相。当重心前移和侧移时，支撑腿髋外展肌收缩和对侧躯干侧屈肌收缩，来防止同侧骨盆异常下坠或向对侧倾斜。站立腿髋关节外展肌的收缩也可控制骨盆的侧方移动，而使对侧腿摆动过程中重心侧移最小。

摆动期开始时，膝关节的早期屈曲减低了下肢的转动惯量。在髋屈曲时，实际上膝已完成了屈曲动作。这样髋屈曲和膝屈曲相结合，使下肢缩短，并使摆动足在足趾离开地面后紧接着摆过去。最后阶段包括足跟触地前伸膝和踝背屈，而在足跟触地后，随即终止踝背屈。

身体重心的前移是通过踝和髋的运动使整个重心前移来完成的。在站立时，双腿相距十余厘米是正常的，但在步行中，双足处于这种位置就会引起骨盆过度地水平侧方移动。快速行走时需要的姿势调节较少。

行走时，臂放松摆动的方向与躯干从支撑腿反方向旋转的趋势相反。因此，步行的基本成分为：

1. 站立期

（1）髋关节保持伸展（髋和踝发生角度位移）。

第十章 运动再学习疗法

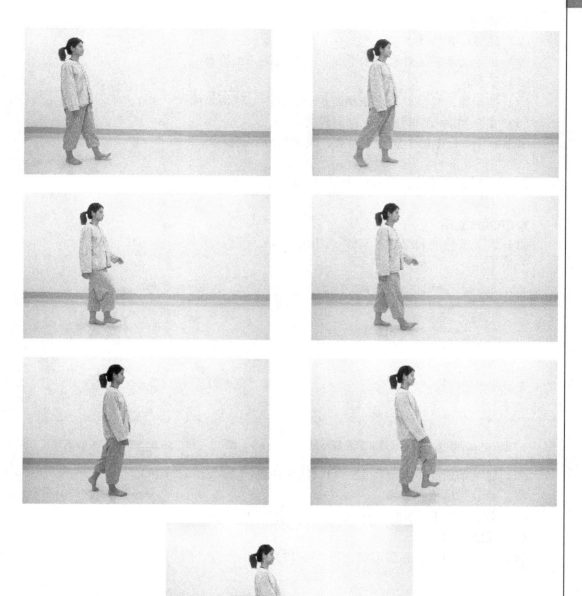

图10-16 站立期与摆动期

(2) 躯干和骨盆在水平面侧移（4～5 cm）。
(3) 在足跟触地时，开始屈膝（大约15°），紧接着伸膝，然后足趾离地前屈膝。

2. 摆动期

（1）屈膝伴髋伸展。
（2）足趾离地时，骨盆在水平面上向下倾斜（大约5°）。
（3）屈髋。
（4）摆动腿，骨盆旋转（依据跨步长，向中心轴两侧偏3°～4°）。
（5）足跟触地前瞬间伸膝，同时踝背屈。

以上部分是行走的主要决定因素，或生物力学的要求。

（二）行走的分析：脑卒中偏瘫的主要问题

1. 患腿站立期

（1）髋关节伸展和踝背屈不够（图10-17）。

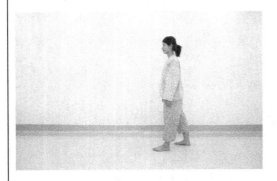

图10-17　站立期髋关节伸展和踝关节背屈不足

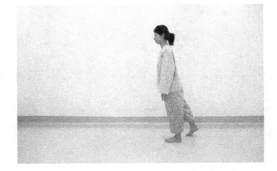

图10-18　站立期膝关节控制不足

（2）膝关节屈曲-伸展在0°～15°范围内控制不够（图10-18）。
（3）骨盆过度水平侧移。
（4）骨盆过度朝健侧向下倾斜，同时向患腿过度侧移。

2. 患腿摆动期

（1）脚趾离地时，屈膝不够（图10-19）。

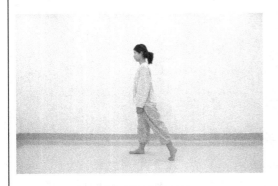

A. 摆动期屈膝不足

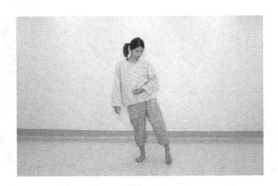

B. 摆动期划圈步态

图10-19　患腿摆动期

(2) 屈髋不够。

(3) 足跟着地时，伸膝不够及踝背屈不够（图10-20）。

此外，患者缺乏各成分的顺序意识及行走的节奏性和时间分配。

3. 其他

行走是特别复杂的运动，对行走中存在问题的分析也是很困难的。在早期训练中，治疗师应遵循以下原则：

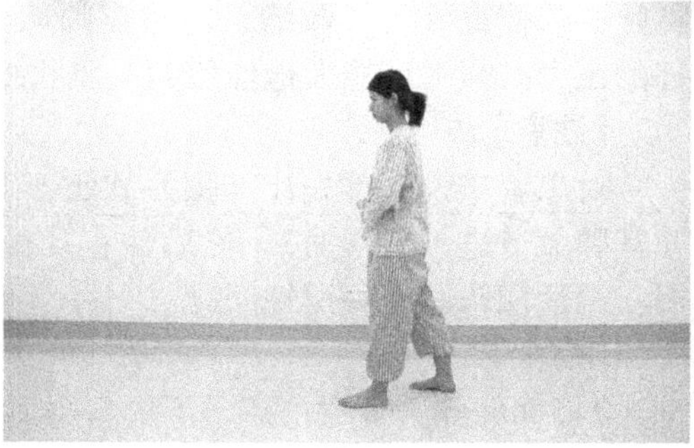

（1）步行分析和训练经常是从患腿站立期开始。

（2）侧移重心困难。

（3）不能伸展患髋以使重心前移。

（4）整个站立期对膝关节控制不够。

（5）足趾离地时屈膝不够。

（6）不要把摆动期末期踝的主动背屈不够作为问题而单独训练。

（7）向前迈步或行走时的步基宽主要是由于平衡能力差和害怕跌倒所致。

图10-20 摆动末期患腿

（三）步骤2：练习丧失的成分

1. 整个站立期训练伸髋

[站立期]

站立，髋对线正确，用健腿向前迈步，然后向后迈步。向前迈步时要确保伸展患侧髋关节。

[注意]

此练习不要做得太慢或步迈得太大，随之转移身体重心于健腿以便他能开始行走。

[指令]

"将你的体重放在患腿上。"

"用你的健腿向前迈步，你要在你的患侧踝关节处向前移。"

[检查]

确保患者没有向侧方迈步，指出他应向何处迈步。

确保在整个过程中髋关节是伸展的。

确保站立腿的髋关节向侧方移动不超过2 cm。

2. 训练站立期的膝控制

坐位（如腘绳肌紧张则仰卧位），伸直膝关节。当患者通过15°范围练习控制股四头肌离心和向心收缩（图10-21）及试图保

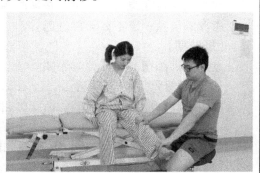

图10-21 膝关节控制训练

运动疗法

持膝关节伸直（等长收缩）时治疗师从患者跟部向其膝部给以强有力的压力，通过跟部的压力必须尽可能大地使股四头肌收缩以防止屈膝。

[注意]

对患者来说，首先让其膝关节处于15°或20°屈曲可能较易激活其膝部伸肌群（防止其膝关节进一步弯曲），然后伸直几度，再次弯曲直至在所要求的0°～15°范围内练习。激活四头肌是关键性问题。

[指令]

"将你的膝关节弯一点，不要弯得太多。现在伸直。"

"保持你的膝关节伸直。"

[检查]

确保患者的腿放在适合的位置，要用大腿带动移动小腿，非小腿带动移动大腿。不能让膝关节的运动不稳定或没有控制。

3．训练骨盆水平侧移

（1）患者站立位，髋在踝前，练习将重心从一脚移动到另一脚。治疗师用手指指示其骨盆移动的距离，即 2.5 cm。

[指令]

"移动你的重心到你的右脚上。"

"现在移回左脚上。"

"为了移至右边，轻轻向下蹬你的左腿。"

[检查]

确保髋关节和膝关节伸展。

患者骨盆不能侧移过远。

（2）患者站立位，双髋于双足上，练习用健腿向前迈。

（3）练习侧行。

[指令]

"让我们向侧方行走，用右腿站立，用左腿向侧方迈步。"

"用你的左腿站立，现在双脚靠拢。"

[检查]

确保肩部水平。

髋必须保持在踝前——患者必须向侧移而不是斜移，应沿着一条直线走。

患者的骨盆一定不要侧移过远。

[摆动期]

重点是训练摆动期开始时屈膝。

1．患者俯卧

以引出膝屈曲肌群的活动。治疗师屈其膝在90°以下。患者练习：

（1）通过小范围的运动（离心和向心的）控制膝屈肌群。

（2）维持膝在不同范围处的位置，用数数来维持肌肉活动（图 10-22）。

[注意]

患者通常较易在膝关节处于直角位时收缩其膝屈肌群。治疗师必须保证当患者试图激活膝关节屈肌群时不屈曲髋关节。

[指令]

"把你的膝关节放在这，弯一点，现在让它慢慢低一点。"

"再弯起来。不要太快，要慢慢地、圆滑地运动。"

"保持你的髋关节在下面。"

"保持你的脚在这，现在来计数……"

"这次坚持时间长一些。"

[检查]

避免出现不平稳的控制差的运动。治疗师可帮助患者承担腿的一些重量。

不要屈髋。

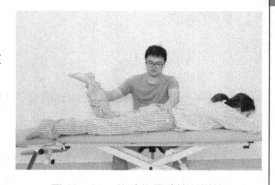

图 10-22　俯卧位屈膝控制训练

2. 患者站立

治疗师帮患者小范围屈膝，练习控制离心和向心的膝关节屈曲（图 10-23）。

[注意]

患者通常较易先让足趾落到地面（膝屈肌群的离心收缩），然后从地面提起（向心收缩）。

[指令]

"屈膝，不要屈髋关节。"

"让你的足趾向下碰地面。"

"现在提起你的足趾离开地面。"

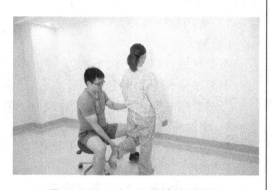

图 10-23　站立位屈膝控制训练

3. 患者用患腿向前迈

治疗师帮助他控制开始部分的屈膝。

[指令]

"把你的膝屈起来。"

"向前迈，足跟先着地。"

[检查]

当患者向前迈步时确保伸展其支撑腿的髋关节。

4. 患者用健腿站立

治疗师将患腿移动置于伸膝和足背屈位。患者前移其重心于患肢足跟部。

[注意]

此技巧使患者知道摆动期的意思。

[指令]

"把你的脚伸给我，身体不要发僵。现在向前移动重心，将脚跟放下。"

[检查]

不允许患者屈曲对侧膝关节。如果不通过伸髋来前移重心，患者会屈曲对侧膝关节。

步长应均匀。

（四）训练行走

练习行走的个别成分后，应接着练习整体行走，使患者将这些成分按适当顺序结合起来。

1. 行走练习

患者首先用健侧练习。治疗师站在他后面，在双上臂处稳定之。当患者在行走时感到失去平衡及不能纠正时，应停步并重新调整自己的对线（图10-24）。

［指令］

"现在你准备行走。如果你开始走得不很好，没关系，重要的是领会走路的要点。"

"首先用健腿迈步。"

［检查］

不要推患者以致失去平衡。

不要扶持患者太多。

当患者用右腿向前走时，治疗师也同样用右腿以免不协调。

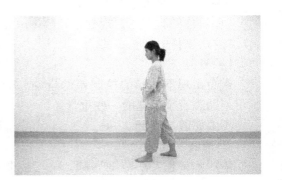

图10-24 行走训练

2. 增加复杂性

患者在治疗室训练，外界干扰较少，难以获得较高的技巧性活动。下面是一些增加复杂性的例子。

（1）练习跨越不同高度的障碍物。

（2）用变速的方式行走，在周围有其他人的情况下行走。

（3）沿着繁忙的走廊行走。开始时治疗师应伴随患者以帮助他确认重要的环境标志，如十字路口、门口、交通等。

（五）将训练转移到日常生活中去

（1）为了达到训练患者重返社会、家庭的目标，治疗师还应该指导患者进行日常生活中的步行训练。

（2）关于辅助工具的利用：在平行杆内练习行走可对平衡能力差的患者提供安全的保障，但平行杠或三点手杖只适合用于短暂解决患者的平衡问题。

参考文献

[1] BERNSTEIN N. The coordination and regulation of movement [M]. New York：Pergamon，1967.

第十章 运动再学习疗法

[2] HOLLERBACH J M, FLASH T. Dynamic interactions between limb segments during planar arm movement [J]. Biol. Cybern, 1982, 44: 67-77.

[3] CARR J H, SHEPHERD R B. A motor relearning programme for stroke [M]. 2nd ed. Rockville: Aspen Publishers, INC. 1987.

[4] CAROLGN KISNER. Therapeutic exercise foundations and techniques [M]. 3rd ed. Philadephia: F. A. Davis, 1996.

[5] CASH J E, DOWNIE P A. Cash's textbook of neurology for physiotherapists [M]. London: Faber & Faber, 1982.

[6] 卓大宏. 中国康复医学 [M]. 2版. 北京: 华夏出版社, 2003.

[7] 周天健. 康复技术全书 [M]. 北京: 北京出版社, 1989.

[8] 南登昆. 康复医学 [M]. 4版. 北京: 人民卫生出版社, 2008.

[9] 秦大伟, 郭天龙. 运动再学习疗法对脑卒中患者下肢功能的影响 [J]. 中国康复理论与实践, 2010, 16 (4): 372-374.

[10] 宋振华, 任惠, 尹勇, 等. MRP方法对脑卒中偏瘫患者运动功能恢复的影响 [J]. 中华物理医学与康复杂志, 2009, 31 (1): 56-58.

(范宗禄)

第十一章　麦肯基疗法

学习目标

掌握

1. 椎间盘理论模型
2. 疼痛机制分类
3. 麦肯基诊断方法
4. 颈椎的治疗技术
5. 腰椎的治疗技术

熟悉

1. 脊柱的解剖结构与生物力学
2. 脊椎姿势综合征的治疗方法

了解

麦肯基疗法起源

第一节　麦肯基技术的诊断方法

一、椎间盘理论模型

（一）椎间盘结构

椎间盘由纤维环、髓核和软骨板组成。纤维环相邻两层之间纤维走行方向成 120°

第十一章 麦肯基疗法

交叉，是髓核的保护壁。髓核呈粘胶状，由黏多糖和胶原纤维组成，含大量水分。

（二）动态间盘模型

当脊柱进行某一方向的反复运动时，对于运动节段的椎间盘会产生非对称性的挤压力，使得间盘内容物向挤压的反方向移动。脊柱屈曲时，髓核向后移动；脊柱伸展时，髓核向前移动；脊柱侧屈或旋转时，髓核向对侧移动。间盘的移动改变了纤维环和/或神经根的张力，从而使疼痛的部位发生变化，疼痛加重或减轻。

只有在纤维环外层保持完整的条件下，脊柱的运动才可产生髓核运动，应用麦肯基力学治疗方法治疗有效。如果纤维环外层破裂，髓核已经脱出，脊柱运动对髓核无影响，此时应用麦肯基力学治疗方法无效。

二、疼痛机制分类

（一）疼痛的产生

疼痛是伤害感觉器被激活的生理性反应，伤害感受器存在于机体的多数组织，它们实际上是游离神经末梢。脊柱的椎体、椎间盘、周围的肌肉韧带等软组织均有神经末梢分布。伤害感受器被激活有3种方式：机械刺激、化学刺激和热刺激。

根据化学性疼痛与机械性疼痛的不同特征，可以将患者的疼痛进行分类，并以此为依据制定缓解疼痛的治疗原则，这对止痛治疗的方案制订至关重要。

（二）化学性疼痛

当组织受损伤或有炎症反应时，组织中的致痛物质浓度增高，激活化学性伤害感受器，产生化学性疼痛。化学性疼痛通常发生于创伤后20～30天之内，或有炎症反应时。活动可使疼痛加重，没有任何一个方向的活动能减轻疼痛。引起疼痛的化学物质浓度下降后，疼痛逐渐减轻。

（三）机械性疼痛

组织在外力的作用下会产生机械性变形，当变形程度超过一定阈值时激活机械性伤害感受器，产生机械性疼痛。若变形没有引起组织损伤，当外力去除后，组织复形，疼痛消失。活动对疼痛有明显影响，某些方向的运动可以减轻疼痛，相反方向的运动则会加重疼痛。

运动疗法

第二节 诊 断 方 法

麦肯基方法仅适用于治疗机械性疼痛，而不适合治疗化学性疼痛。因此，在开始治疗之前进行恰当的评定，以确定疼痛的性质非常重要，因其决定是否应该应用麦肯基方法进行治疗。

麦肯基先生根据机械性疼痛产生的病因病理，将其分为三大综合征。通过麦肯基的评测方法，不仅需要确定疼痛是否是机械性的，还要确定是三大综合征的哪一类，才能决定治疗方案。

一、病史采集

（一）一般资料

询问患者姓名、性别、年龄、职业、日常工作姿势、日常娱乐活动项目等，以了解患者日常活动对脊柱可能产生的不利影响，推测可能的诊断。

（二）现病史

重点询问疼痛的特点：疼痛的部位和变化情况、此次发病的病程长短、发病原因、各个部位的疼痛的持续时间和频率、症状的 24 小时变化情况、症状变化与体位和活动的关系。根据以上资料，推断患者疼痛的性质是机械性的、化学性的或创伤性的，初步判断该患者是否适用麦肯基方法，如果适用，应选择哪种治疗原则。

（三）既往史

了解患者既往发作情况，确定首次发病时间及原因，询问总发作次数，询问既往发病时的治疗方法及其疗效，询问此次发病是否与既往发作有所不同。

了解患者服用药物情况，询问患者近期有无手术创伤、有无不明原因的体重骤减、有无二便的明显变化等。

二、体格检查

（一）姿势

在问诊时注意观察患者的坐位姿势，不良的坐姿是颈腰疼痛的重要原因。还应检查患者的站立姿势，并观察患者有无脊柱畸形存在。

（二）运动范围

检查受累节段脊柱各个方向的活动范围，在运动过程中是否有偏移，并询问患者此次发病之前的活动范围。

（三）运动试验

每一个新的运动试验开始前，明确患者当时症状的程度和部位，以当时的症状为基准，与运动后相比较，用以下术语对运动试验后症状的变化进行描述（表11-1）：

表11-1　对运动试验后症状的变化进行描述的术语

症状变化	描述
加重	运动中原有症状程度加重
减轻	运动中原有症状程度减轻
产生	运动前无症状，运动中出现症状
消失	运动中症状消失
向心化	运动中症状的部位向脊柱中心区变化
外周化	运动中症状的部位向肢体远端变化
无变化	运动中原有症状的程度和部位无变化
好转维持	运动中发生了减轻、消失、向心化等现象，这些变化在运动后能够持续存在
好转不维持	运动中发生了减轻、消失、向心化等现象，在运动后又恢复至运动前的基准
加重维持	运动中发生了加重、产生、外周化等现象，这些变化在运动后能够持续存在
加重不维持	运动中发生了加重、产生、外周化等现象，在运动后又恢复至运动前的基准

1．颈椎运动实验（表11-2）

表11-2　颈椎运动试验

坐位前突	坐位反复前突
坐位后缩	坐位反复后缩
坐位后缩加伸展	坐位反复后缩加伸展
坐位侧屈	坐位反复侧屈
坐位旋转	坐位反复旋转
卧位后缩	卧位反复后缩
卧位后缩加伸展	卧位反复后缩加伸展

2. 胸椎运动试验（表11-3）

表11-3 胸椎运动试验

坐位屈曲	坐位反复屈曲
坐位伸展	坐位反复伸展
俯卧位伸展	俯卧位反复伸展
仰卧位伸展	仰卧位反复伸展
坐位旋转	坐位反复旋转

3. 腰椎运动试验（表11-4）

表11-4 腰椎运动试验

站立位屈曲	站立位反复屈曲
站立位伸展	站立位反复伸展
站立位侧方滑动	站立位反复侧方滑动
卧位屈曲	卧位反复屈曲
卧位伸展	卧位反复伸展

寻找可能减轻症状的运动方向，对患者治疗有正向引导。

（四）静态试验

如果运动实验的各个方向的运动都不能影响患者的症状，需要进行静态试验，让患者维持在某个运动方向的终点位置3 min，观察患者的症状有无变化。

1. 颈椎静态试验
前突体位、后缩体位、屈曲体位、伸展体位。

2. 胸椎静态试验
屈曲位、伸展位、旋转位。

3. 腰椎静态试验
弓背坐姿、挺直坐姿、弓背站立、挺直站立、俯卧腰椎伸展位、直腿坐位。

（五）其他检查

为了明确诊断，必要时进行感觉、运动、反射等检查。在诊断不明确时，应对临近关节进行检查，如髋关节、骶髂关节、肩胛、肩关节等，以明确是否存在四肢关节病变。

三、三大综合征

（一）姿势综合征

症状多局限在脊柱中线附近，不向四肢放射，疼痛为间歇性，在长时间的静态姿势后出现，活动后疼痛立即缓解。由于正常组织在活动范围的终点长时间牵拉，引起软组织机械性变形，引起疼痛。

（二）功能不良综合征

症状多局限于脊柱中线附近。疼痛为间歇性，在全范围活动的终点出现。由于短缩的软组织被机械性的牵拉而引起疼痛。

（三）移位综合征

症状可能局限于脊柱中线附近，可能放射或牵涉至远端，症状为疼痛、感觉异常或麻木等。疼痛可为持续性，也可为间歇性。进行某些运动或维持某些体位时，可出现症状的加重或减轻、向心化或离心化。

四、向心化现象

在进行某个方向的脊柱运动后，脊柱单侧方或单侧肢体远端的脊柱源性的疼痛减轻，疼痛部位向脊柱中线方向移动的现象叫向心化现象。此时脊柱中央部位的疼痛可能暂时加重。

向心化现象仅出现于移位综合征的病例，出现向心化现象，提示患者预后良好。

第三节 治疗原则

一、姿势综合征的治疗原则

（一）姿势矫正

使患者避免产生姿势性疼痛的应力。

（二）健康教育

使患者认识到姿势与疼痛之间的关系，自觉保持正确的姿势，出现疼痛时知道通过调整姿势来缓解症状。

二、功能不良综合征的治疗原则

（一）姿势矫正

排除姿势因素引起的症状。

（二）有效牵伸的原则

对短缩的组织进行牵伸，要有一定的力度，牵伸时一定要出现瞬间疼痛。

（三）安全牵伸的原则

牵伸的力度不能引起微细损伤，牵伸引起的疼痛在牵拉力去除后 10～20 min 以内必须消失。

三、移位综合征的治疗原则

（一）复位

根据移位的方向，后方移位时应用伸展方向的力，前方移位时应用屈曲方向的力，后侧方移位时应用侧方的力，使移位的髓核复位。

（二）复位的维持

在短时间内，避免与复位相反的脊柱运动，使复位得以维持。

（三）恢复功能

在症状消失后，逐渐尝试与复位时方向相反的脊柱运动，使各方向的脊柱运动范围保持正常。

（四）预防复发

通过姿势矫正、适度体育锻炼、日常生活活动正确姿势指导来防止复发，通过恰当的自我运动治疗，防止症状加重。

（五）力的进阶

当出现了症状减轻或向心化现象，可通过运动加压、松动术及手法进阶治疗。

第四节 颈椎的治疗技术

一、坐位后缩

（一）治疗方法

患者高靠背椅坐位，腰背部有良好支撑使腰椎前凸。患者头部后缩到最大范围，停留瞬间后放松回到起始位。有节律地重复。注意在运动时双眼平视前方，避免低头和仰头。进阶自我加压，可让患者在运动末端用手在颏部加压。见图11-1。

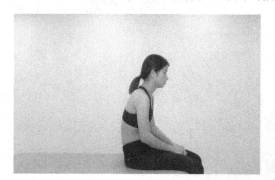
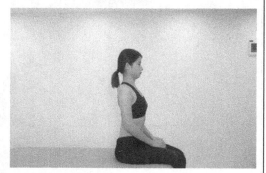
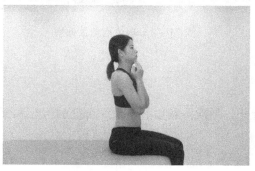

图11-1 坐位后缩

（二）适用范围

颈椎后方移位综合征、上颈椎屈曲功能不良综合征、下颈椎伸展功能不良综合征和颈源性头痛。

二、坐位后缩加伸展

（一）治疗方法

患者先进行坐位后缩至最大范围，缓慢小心地进行头颈部全范围的伸展，在终点停留 1 s 后缓慢地回到起始位，有节律地重复。进阶自我加压，可在伸展终点位进行小幅度的左右旋转 4～5 次，在旋转的过程中进一步加大头颈伸展幅度。见图 11-2。

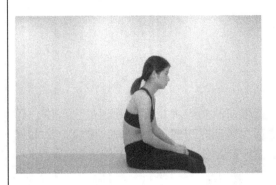
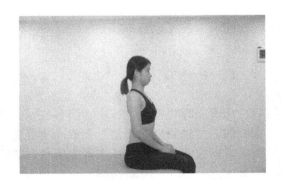
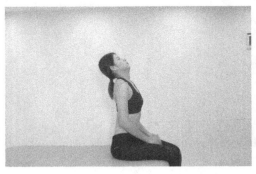

图 11-2　坐位后缩加伸展

（二）适用范围

颈椎后方移位综合征、颈椎伸展功能不良综合征的治疗和预防。

三、卧位后缩加伸展

（一）治疗方法

1. 仰卧位后缩加伸展

患者去枕仰卧位，用枕部和下颌部同时下压，后缩至终末后放松，回到起始位。重复数次后如果症状没有加重或外周化，可将头颈和肩部移至治疗床以外悬空，一手放置枕后托住头部。保持后缩并将手放开，让头后仰并放松地悬在床头旁。1 s 后，患者用手将头被动地回复至起始位。有节律地重复 5～6 次。见图 11-3。

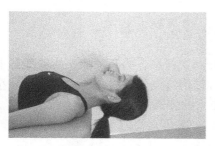
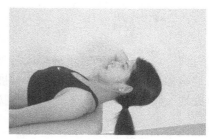
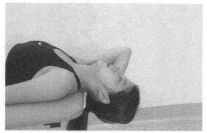
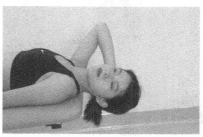

图 11-3　卧位后缩加伸展

2. 俯卧位后缩加伸展

患者俯卧肘撑位，双手支撑下颌，使得躯干上半部抬起，患者进行后缩加伸展，重复 5～6 次后，停在后缩加伸展位，放松并维持数秒钟。见图 11-4。

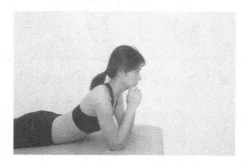

图 11-4　仰卧位后缩加伸展

3. 进阶自我加压

可在伸展终末进行左右小幅度地旋转 4～5 次，在旋转中进一步伸展。

（二）适用范围

颈椎后方移位综合征、颈椎伸展功能不良综合征，以及坐位治疗不能减轻症状的患者。如果患者在仰卧位出现头晕和恶心的患者须改为俯卧位进行。

四、手法牵引下后缩加伸展和旋转

（一）治疗方法

患者仰卧位，头颈部悬于治疗床之外。治疗师支托患者的头颈部，从枕部和下颏轻柔持续地施加牵引力，并被动后缩和伸展，在伸展的终点位，将牵引力缓慢地减小，同时小幅度地旋转患者的头部 4～5 次，以达到更大的伸展角度。见图 11-5。

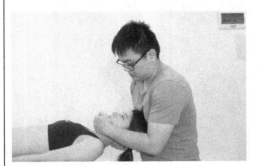
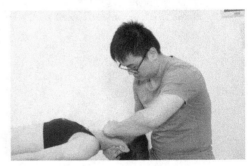
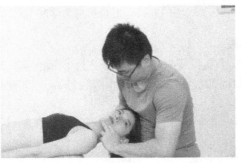

图 11-5　手法牵引下后缩加伸展和旋转

（二）适用范围

颈椎后方移位综合征。

第十一章 麦肯基疗法

五、伸展松动术

（一）治疗方法

患者俯卧位，双上肢置于体侧，上胸部放置一个枕头，治疗师站在患者身旁，双拇指置于棘突两旁进行后前向松动，重复 5～15 次。

（二）适用范围

顽固的颈椎后方移位综合征的患者。与治疗技术 1 和治疗技术 2 合用，治疗中下颈椎伸展功能不良综合征。

六、后缩加侧屈

（一）治疗方法

患者高靠背椅坐位。先进行后缩运动，保持后缩进行头侧屈运动。在侧屈终点停留 1 s 后回复至起始位。重复 5～15 次。进阶自我加压，可一手抓住椅子以固定躯干，另一手越过头顶置于对侧耳旁，在侧屈终点加压。见图 11 - 6。

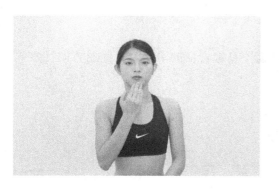
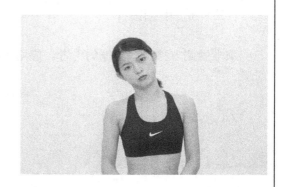

图 11 - 6　伸展松动术

（二）适用范围

多应用于颈椎后外侧移位综合征的患者，侧屈方向往疼痛侧。也适用于侧屈功能不良综合征的患者，侧屈方向往疼痛对侧。

七、侧屈松动术和手法

（一）治疗方法

患者高靠背椅坐位。治疗师站在患者身后，一手放在疼痛侧颈根部，拇指抵住棘突旁，固定患者的颈椎；另一手置于疼痛对侧的耳部，用力使患者头颈向疼痛侧侧屈，终点位加压，随后回复至起始位。有节律地重复 5～10 次，治疗过程患者完全放松。见图 11-7。

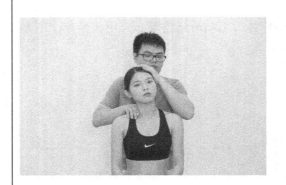
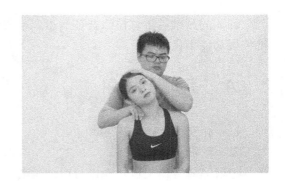

图 11-7 侧屈松动术和手法

（二）适用范围

颈椎后侧方移位综合征的患者。应用于功能不良综合征的治疗时，侧屈方向往疼痛对侧。

八、后缩加旋转

（一）治疗方法

患者高靠背椅坐位。先做后缩运动，保持后缩转向疼痛侧。在后缩旋转的终点位停留 1 s 后回复至起始位。整个过程重复 10～15 次。进阶自我加压可让患者在后缩旋转终点位双手施加旋转力，1 s 后回复至起始位。见图 11-8。

（二）适用范围

颈椎后侧方移位综合征的患者，也适用于旋转侧屈功能不良综合征，旋转方向往疼痛对侧。

第十一章 麦肯基疗法

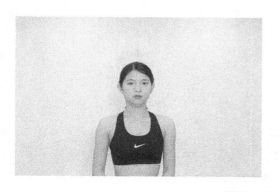
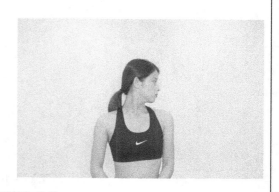

图 11-8 后缩加旋转

九、旋转松动术和手法

（一）治疗方法

患者高靠背椅坐位。治疗师站在患者身后，一手放在患者非疼痛侧的颈根部，拇指抵住棘突旁；另一上肢环绕患者头面部及枕后。患者向疼痛侧旋转头部至终点位，治疗师同时施加牵引力和旋转力，用棘突旁的拇指固定并施加反作用力，然后回复至起始位。有节律地重复 5～15 次。见图 11-9。

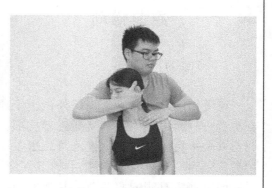

图 11-9 颈椎旋转松动术

（二）适用范围

适用于颈椎后侧方移位综合征，也适用于上颈椎功能不良综合征的治疗，尤其适用与颈源性头痛相关的病例。

十、屈曲

（一）治疗方法

患者坐位，主动低头至下颌接近胸骨，然后回复至起始位，有节律地重复 5～15 次。进阶自我加压可让患者双手十指交叉置于颈后，在屈曲终点位加压 1 s，然后回复至起始位。见图 11-10。

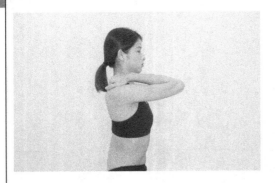
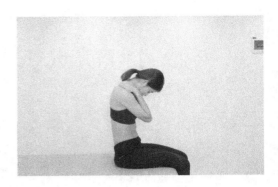

图 11-10　坐位屈曲

（二）适用范围

颈椎前方移位综合征，颈椎后方移位综合征的患者在复位稳定后的恢复功能治疗，治疗颈源性头痛。

十一、屈曲松动术

（一）治疗方法

患者仰卧，头悬于床头以外，治疗师站在患者头侧，用一手手掌支托患者枕部，拇指与其余4指分别在寰枢椎两侧，用力屈曲患者头颈部；另一手从支托手的下方穿过，手掌向下固定对侧的肩关节，并施加相反的对抗力，使得颈椎处于最大屈曲位，然后回复至起始位，有节律地重复5～15次。见图11-11。

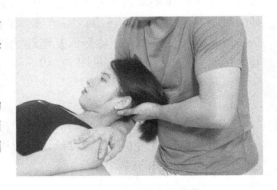

图 11-11　屈曲松动术

（二）适用范围

屈曲功能不良综合征伴有颈源性头痛的患者。

十二、仰卧位颈椎牵引

在仰卧位颈椎屈曲状态下进行牵引，根据在牵引中患者的症状变化来决定牵引的角度，能够使患者症状减轻和向心化的角度是合适的。牵引的主要目标是缓解上肢，尤其是缓解肘关节以下的症状。牵引的参数需根据患者情况调整，通常需要数次治疗后才能缓解症状。多用于有持续性上肢症状的颈椎移位综合征的患者。

第五节 胸椎的治疗技术

一、直坐屈曲

（一）治疗方法

患者坐直，双手交叉置于颈后。患者尽可能地弓背屈曲，使整个脊柱屈曲至最大后立即回复至直立坐位。重复 5～15 次。见图 11-12。

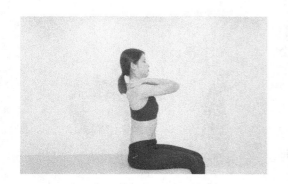
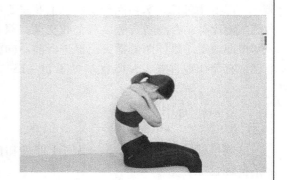

图 11-12 胸椎屈曲

（二）适用范围

屈曲功能不良综合征。

二、卧位伸展

（一）治疗方法

俯卧位：患者俯卧，双手掌心朝下，置于肩下。患者双上肢同时用力将上身撑起，但保持骨盆以下不离开床面。上半身被撑起后再回复到起始位，重复 5～15 次。见图 11-13。

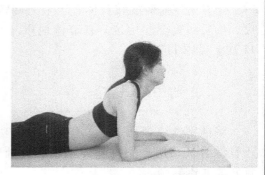

图 11-13 胸椎俯卧位伸展

仰卧位：患者仰卧于治疗床上，T4椎体水平以上身体悬于床头以外，运动同颈椎伸展。见图11-14。

（二）适用范围

胸椎后方移位综合征，也适用于伸展功能不良综合征。俯卧位进行，力主要作用于中下胸椎，仰卧位进行力主要作用于上胸椎。

三、伸展松动术

（一）治疗方法

患者俯卧位，头转向一侧，双上肢置于体侧。治疗师站在患者身旁，双上肢交叉，双手掌根部放置于椎体两侧横突位置进行前后向松动，有节律地重复5～15次。见图11-15。

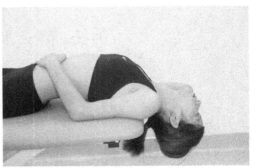

图11-14　胸椎仰卧位伸展

（二）适用范围

胸椎移位综合征1、3，也用于伸展功能不良综合征。

四、直坐旋转

（一）治疗方法

患者挺直坐位，双手十指相勾置于颏下，双手和双肘抬至与胸同高。

患者向疼痛侧旋转身体直至最大旋转角度，然后回复至起始位。有节律地重复5～15次。见图11-16。

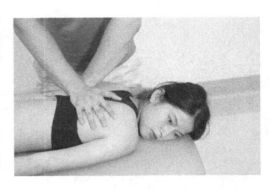

图11-15　胸椎伸展松动术

（二）适用范围

胸椎移位综合征3，也适用于旋转功能不良综合征，用于旋转功能不良综合征时，旋转向非疼痛侧。

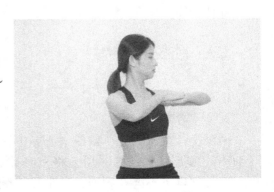

图11-16　直坐旋转

五、伸展位旋转松动术和手法

（一）治疗方法

患者俯卧于治疗床上，头转向一侧，双上肢置于体侧。治疗师站在患者身旁，双上肢交叉，双手掌根置于椎体的两侧横突，交替进行旋转松动。有节律地重复 10～15 次。见图 11-17。

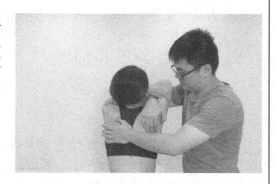

图 11-17 伸展位旋转松动术

（二）适用范围

胸椎移位综合征 3。

第六节 腰椎的治疗技术

一、俯卧位

（一）治疗方法

患者俯卧位，头转向一侧，双上肢置于体侧。患者全身放松，静止 5～10 min。见图 11-18。

（二）适用范围

后方移位综合征治疗的第一步；与其他治疗技术相配合，应用于伸展功能不良综合征。

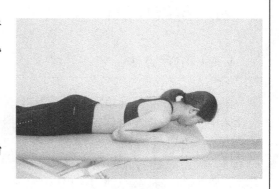

图 11-18 腰椎俯卧治疗

二、俯卧伸展位

（一）治疗方法

患者从俯卧位开始，用双肘和前臂支撑将上半身撑起，骨盆和大腿不离开床面，让腰部有意下陷，维持 5～10 min。见图 11-19。

（二）适用范围

后方移位综合征患者，俯卧位进阶。

三、俯卧伸展和加压

（一）治疗方法

患者俯卧位，双手掌心朝下置于肩下，双上肢用力伸直将上半身撑起，骨盆以下放松下陷，之后放松回复起始位，重复10次。确定该动作有效后可进阶，在伸展节段进行后前向加压，方向保持与伸展节段垂直。见图 11-20。

（二）适用范围

后方移位综合征和伸展功能不良综合征，俯卧伸展位进阶。

四、持续伸展位

（一）治疗方法

患者俯卧在可调节角度的治疗床上，将治疗床的头侧缓慢地抬起，5～10 min 抬起 3～5 cm，达到最大伸展角度后，维持 2～10 min，根据患者的具体情况调整。治疗结束时，需要缓慢地降低床头回复到水平位。见图 11-21。

（二）适用范围

后方移位综合征，可提供持续伸展力。

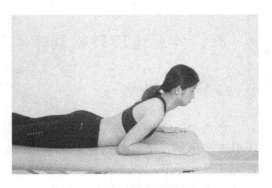

图 11-19　腰椎俯卧伸展位

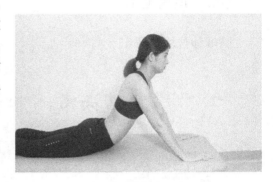

图 11-20　腰椎俯卧伸展和加压

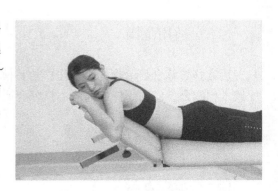

图 11-21　腰椎持续伸展位

五、站立位伸展

（一）治疗方法

患者站立位，双足分开约 30 cm，双手支撑腰部作为支点，患者尽量向后弯曲躯干，达到最大伸展范围后回复至起始位。动作重复 10 次。见图 11-22。

（二）适用范围

后方移位综合征和伸展功能不良综合征。

六、伸展松动术

（一）治疗方法

同胸椎伸展松动术。

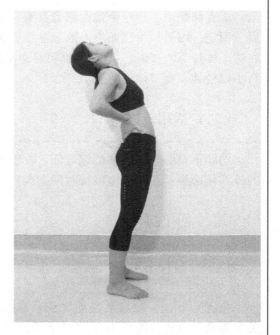

图 11-22　腰椎站立位伸展

（二）适用范围

后方移位综合征。

七、伸展位旋转松动术

（一）治疗方法

同胸椎伸展位旋转松动术。

（二）适用范围

后方移位综合征、症状不对称或仅单侧症状。

八、屈曲位持续旋转/屈曲位旋转松动术

(一) 治疗方法

患者仰卧位，治疗师站在患者身旁，面朝向患者头侧。治疗师一手置于患者远侧的肩上固定，用另一手屈曲患者的双侧髋膝关节至一定角度后，向治疗师方向旋转，维持在这个体位30～50 s。治疗师也可将患者踝部靠在自己大腿上，用力下压其膝关节进行小幅松动，有节律地重复10次。

(二) 适用范围

功能不良综合征和移位综合征。在整个过程中必须密切观察患者的反应。任何症状的外周化都提示在此体位维持时间过久。

九、卧位屈曲

(一) 治疗方法

患者仰卧位，双足底接触床面，双髋膝关节屈曲约45°。指导患者用双手带动双膝向胸部运动，达到运动终点时，双手用力下压，随后放松回复至起始位，重复10次。见图11-23。

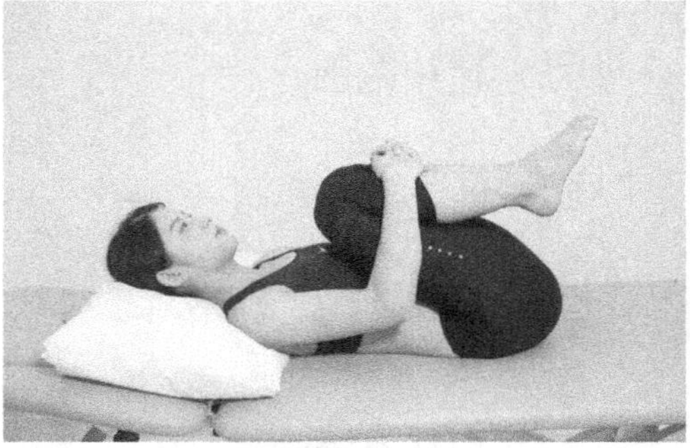

(二) 适用范围

后方移位综合征复位治疗后的功能恢复治疗，屈曲功能不良综合征，前方移位综合征。

图11-23 腰椎卧位屈曲

十、站立位屈曲

(一) 治疗方法

患者站立位，双足分开大约30 cm，双膝伸直。患者向前弯腰，双手沿大腿前方下滑，达到最大屈曲范围后回复至起始位。有节律地重复10次。见图11-24。

第十一章 麦肯基疗法

（二）适用范围

前方移位综合征，卧位屈曲的进阶；可用于神经根粘连、神经卡压的治疗。

十一、抬腿站立位屈曲

（一）治疗方法

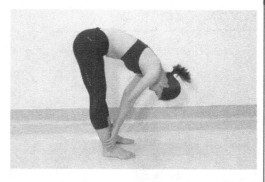

图 11-24　腰椎站立位屈曲

患者站立位，一侧下肢站在地面上主要负重，另一侧下肢放在凳子上，使得髋膝关节大约屈曲 90°。保持负重的下肢膝关节伸直，指导患者上身前倾，使得同侧肩部尽量靠近抬起的膝部。达到最大屈曲范围后回复至起始位。重复 6～10 次。每次屈曲后一定要回复至直立位。见图 11-25。

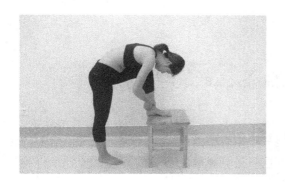
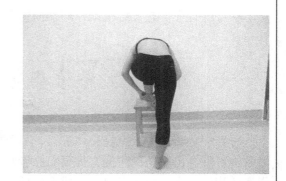

图 11-25　抬腿站立位屈曲

（二）适用范围

站位屈曲时脊柱偏离中心的患者，将偏离方向对侧的下肢抬起。

十二、侧方偏移的手法矫正

（一）治疗方法

患者站立位，双足分开大约 30 cm。治疗师站在患者偏移侧，将患者该侧的肘关节屈曲靠在胸侧壁上。治疗师用双上肢环绕患者躯干，双手交叉置于患者骨盆边缘，用肩部抵住患者屈曲的肘关节，前推患者的胸壁，同时双手回拉患者的骨盆。有节律地重复 10～15 次，也可尝试持续用力。当过度矫正时患者的疼痛明显减轻并向心化，或对侧出现疼痛。见图 11-26。

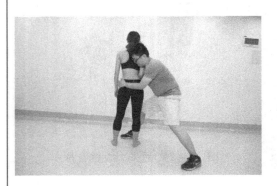
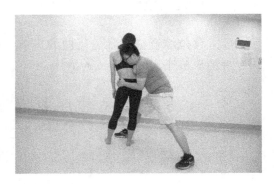

图 11-26　侧方偏移的手法矫正

（二）适用范围

移位综合征伴急性腰椎侧弯畸形的患者。

第七节　脊椎姿势综合征的治疗方法

矫正姿势需要整个脊柱整体进行，不可能只矫正脊柱的某一个局部。在矫正坐姿的过程中可能会出现新的疼痛，需要向患者解释这只是调整姿势习惯的一过性现象，得到患者的积极配合，由患者自主完成姿势矫正。

一、坐姿的矫正

让患者坐在无靠背的板凳上，腰部尽可能地弯曲，头颈部前突。这个位置是最坏的坐姿。然后让患者缓慢地坐高，即挺直腰部，头颈部尽量后缩，同时头向上顶，这个位置是最好的坐姿。使患者有节律地反复在两个体位间切换。当患者能很好地控制坐姿时，让患者首先采取最好的坐姿，然后腰椎从最大前凸度放松 10%，颈椎从最大后缩位放松 10%。

日常坐姿让患者使用有靠背的椅子，并在腰部使用腰椎靠枕来保持腰椎前凸度。腰椎靠枕应置于第 3~4 腰椎位置。

二、站姿的矫正

常见站立放松姿势是：头颈部前突，胸部下陷，胸椎后移，屈曲呈字母"C"形，骨盆前移，腰椎处于过伸位。

指导患者达到正确站位姿势的方法：教患者头颈后缩，胸部尽可能抬高，胸椎前移，腹部肌肉缩紧，骨盆后倾。

三、卧姿指导

当疼痛在夜间反复发生，影响睡眠质量，或者每日睡醒时疼痛症状最重时，则需要关心卧位姿势。

卧姿的矫正要因人而异。卧姿矫正的原则是颈部和腰部在睡眠时要有良好的支撑。可用垫枕填充颈部和腰部的凹陷。

第八节 禁 忌 证

应用麦肯基方法对患者进行治疗的关键是诊断。如果对患者的初步诊断为三大力学综合征其中之一，可以应用麦肯基方法治疗；如果初步诊断不符合力学综合征，患者临床表现不典型，需要进一步检查以明确诊断。以下列举一些麦肯基方法的绝对禁忌证和相对禁忌证。

（一）绝对禁忌证

（1）原发或继发恶性肿瘤。
（2）各种感染。
（3）疾病炎症活动期。
（4）中枢神经受累（脊髓受压体征、马尾病灶等）。
（5）严重骨骼疾病。
（6）骨折、脱位和韧带撕裂等骨关节肌肉系统不稳定因素。
（7）血管性疾病。
（8）糖尿病晚期。

（二）相对禁忌证

（1）轻至中度骨质疏松，无并发症。
（2）结构性/先天性疾病。
（3）炎症性疾病非活动期。
（4）韧带松弛。
（5）孕妇，尤其最后2个月。

（6）骨关节炎晚期或多节段。

（7）精神性或行为性疾病。

（8）既往腹部或胸部手术。

（9）服抗凝药或长期口服激素。

（10）近期重大创伤后。

（11）近期手术后。

（12）服用止痛药后在止痛效应期内。

（13）严重疼痛，不能活动。

参考文献

[1] MCKENZIE R, MAY S. The lumbar spine mechanical diagnosis and therapy ［M］. Waikanae：Spinel Publication（N. Z.）Ltd，2003.

[2] MEKENZIE R. The cervical and thoracic spine mechanicel diagnosis and therapy ［M］. Waikenae：Spinal Publications（N. Z.）Ltd，1990.

[3] MCKENZIE R, MAY S. The human extremities mechanical diagnosis and therapy ［M］. Waikanae：Spinal Publication New（N. Z.）Ltd，2000.

[4] MCKENZIE R. Treat your own back ［M］. 5th Edt. Waikanae：Spinel Publication（N. Z.）Ltd，1997.

[5] MCKENZIE R. Treat your own neck ［M］. Waikanae：Spinal Publication（N. Z.）Ltd，1983.

[6] LINDSAY R, WATSON G, HICKMOTT, D, BROADFOOT A, et al. Treat your own strains and bruises ［M］. Waikanae：Spinel Publication（N. Z.）Ltd，1994.

（林科宇）

第十二章 悬吊治疗技术

学习目标

掌握

1. 悬吊治疗技术的诊断方法
2. 悬吊治疗技术的常见治疗方法

熟悉

1. 悬吊技术的发展趋势
2. 悬吊技术的诊断和治疗的记录

了解

悬吊治疗技术的发展历史

第一节 概 述

悬吊治疗技术，顾名思义，是利用悬吊装置或设备进行康复治疗的一种技术。在物理治疗领域中，它引领患者主动治疗和主动训练，以达到持久、有效地改善肌肉骨骼系统等疾患的目标。最早的吊带床是起源于"二战"时期，被用来治疗受伤的战士，紧接着"二战"之后，欧洲全面爆发脊髓灰质炎，吊带床被用来治疗因病所致的大面积瘫痪的患者。经过70余年的逐步发展，悬吊治疗技术衍生出多种多样的悬吊装置，有的固定并悬吊在天花板，有的直接立于地面，甚或安装在墙面，如此一来可以巧妙地使身体的部位或整体摆脱重力的影响，便于有效安全地进行闭链或开链的运动评估和治疗。

然而，近几年，蓬勃发展的悬吊治疗技术不但被应用于康复领域，而且被广泛用于体育、舞蹈、保健等多个领域。其中在康复领域，悬吊治疗技术的适应证非常广泛，包括肌肉和骨关节疾病、平衡协调障碍、运动控制障碍、本体感觉下降、肌肉力量或耐力下降、转移功能障碍、偏瘫、截瘫、脑瘫；在其他领域，常常使用于提高核心稳定、预防运动损伤、强化运动员体能、优化动作质量等。

悬吊治疗技术包括诊断方法和治疗两大系统，诊断的目的是找出运动过程中薄弱的环节（肌筋膜的弱链），这些薄弱的环节是导致身体疼痛或者运动功能障碍的重要来源，而诊断的方法称作弱链测试；治疗是通过特定的悬吊训练强化薄弱的环节，达到治疗疾病和提高运动功能的目的。

第二节　悬吊技术的诊断方法

悬吊设备由于种类多样，因此在本文不做详细介绍。

悬吊技术的诊断流程：针对不同肌筋膜运动链，通过特定体位摆放和悬吊设置，评估该肌筋膜链上的薄弱环节，同时也评估人体的核心稳定性。所有的弱链测试均通过闭链运动方式完成，首先从每个标准动作开始，如果运动过程中的动作质量、代偿、疼痛、疲劳程度都没有发现异常，则逐渐增加难度；如果运动过程中出现异常，包括核心稳定性下降，则降低测试难度。在完成每项弱链测试后，记录弱链测试的结果，此结果包括达到的最佳运动表现和存在的薄弱环节。弱链测试的结果非常重要，可以为悬吊治疗方案的制订提供依据，也可以反映治疗后的治疗效果。

弱链测试方法种类繁多，本章节由于篇幅有限，因此难以罗列所有。以下测试方法仅是腰、骨盆和下肢的弱链测试，希望读者举一反三，运用到其他部位或其他类型的测试。

一、仰卧位骨盆上抬

1. 适应证

腰、骨盆和髋部的神经肌肉控制障碍，功能性稳定障碍，疼痛或下降的髋伸展关节活动度，腰、骨盆和髋部的疲劳、不适感、疼痛或僵硬，背侧肌筋膜链功能障碍。

2. 原动肌

臀大肌。

3. 测试设置

患者采取仰卧位，头放在平衡垫上，双上肢放于两侧并与躯干平行，一侧膝关节屈曲90°并使足底贴于床面，另一侧下肢平放于床面；悬吊减荷点正好在骨盆带上方，使用弹性绳索绑住宽的吊带，并使吊带托住骨盆带远离床面1 cm；悬吊固定点正好在膝关节上方，使用固定绳索绑定窄的吊带，并使吊带托住腘窝。见图12-1。

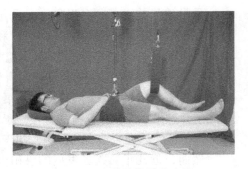

图12-1　仰卧位骨盆上抬

第十二章 悬吊治疗技术

4．测试步骤

首先伸展已经屈曲的膝关节，然后抬起另一侧下肢使双下肢平行，最后抬起骨盆使躯干和双下肢同一条直线。

5．弱链测试的阳性体征

骨盆带抬起不足，骨盆旋转，难以维持正常腰椎弧度，身体侧弯或旋转，非测试的下肢晃动，一侧肩胛骨离地，颈部代偿，背侧链疼痛。

6．注意事项

如果患者能够高质量地完成弱链测试，即没有发现弱链的阳性体征，就可去除骨盆带的宽吊带和弹性绳索，再按照原来的方法测试一次；如果也能高质量地完成，则说明患者通过弱链测试，即达到正常人的平均水平。

二、侧卧位髋关节外展

1．适应证

臀中肌力下降，站立平衡功能下降，髋部的神经肌肉控制障碍，核心稳定障碍，疼痛或下降的髋外展关节活动度，外侧肌筋膜链功能障碍。

2．原动肌

臀中肌。

3．测试设置

患者采取侧卧位，头放在平衡垫上，上方的上肢紧贴躯干并与躯干平行，下方的手放在平衡垫下，双下肢并拢；悬吊减荷点正好在髋上方，使用弹性绳索绑住宽的吊带，并使吊带托住髋部远离床面1cm；悬吊固定点正好在膝关节上方，使用固定绳索绑定窄的吊带，并使吊带托住下方的膝关节的外侧，此时下方的外踝与上方的股骨大转子同一水平面。见图12-2。

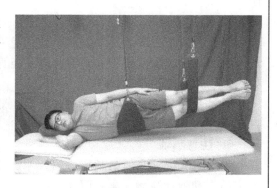

图12-2 侧卧髋关节外展

4．测试步骤

首先外展上方的髋关节至最大关节活动度，然后外展下方的髋关节并保持髋关节处于中立位，最后抬起骨盆使躯干和双下肢同一条直线。

5．弱链测试的阳性体征

骨盆带抬起不足，身体侧弯或旋转，难以维持正常腰椎弧度，非测试的下肢晃动，颈部代偿，外侧肌筋膜链疼痛，下侧髋关节后伸。

6．注意事项

如果患者能够高质量地完成弱链测试，即没有发现弱链的阳性体征，就可去除髋部的宽吊带和弹性绳索，再按照原来的方法测试一次；如果也能高质量地完成，则说明患者通过弱链测试，即达到正常人的平均水平。

三、侧卧位髋关节内收

1. 适应证
髋关节内收肌群肌力下降，髋部的神经肌肉控制障碍，核心稳定障碍，疼痛或下降的髋内收关节活动度，腹侧肌筋膜链功能障碍。

2. 原动肌
髋内收肌群。

3. 测试设置
患者采取侧卧位，头放在平衡垫上，上方的上肢紧贴躯干并与躯干平行，下方的手放在平衡垫下，一侧下肢抬离地面，另一侧放松在地面；悬吊减荷点正好在髋上方，使用弹性绳索绑住宽的吊带，并使吊带托住髋部远离床面1cm；悬吊固定点正好在膝关节上方，使用固定绳索绑定窄的吊带，并使吊带托住上方的膝关节的内侧，此时上方的膝关节内侧髁与上方的肩关节同一水平面。见图12-3。

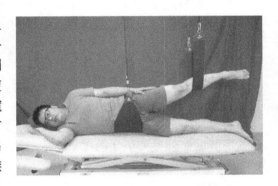

图12-3 侧卧髋关节内收

4. 测试步骤
首先内收下方的髋关节使双下肢并拢，然后使用下方的肩关节支持体重而不是头颈部，最后抬起骨盆使躯干和双下肢同一条直线。

5. 弱链测试的阳性体征
骨盆带抬起不足，身体侧弯或旋转，难以维持正常腰椎弧度，非测试的下肢晃动，颈部代偿，腹侧肌筋膜链疼痛。

6. 注意事项
如果患者能够高质量地完成弱链测试，即没有发现弱链的阳性体征，就可去除髋部的宽吊带和弹性绳索，再按照原来的方法测试一次；如果也能高质量地完成，则说明患者通过弱链测试，即达到正常人的平均水平。

四、仰卧位髋关节伸展

1. 适应证
腰、骨盆和髋部的神经肌肉控制障碍，功能性稳定障碍，疼痛或下降的髋伸展关节活动度，腰、骨盆和髋部的疲劳、不适感、疼痛或僵硬，背侧肌筋膜链功能障碍。

2. 原动肌
腘绳肌，臀大肌。

第十二章　悬吊治疗技术

3. 测试设置

患者采取仰卧位，头放在平衡垫上，双上肢放于两侧并与躯干平行，一侧髋关节屈曲45°，另一侧下肢平放于床面；悬吊减荷点正好在骨盆带上方，使用弹性绳索绑住宽的吊带，并使吊带托住骨盆带远离床面1 cm；悬吊固定点正好在踝关节上方，使用固定绳索绑定窄的吊带，并使吊带托住足跟。见图12-4。

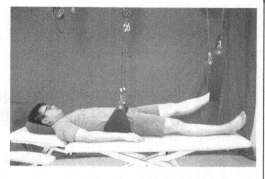

图12-4　仰卧髋关节伸展

4. 测试步骤

首先屈曲非测试的髋关节并使双侧下肢并拢和平行，然后使用下方的肩关节支持体重而不是头颈部，最后抬起骨盆使躯干和双下肢同一条直线。

5. 弱链测试的阳性体征

骨盆带抬起不足，骨盆旋转，难以维持正常腰椎弧度，身体侧弯或旋转，非测试的下肢晃动，一侧肩胛骨离地，颈部代偿，背侧肌筋膜链疼痛。

6. 注意事项

如果患者能够高质量地完成弱链测试，即没有发现弱链的阳性体征，就可去除骨盆带的宽吊带和弹性绳索，再按照原来的方法测试一次；如果也能高质量地完成，则说明患者通过弱链测试，即达到正常人的平均水平。

五、俯卧位髋关节屈曲

1. 适应证

髋关节屈曲肌群肌力减弱，髋部的神经肌肉控制障碍，功能性稳定障碍，疼痛或下降的髋屈曲关节活动度，髋部的疲劳、不适感、疼痛或僵硬，腹侧肌筋膜链功能障碍。

2. 原动肌

髂腰肌。

3. 测试设置

患者采取俯卧位，双肘屈曲90°而且撑在治疗床上，此时双肘正好在肩关节正下方而且与肩同宽；悬吊减荷点正好在腹部上方，使用弹性绳索绑住宽的吊带，并使吊带托住腹部，然后在腹部和吊带下方放置两块叠在一起的平衡垫；悬吊固定点正好在受测下肢的胫骨粗隆的上方，使用固定绳索绑定细小的带子（便于防止测试过程中滑脱），并使带子托住胫骨粗隆，此时胫骨粗隆与肩关节同一水平面。非受测下肢放松于床面。见图12-5。

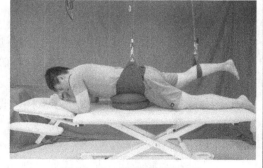

图12-5　俯卧髋关节屈曲

4. 测试步骤

首先移除两块平衡垫，然后伸展非测试一侧的髋关节并使双侧下肢并拢和平行，紧接着抬起骨盆使躯干和下肢在一条直线上，最后屈曲双侧髋关节至90°并维持。

5. 弱链测试的阳性体征

无法屈曲双侧髋关节至90°并维持，骨盆带抬起不足，身体侧弯或旋转，难以维持正常的腰椎弧度，一侧肘关节离地，腹侧肌筋膜链疼痛。

6. 注意事项

如果患者能够高质量地完成弱链测试，即没有发现弱链的阳性体征，就可去除骨盆带的宽吊带和弹性绳索，再按照原来的方法测试一次；如果也能高质量地完成，则说明患者通过弱链测试，即达到正常人的平均水平；在所有的正常测试之前，应该帮助患者进行一次预测试，即让患者熟悉整个测试过程。

六、仰卧位膝关节屈曲

1. 适应证

膝关节屈曲肌群肌力减弱，髋部和膝部的神经肌肉控制障碍，功能性稳定障碍，疼痛或下降的髋伸展关节活动度，髋关节和膝关节的疲劳、不适感、疼痛或僵硬，背侧肌筋膜链功能障碍。

2. 原动肌

腘绳肌。

3. 测试设置

患者采取仰卧位，头放在平衡垫上，双上肢放于两侧并与躯干平行，一侧髋关节屈曲10°并且使同侧的踝关节与髂前上棘同一水平面，另一侧下肢平放于床面；悬吊减荷点正好在骨盆带上方，使用弹性绳索绑住宽的吊带，并使吊带托住骨盆带远离床面1 cm；悬吊固定点正好在踝关节上方，使用固定绳索绑定细小的带子（便于防止测试过程中滑脱），并使带子托住足跟。见图12-6。

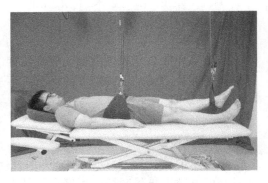

图12-6 仰卧膝关节屈曲

4. 测试步骤

首先屈曲非测试的髋关节并使双侧下肢并拢和平行，然后抬起骨盆使躯干和下肢在同一条直线上，最后屈曲双侧膝关节至90°并维持。

5. 弱链测试的阳性体征

无法屈曲双侧膝关节至90°并维持，骨盆旋转，难以维持正常腰椎弧度，身体侧弯或旋转，一侧肩胛骨离地，颈部代偿，背侧肌筋膜链疼痛，等等。

6. 注意事项

如果患者能够高质量地完成弱链测试，即没有发现弱链的阳性体征，就可去除骨盆带的宽吊带和弹性绳索，再按照原来的方法测试一次；如果也能高质量地完成，则说明患者通过弱链测试，即达到正常人的平均水平。

七、俯卧位膝关节伸展

1. 适应证
膝关节伸展肌群肌力下降，膝部的神经肌肉控制和功能性稳定障碍，疼痛或下降的膝伸展关节活动度，膝部的疲劳、不适感、疼痛或僵硬，腹侧肌筋膜链功能障碍。

2. 原动肌
股四头肌。

3. 测试设置
患者采取俯卧位，双肘屈曲90°而且撑在治疗床上，此时双肘正好在肩关节正下方而且与肩同宽；悬吊减荷点正好在腹部上方，使用弹性绳索绑住宽的吊带，并使吊带托住腹部远离床面2～3 cm；受测肢体的膝关节屈曲90°，悬吊固定点正好在受测下肢的膝关节的上方，使用固定绳索绑定细小的带子（便于防止测试过程中滑脱），并使带子托起踝关节背侧离开床面1 cm。非受测下肢放松于床面。见图12-7。

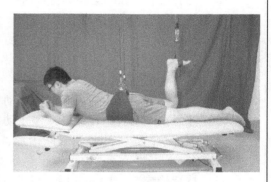

图12-7 俯卧膝关节伸展

4. 测试步骤
首先抬起非测试的下肢，然后抬起骨盆，最后伸展双侧膝关节使身体处于同一条直线上并维持。

5. 弱链测试的阳性体征
无法伸展双侧膝关节末端并维持，受测肢体旋转，骨盆带抬起不足，身体侧弯或旋转，难以维持正常的腰椎弧度，一侧肘关节离地，腹侧肌筋膜链疼痛。

6. 注意事项
如果患者能够高质量地完成弱链测试，即没有发现弱链的阳性体征，就可去除骨盆带的宽吊带和弹性绳索，再按照原来的方法测试一次；如果也能高质量地完成，则说明患者通过弱链测试，即达到正常人的平均水平；在所有的正常测试之前，应该帮助患者进行一次预测试，即让患者熟悉整个测试过程。

八、其他测试

其他测试还包括核心稳定性测试、上肢的弱链测试、颈部的弱链测试和平衡功能测试等，由于篇幅有限，不在此做更详细介绍。

运动疗法

第三节 悬吊技术的治疗方法

悬吊技术的治疗方法必须建立在弱链测试的结果上,针对患者存在的弱链测试的阳性体征,设计个性化的悬吊训练方案。由于悬吊治疗技术具有一定的特殊性,需要特殊的训练设备,因此训练方案遵循以下原则:

闭链运动模式;超负荷训练;制造不稳定平面、外界干扰,如声音;给予减重支持;个性化治疗方案;无痛训练;FITT原则(频率、强度、时间、类型)。

其中关于悬吊训练的运动类型和时间,又可以细分为以下两种方式。

一、长时间、低负荷运动

(1) 正常人可维持 120 s。
(2) 当受试者出现疼痛或无法坚持动作时停止。
(3) 注意记录患者出现疲劳或停止动作的时间。
(4) 训练中,若维持时间不断增加、动作过程中无痛并且动作能够正确完成,可重复该动作。
(5) 持续治疗 5～10 min 后,再进行测试,与训练前测试结果进行对比。

二、重复次数较少、高负荷运动

(1) 每组动作都尽量用受试者能够承受的最大负荷。
(2) 每组动作间休息约 30 s。
(3) 训练中,若维持时间不断增加、动作过程中无痛并且动作能够正确完成,可重复该动作。
(4) 持续治疗 3～5 次后,进行弱链测试,然后比较训练前后的弱链测试结果。

第四节 常见的弱链治疗方法

由于弱链治疗是根据弱链测试的结果而进行的,因此以下常见的治疗方法是基于第一节的诊断结果而设定的。治疗方法多种多样,希望以下内容具有抛砖引玉的作用。

一、仰卧位腰椎中立位训练

1. 目的
训练躯干核心稳定性，改善所有弱链测试的过程中发现的功能性不稳。

2. 训练设置
受试者仰卧，使用弹性绳将宽吊带长轴对准股骨大转子，窄吊带使用非弹性绳置于膝部，小吊带套于双侧踝部，将悬挂吊带的绳子升高，使髋、膝屈曲至少 45°，所有悬吊点均在身体正上方。见图 12-8。

3. 训练过程
测试者将床面降低，确保悬吊骨盆区的弹性绳能够对身体有足够支撑，测试者可使用一根手指将受试者撑起；测试者一手置于骶尾部另一手置于腹部，轻轻将受试者腰部

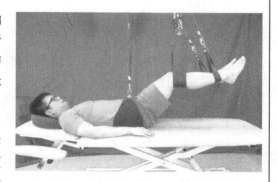

图 12-8 仰卧位腰椎中立位训练

向上抬起 2～5 mm，之后将手拿开，嘱受试者保持此位置，最长保持时间为 120 s。

4. 处方
通过不断延长时间来增加难度，重复次数不限，直至受试者维持时间不能延长为止。

二、仰卧位骨盆上抬训练

1. 目的
改善弱链测试的阳性体征。

2. 训练设置
与仰卧骨盆上抬弱链测试的设置相同（图 12-1），如果患者的身体状况无法完成基本的训练设置，可以采取更简单的设置，例如增加弹性绳的数量和弹性系数。

3. 训练过程
将窄吊带中的膝关节伸直，将另一侧腿伸直抬起保持与被悬吊侧腿部于同一高度平面内，将悬吊侧腿部向下压悬吊带使骨盆抬高（图 12-9）。尽量用鼓励性的言语促进患者完成高质量动作，例如"加油""努力""维持""做得很好"。

4. 训练处方
每组动作维持 30 s，每组间休息 30～60 s，每天 4～6 组，如果患者第二天感到疲

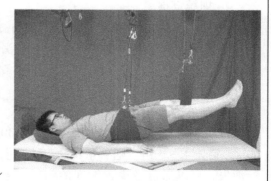

图 12-9 仰卧骨盆上抬训练

劳，可以隔天训练一次。可通过减少弹性绳的辅助、悬吊点的改变、外部干扰、支持面的不稳定设置来增加动作难度。

三、侧卧位髋关节外展训练

1. 目的
改善弱链测试的阳性体征。

2. 训练设置
与侧卧髋关节外展弱链测试的设置相同（图12-2）。

3. 训练过程
首先外展上方的髋关节至最大关节活动度，然后外展下方的髋关节并保持髋关节处于中立位，最后抬起骨盆使躯干和双下肢同一条直线（图12-10）。当患者在训练过程中出现阳性体征，比如腰椎过度后伸、颈部代偿、身体旋转等，操作者必须及时用语言或双手纠正。

4. 训练处方
每组动作维持 10～30 s，每组间休息 30～60 s，每天 4～6 组，可通过减少弹性绳的辅助、添加振动装置、悬吊点的改变、支持面的不稳定设置来增加动作难度。

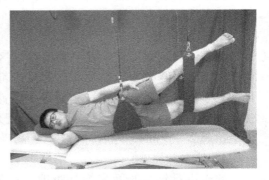

图 12-10　侧卧髋关节外展训练

四、侧卧位髋关节内收训练

1. 目的
改善弱链测试的阳性体征。

2. 训练设置
与侧卧髋关节内收弱链测试的设置相同（图12-3）。

3. 训练过程
首先内收下方的髋关节使双下肢并拢，然后使用下方的肩关节支持体重而不是头颈部，最后抬起骨盆使躯干和双下肢同一条直线（图12-11）。

4. 训练处方
每组动作维持 30 s，每组间休息 30～60 s，每天 4～6 组；随着患者的阳性体征逐渐消失，可以通过减少弹性绳的辅助、悬吊点的改变、外部干扰、支持面的不稳定设置

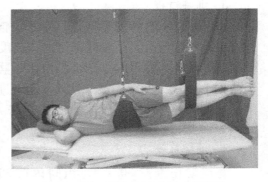

图 12-11　侧卧位髋关节内收训练

来增加动作难度，亦可以采取动态的训练模式来增加难度。

五、仰卧位髋关节伸展训练

1. 目的
改善弱链测试的阳性体。

2. 训练设置
与侧仰卧髋关节伸展弱链测试的设置相同（图12-4），需要根据患者的具体情况摆出个性化的设置，以达到循序渐进的目的。

3. 训练过程
首先屈曲非测试的髋关节并使双侧下肢并拢和平行，然后使用下方的肩关节支持体重而不是头颈部，最后抬起骨盆使躯干和双下肢同一条直线（图12-12）。

4. 训练处方
每组动作维持30 s，每组间休息30～60 s，每天4～6组，可通过减少弹性绳的辅助、悬吊点的改变、外部干扰、支持面的不稳定设置来增加动作难度。

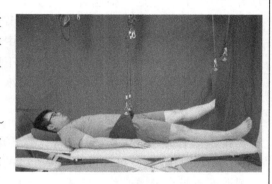

图12-12　仰卧髋关节伸展训练

六、俯卧位髋关节屈曲训练

1. 目的
改善弱链测试的阳性体征。

2. 训练设置
与俯卧髋关节屈曲弱链测试的设置相同（图12-5）。

3. 训练过程
首先移除两块平衡垫，然后伸展非测试一侧的髋关节并使双侧下肢并拢和平行，紧接着抬起骨盆使躯干和下肢在一条直线上，最后屈曲双侧髋关节至90°并维持。（图12-13）。

4. 训练处方
每组动作维持30 s，每组间休息30～60 s，每天4～6组，可通过减少弹性绳的辅助或改变悬吊点来增加动作难度，或增加支撑面的不稳定性。亦可增加每次动作的维持时间，减少休息时间，或每天进行超过6组。

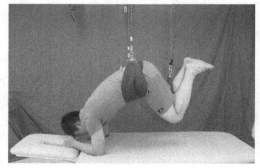

图12-13　俯卧髋关节屈曲训练

七、仰卧位膝关节屈曲训练

1. 目的
改善弱链测试的阳性体征。

2. 训练设置
与仰卧膝关节屈曲弱链测试的设置相同（图12-6）。

3. 训练过程
首先，屈曲非测试的髋关节并使双侧下肢并拢和平行；然后，抬起骨盆使躯干和下肢在同一条直线上，最后屈曲双侧膝关节至90°并维持。见图12-14，在训练过程中可以配合呼吸，缓慢呼气的同时逐渐抬起下肢和屈曲双膝关节，缓慢吸气的同时逐渐恢复至训练设置的基本体位。

4. 训练处方
每组动作维持30 s，每组间休息30～60 s，每天4～6组，可通过减少弹性绳的辅助或改变悬吊点来增加动作难度，或增加支撑面的不稳定性。

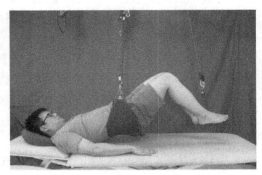

图12-14 仰卧位膝关节屈曲训练

八、俯卧位膝关节伸展训练

1. 目的
改善弱链测试的阳性体征。

2. 训练设置
与俯卧位膝关节伸展弱链测试的设置基本相同（图12-7），如果患者无法完成，则需要减低困难程度，例如给非测试的一侧下肢提供悬吊，提供更稳定的支持面。

3. 训练过程
首先抬起非测试的下肢，然后抬起骨盆，最后伸展双侧膝关节使身体处于同一条直线上并维持。见图12-15。

4. 训练处方
每组动作维持30 s，每组间休息30～60 s，每天4～6组，可通过减少弹性绳的辅助、悬吊点的改变、外部干扰、支持面的不稳定设置来增加动作难度。

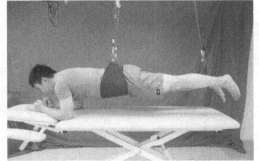

图12-15 俯卧位膝关节伸展训练

九、跪姿肩关节伸展训练

1. 弱链测试

跪于悬吊点正下方，双膝分开与肩同宽，双手握住吊于肩关节正上方的小吊带，保持肘关节伸直，使用弹性绳将宽吊带悬吊于腹部，注意观察肘关节在动作过程中是否处于伸直状态、肩关节前屈是否能够达到全范围、肩胛是否出现翼状、身体是否平直以及躯干是否出现旋转或侧屈，如果有以上问题，则记录为阳性体征。

2. 训练目的

改善弱链测试的阳性体征。

3. 训练过程

身体尽量前倾，肩关节尽量前屈，使身体维持平直状态。

4. 训练处方

每组动作维持 30 s，每组间休息 30～60 s，每天 4～6 组，可通过减少弹性绳的辅助或改变悬吊点来增加动作难度，或增加支撑点的不稳定性。

十、其他训练

除了以上常见的悬吊治疗技术，还有无数种悬吊治疗的方法，有待读者朋友的挖掘与推广。

参考文献

[1] WOLNY T, SAULICZ E, LINEK P, MYŚLIWIEC A, KOKOSZ M, SAULICZ M, SÍOMIŃSKI P. Effectiveness of physiotherapy in the treatment of excessive lateral pressure syndrome after anterior cruciate ligament reconstruction-preliminary report [J]. Ortop Traumatol Rehabil, 2014 Jan-Feb; 16（1）: 47－55. doi: 10.5604/15093492.1097488.

[2] JI HAE KIM, YOUNG EOK KIM, SEA HYUN BAE, KYUNG YOON KIM. The Effect of the Neurac Sling Exercise on Postural Balance Adjustment and Muscular Response Patterns in Chronic Low Back Pain Patients [J]. 2013 Aug; 25（8）: 1015－1019. Published online. J Phys Ther Sci, 2013 Sep 20. doi: 10.1589/jpts.25.1015.

[3] YU-SHAN YUE, XU-DONG WANG, BIN XIE, ZHONG-HAN LI, BING-LIN CHEN, XUE-QIANG WANG, YI ZHU1. Sling exercise for chronic low back pain: a systematic review and meta-analysis [J]. PLoS One, 2014, 9（6）: e99307. Published online 2014 Jun 11.

（林武剑　陈可迪）

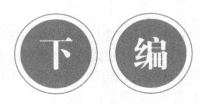

下编
常见疾病的运动疗法

第十三章　骨关节肌肉系统疾病

学习目标

掌握

常见骨关节肌肉系统疾病的运动疗法

熟悉

常见关节肌肉系统疾病的解剖

了解

常见关节肌肉系统疾病的诊断

随着医学的发展,很多骨关节病变问题都需要通过外科手术干预,但仅仅是手术干预只能解决一部分问题,随之带来了很多运动功能、协调性、本体感觉等问题。

运动疗法是骨科疾病在临床中的重要治疗手段,是骨科患者康复过程中的不可缺少的环节。对治疗和预防骨科骨关节肌肉系统疾病起到重要作用,对于骨科术后患者快速康复更加起着关键的作用,决定着患者术后的功能康复程度。

第一节　颈　椎　病

一、概述

颈椎病(cervical spondylosis)是由于颈椎间盘退变、突出,颈椎骨质增生、韧带增厚、钙化等退行性病变刺激或压迫其周围的肌肉、血管神经、脊髓引起的一系列症状。

二、分型及临床表现

依据不同的神经、血管受累及不同的临床表现，颈椎病主要分为五型：神经根型、脊髓型、交感型、椎动脉型和混合型。

1. **神经根型颈椎病**（cervical spondylotic radiculopathy）

多数好发于 50 岁左右。颈部损伤，长期伏案工作而劳累，或"落枕"常为发病诱因。可急性起病，也可慢性发病。颈肩臂痛、向前臂或手指放射、手麻、手或臂无力感、持物不稳或失落为常见症状。

2. **脊髓型颈椎病**（cervical spondylotic myelopathy）

以手、足或肢体麻木，僵硬不灵活，握物不稳，写字、持筷不方便或步态不稳，足下踩棉花感等是常见的主诉。有些患者有尿急、尿频或排尿困难，及胸或腹部束带感的症状。

3. **交感性颈椎病**（cervical spondylotic sympathetic imbalance）

以头昏头痛，颈肩背痛，颈椎及上胸椎棘突压痛；面部麻木或半身麻木，发凉感，无汗或多汗，针刺觉迟钝；眼部胀痛、干涩或流泪，视物不清；耳鸣或耳聋；心动过速或过缓，心律不齐；情绪不稳定，睡眠不好，对疾病恐惧多虑等为其常见的临床表现。

4. **椎动脉型颈椎病**（cervical spondylotic vertebroarterial impairment）

典型症状为转头时突发性眩晕、天旋地转、恶心、呕吐；四肢无力，共济失调，甚至跌倒，但意识清醒。卧床休息数小时，多至数日症状可消失。

5. **混合型**

混合型颈椎病具有前者 2 组以上症状者，通常是以某型为主，伴有其他型的部分表现。

三、运动疗法

颈椎病提倡非手术疗法为首选。一般应先从正规的非手术疗法开始，持续 3～4 周，一般均能缓解。对症状呈进行性发展者（多为脊髓型），则需当机立断，及早手术。

1. **颈椎牵引**

颈椎牵引是颈椎病最常用而有效的方法，通过机械或电动装置使牵引力持续地直接作用于颈椎及其关节、韧带、肌肉。颈椎牵引可解除颈部肌肉痉挛，使椎间隙和椎间孔增大，以解除对神经根的压迫或刺激，使扭曲的椎动脉伸展，减少椎间盘内压，缓冲椎间盘组织向周围的压力，减轻炎症水肿。

注意：在颈椎牵引过程，若出现头晕、四肢出汗、恶心、心慌、胸闷等症状应立即停止牵引，及时进行处理。对脊髓型颈椎病或有颈椎不稳因素存在的患者进行颈椎牵引，更应密切注意观察，防止突发意外。

2. **肌力训练**

肌力训练可增强颈肩背肌的肌力，使颈椎稳定，减少对神经的刺激，改善颈椎间各关节功能，增加颈椎活动范围，减轻肌肉痉挛，纠正不良姿势。

第十三章 骨关节肌肉系统疾病

3. 颈椎操

颈椎操通过颈背部的肌肉锻炼，增强颈背肌肉力量，以保持颈椎的稳定；通过颈部功能锻炼，恢复及增进颈椎的活动功能，防止颈椎僵硬，改善血液循环，促进炎症的消退；还可缓解肌痉挛，减轻疼痛。

注意：练习医疗体操时，如果症状被诱发或加重，则应暂停练习。

（1）左顾右盼（图13-1）。头颈慢慢向一侧转动，直至看到肩部，保持3～5 s，还原，再转向对侧，重复5～10次。要求动作缓慢，幅度要大，使肌肉、韧带等组织受到充分牵拉。自觉颈部酸胀感。

（2）健侧牵伸。头颈向健侧缓慢侧屈，同时患侧手臂伸直用力下压，保持3～5 s，这时患肢可能感到舒松或感到手臂部有发麻感，重复5～10次。如果是双手臂麻痛患者，此节不做。

（3）夹脊牵颈 两臂用力向后，尽量使两肩胛骨靠近脊柱，同时挺胸、头稍低，后颈项上拔，静止用力，保持10 s左右。然后复原，重复10次。

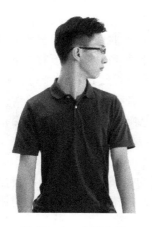

图13-1　左顾右盼

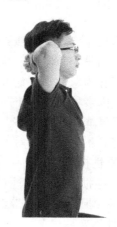

图13-2　抗阻后伸

（4）抗阻后伸（图13-2）双手托住颈枕部，用力向前向上提拔，同时头颈用力对抗两手阻力向后靠，静止对抗3～5 s左右，还原，重复10次。

（5）颈项旋转（图13-3）头颈放松，呼吸自然，缓慢转动颈部，幅度要大，顺时针、逆时针旋颈交替进行，重复10次。

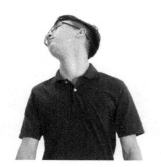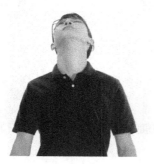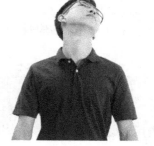

图13-3　颈项旋转

第二节 下 腰 痛

一、概述

下腰痛（low back pain，LBP），下腰痛不是一种疾病诊断，而是以背部疼痛为代表的一组症候群或症状综合征，是指后背腰骶部的疼痛或不适感，可伴有或不伴有下肢的放射痛，是骨科疾患中最常见的症状之一。据统计，90%的人一生中都曾有过下腰痛的体验。

二、分型及临床表现

下腰痛临床表现为腰骶臀部的疼痛，伴有或不伴有下肢的症状。下腰痛病因复杂，可能是局部的骨骼、肌肉、椎间盘、软组织等受到激惹所致。根据下腰痛持续的时间，可将下腰痛分为急性下腰痛和慢性下腰痛。两者之间的分界线定在3个月。疼痛持续时间在3个月内者称为急性下腰痛，持续时间超过3个月者称为慢性下腰痛。

引起下腰痛的原因很多，骨科临床常见的原因有急慢性损伤、炎性病变、脊柱退行性改变、姿势不良、肿瘤等。

1. 急慢性损伤

（1）急性损伤：如脊柱骨折，韧带、肌肉关节囊的撕裂，急性椎间盘突出等。

（2）慢性损伤：如韧带炎、肌肉劳损、脊柱骨关节的增生和退变脊柱滑脱等。

2. 炎性病变

如脊柱结核、感染、椎体骨髓炎、类风湿性关节炎，第3腰椎横突综合征强直性脊柱炎等。

3. 脊柱退行性改变

如椎间盘退变、椎管狭窄症、老年性骨质疏松症、脊柱不稳定等。

4. 姿势不良

长期伏案工作或弯腰工作妊娠，肥胖所致的大腹便便。

5. 肿瘤

骨与软组织肿瘤骨髓或神经肿瘤等。

三、运动疗法

下腰痛运动疗法对减轻疼痛、促进血液循环、维持脊柱柔韧性、强化躯干肌和预防废用性萎缩起到重要的作用。

第十三章 骨关节肌肉系统疾病

1. 腰椎牵引

腰椎牵引是腰椎病最常用而有效的方法，腰椎牵引是利用牵拉力与反牵拉力作用于腰椎，通过向相反方向的牵拉来达到治疗腰椎间盘突出的目的。腰椎牵引可使腰椎间隙增大，关节突关节的拉开，使椎间孔恢复正常的外形，从而解除对神经根的挤压。牵引还可使腰椎得到充分的休息，减少运动的刺激，有利于组织充血、水肿的吸收、消退，还可缓解肌肉痉挛、减轻椎间压力。

注意：在腰椎牵引过程，若出现头晕、四肢出汗、恶心、心慌、胸闷等症状应立即停止牵引，及时进行处理。对腰椎不稳因素存在的患者进行腰椎牵引，更应密切注意观察，防止突发意外。

（详情可参考本书第二章第二节"颈椎牵引"）

2. 肌力训练

可增强腰背肌的肌力，使腰椎稳定，减少对神经的刺激，改善腰椎间各关节功能，减轻肌肉痉挛，纠正不良姿势。

（详情可参考本书第二章第三节"肌力训练"）

3. Williams 腰痛体操

作用是扩大椎间孔及椎间关节，减轻神经根的压迫；牵拉紧张的髋关节屈肌，强化腹肌及臀肌，减少腰椎前凸，使腰骶椎排列正常。

（1）双膝触腋（图13-4）：仰卧、用力缩紧腹肌，并使腰背紧贴床面，然后双手抱持双膝，使之接近腋部，并维持30 s左右，再慢慢回到起始位置，放松后重复，如此10次。

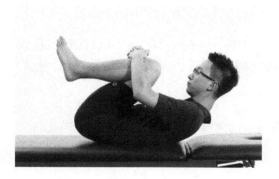

图13-4 双膝触腋

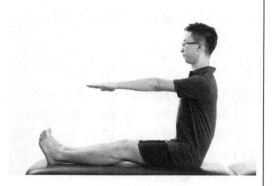

图13-5 摸脚尖

（2）摸脚尖（图13-5）：坐位，双腿伸直，双手平举，用力收缩腹肌，使上身前倾，双手触及脚尖，并维持30 s左右，再慢慢回到起始位置，重复10次。

（3）平背运动（图13-6）：仰卧，弯曲双腿，双手交叉搭于双肩，收缩腹肌和臀肌，使腰背部平贴床面，数到5后再重复，共10次。

（4）仰卧起坐（图13-7）：仰卧，双腿弯曲，双手上举，用力缩紧腹肌，使上半身离开床面直到坐起，重复5～10次。

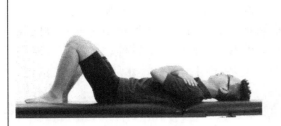

图13-6 平背运动

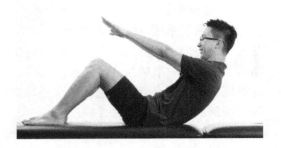

图13-7 仰卧起坐

（5）弓腰（图13-8）：跪卧，收缩腹肌，使腰部向上弓起，并维持30 s左右，再回到起始部位，重复10次。

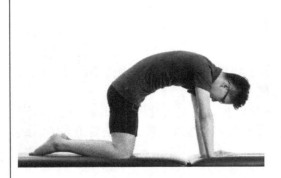

图13-8 弓腰

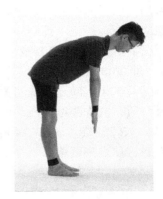

图13-9 弯腰起立

（6）弯腰起立（图13-9）：站位，双足分开30°或保持相距30 cm，足跟不能离地，脊柱呈"C"形弯曲，头低下，慢慢下蹲，双手不动，手指指向并触及地面，然后慢慢起立，回到起始位置。重复10次。

4. McKenzie（麦肯基）腰痛体操

适用于由于腰椎生理曲度变小，伸展受限造成的疼痛，其运动强调利用上肢支撑使躯干伸展。动作详细见第二章第十一节。

5. 其他疗法

针对慢性腰痛患者躯干肌收缩时反应速度迟缓的问题，可进行训练球运动，此方法可有效地强化躯干肌，提高躯干肌的收缩反应能力。

第十三章 骨关节肌肉系统疾病

第三节 脊柱侧弯

一、概述

脊柱侧弯症（scoliosis）是一种进展性的脊柱侧向弯曲，并常伴有椎体旋转和肋骨变形，导致躯干外形异常、脊柱运动功能障碍或因骨盆倾斜而跛行，合并胸廓畸形或脊髓压迫、心肺功能障碍等严重问题。

二、分型及临床表现

脊柱侧弯原因很多，临床分为先天性脊柱侧弯、继发性侧弯。

1. 先天性脊柱侧弯

先天性脊柱侧弯是由于脊柱胚胎发育异常所致，与妊娠期第4～7周时受到母体内外环境变化刺激有关，生后即出现有畸形征象，大部分在婴幼儿期被发现发病机理为脊椎的结构性异常和脊椎生长不平衡。鉴别诊断并不困难，X线摄片可发现脊椎有结构性畸形。

2. 临床常见继发性侧弯

多由姿态不正、神经根刺激、下肢不等长等因素所致。如能早期去除原始病因，侧弯可自行消除。但应注意的是少数青少年特发性脊柱侧弯在早期可能因为度数小而被误为"姿态不正"所致，所以对于青春发育前的所谓"功能性"侧弯应密切随访。

临床表现：本病以女性为多，在儿童期身体增长慢，畸形并不明显，即使轻微畸形，亦无结构变化，容易矫正。此时期不易被发现，患者至10岁以后，椎体第二骨骺开始加速发育，侧凸畸形的发展，即由缓慢转为迅速，1～2年内可以产生较明显的外观畸形，多数侧凸发生在胸椎上部凸向右侧，其次好发于胸腰段凸向左侧着较多，脊柱侧凸所造成的继发性胸廓畸形，如畸形严重，可引起胸腔和腹腔容量减缩，导致内脏功能障碍。

三、运动疗法

下腰痛的治疗方法主要根据脊柱侧弯 Cobb 角的大小选择：

1. Cobb 角 <25°

注意日常活动中姿势治疗，配合矫正体操，一般不需要特殊治疗，需要定期（每4～6个月）随访；

2. Cobb 角 25°～30°

除上述方法外，配合电刺激，应用矫形支具。

3. Cobb 角 >40°或45°可能需要矫形手术治疗

以下介绍 Cobb 角 <30°的脊柱侧弯的运动疗法：

运动疗法

1. 牵引

单纯牵引不能矫正脊柱侧弯,但可以通过牵引椎旁肌群和脊柱韧带连接结构从而增加脊柱的可屈性。牵引的方法包括颈牵引、卧位反悬吊牵引等多种方法。一般牵引时间为两周左右。通过牵引使凹侧组织松解,使脊柱得到有效的伸展。

注意:在腰椎牵引过程,若出现头晕、四肢出汗、恶心、心慌、胸闷等症状应立即停止牵引,及时进行处理。对腰椎不稳因素存在的患者进行腰椎牵引,更应密切注意观察,防止突发意外。

2. 矫正体操

适用于 Cobb 角在 10°以下的脊柱侧弯及配合侧弯矫形器的治疗。作用原理:选择地增强脊柱维持姿势的肌肉力量。通过增强凸侧骶棘肌、腹肌、腰大肌、腰方肌的肌力,调整两侧的肌力平衡,牵引凹侧挛缩的肌肉、韧带和其他软组织,以达到矫形目的。具体方法:矫正体操通常在卧位或匍匐位进行,以利于消除脊柱的纵向重力负荷。脊柱处于不同斜度时,脊柱的侧屈运动可集中于所需治疗的节段,即选用特定姿势练习矫正特定部位的脊柱侧弯。

(1)抬举左上肢可使胸椎左凸,矫正胸椎右侧凸,见图 13-10。

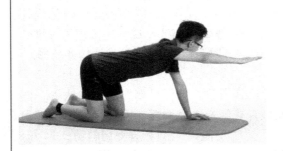

图 13-10 矫正体操动作一

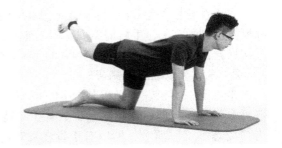

图 13-11 矫正体操动作二

(2)提起左下肢可使骨盆右倾引起腰椎右凸,矫正腰椎左侧凸,见图 13-11。

(3)同时进行上述动作,可矫正胸右腰左的双侧凸。做矫正体操时,要求每一动作历时 2~3 min,重复 10~30 次或更多,直至肌肉疲劳,甚至可用沙袋增加负荷,增强效果,见图 13-12。

(4)不对称爬行:属于增加脊柱柔韧性的练习。俯卧位时,一侧上肢前伸过头,同时同侧下肢后伸,可牵伸同侧脊柱。右侧凸时,左臂右膝尽量向前迈进,右臂左腿随后

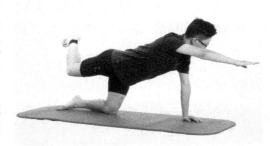

图 13-12 矫正体操动作三

跟进,但始终不超越左臂和右腿,方向为向右侧成弧形前进。胸右腰左侧凸时,左臂和左腿尽量向前迈进,右臂右腿随后跟进但始终不超越左臂左腿,前进方向为直线向前。

(5)脊柱柱向右侧凸者,可用左手沿墙壁尽量向上摸高(左侧凸者,方向相反),并保持 5~10 s,每天数次,长期坚持。

（6）借助单杠等，利用自身体重进行悬吊，每日数次，每次坚持至少 10 s，累计时间 1 min 左右（图 13-13）。在悬吊时也可双足不离地，利用屈膝产生牵引作用。

第四节 肩袖损伤

一、概述

肩袖损伤常发生在需要肩关节极度外展的反复运动中（如棒球、自由泳、仰泳和蝶泳、举重、球拍运动）。肩袖是覆盖于肩关节前、上、后方之肩胛下肌、冈上肌、冈下肌、小圆肌等肌腱组织的总称。位于肩峰和三角肌下方，与关节囊紧密相连。肩袖的功能是上臂外展过程中使肱骨头向关节盂方向拉近，维持肱骨头与关节盂的正常支点关节。

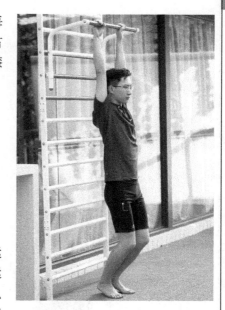

图 13-13　单杠悬吊

二、临床表现及鉴别诊断

肩袖损伤是由于疲劳、外伤或运动撞击肩袖造成，临床表现为患肢肌肉无力。当上臂伸直肩关节内旋、外展时，大结节与肩峰间压痛明显。肩袖完全断裂时，因丧失其对肱骨头的稳定作用，将严重影响肩关节外展功能。肩袖部分撕裂时，患者仍能外展上臂，但有 60°～120°疼痛弧。急性期过后如没形成粘连，不做主动运动时一般不会疼痛，活动到受限角度后，做被动运动可达到正常角度。

三、运动疗法

肩袖损伤的运动治疗包括肩关节徒手操、器械操、手法治疗等。可促进血液循环和新陈代谢，松弛肩部肌肉痉挛、松解粘连及关节囊挛缩，增大关节活动范围。还可以通过运动增强肌力、肌耐力，从而增加关节稳定性，并通过关节活动加快关节内滑液的流动，促进局部营养代谢，防止伤病后关节和组织出现肌萎缩和其他退行性变化。

肩关节运动训练时要注意以下原则：注意循序渐进，长期坚持。进行全范围的肩关节活动度训练，治疗应达到不引起严重疼痛的最大限度。此外，锻炼时还应注意保持脊柱正直，以免在肩关节活动受限时，以腰部动作代偿，影响治疗效果。

1. 常用的徒手操

（1）关节屈—伸、内收—外展、外旋—内旋 3 个轴向的主动活动，重复 10～20 次。见图 13-14。

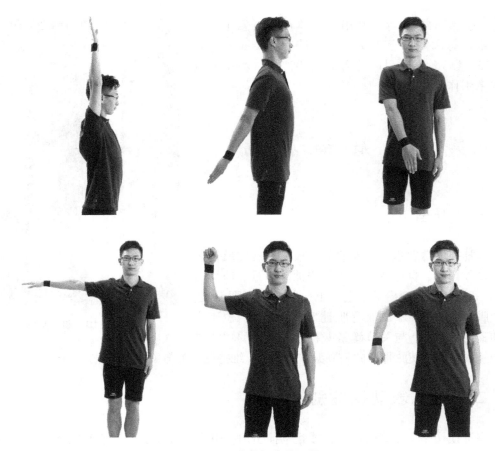

图 13-14 肩袖损伤徒手操一

（2）患者取站立位，躯体前屈，双臂伸直自然下垂，放松肩关节周围肌腱。做肩前屈—后伸、外展—内收、绕臂摆动练习，休息后，手持重物（1～2 kg）做同样的摆动练习，时间同上，每天2次，见图13-15。

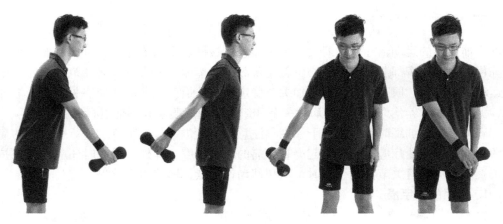

图 13-15 肩袖损伤徒手操二

（3）站立位，手臂伸直，双手交叉，平举过头顶，然后屈肘，双手触及枕部。重复10～20次，见图13-16。

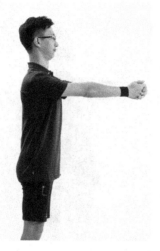 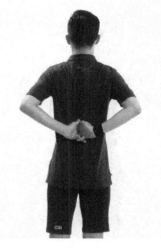

图13-16　肩袖损伤徒手操三　　　图13-17　肩袖损伤徒手操四

（4）站立位，双手在背后以健肢带动患肢内收，两手相握，手臂伸直。然后双拇指沿腰椎棘突逐渐上移至最高处，见图13-17。

（5）爬墙练习：患者取站立位，面对墙，足尖距墙20～30 cm，以患侧中指和食指交替进行向上爬动的动作，达前屈最大范围，再做向下爬的动作。然后以身体侧面对墙，患肩外展，做爬墙动作，达外展最大范围。重复10～20次，见图13-18。

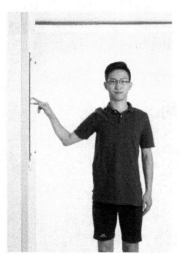 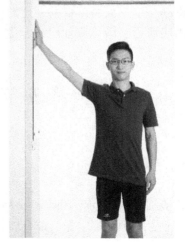

图13-18　肩袖损伤徒手操五

运动疗法

（6）站立位，背靠墙，屈肘90%上臂紧贴墙并靠拢躯干，以拇指触墙（肩外旋），然后反向以拇指触胸（肩内旋），重复10～20次。见图13-19。

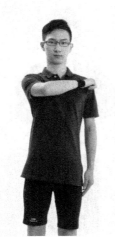

图13-19 肩袖损伤徒手操六

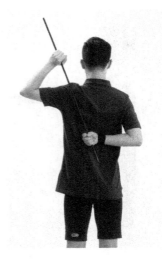

图13-20 擦背练习

2. 常用的器械操

（1）体操棒：擦背练习。将棒斜置背后，患手握下端，健手握上端，以健手带动患手斜向外上做节律的上下运动，使肩后伸、内旋和内收。每次10～20 min。见图13-20。

（2）弹力带：抗阻外旋和内旋。站或坐位，上身保持正直，手臂贴紧体侧，屈肘90°，手握一弹性皮筋一端，皮筋另一端固定于某处（可用健侧手握住固定），向外侧用力牵拉皮筋。至最大角度保持一定时间或完成动作为1次。此练习主要是加强肩关节外旋肌和内肌肌力、锻炼肩袖肌群、提高肩关节和肩胛骨的控制能力及稳定性。

第五节 肩周炎

一、概述

肩关节周围炎（periarthritis of shoulder）简称"肩周炎"，或称"五十肩""冻结肩""粘连性关节囊炎"等，是肩周肌、肌腱、滑囊及关节囊的慢性炎症。

二、临床表现及病因

导致肩周炎的病因众多，骨科临床常见的因素有：软组织退行病变；职业病，长期

第十三章　骨关节肌肉系统疾病

过度使用肩部；上肢外伤后肩部固定过久，肩周组织继发萎缩、粘连；急性损伤后因治疗不当等。

临床表现，多见于四五十岁以上患者，不能主动使用患肩，是由于肩关节周围软组织病变而引起肩关节疼痛和活动功能障碍。其特征是肩部疼痛和肩关节活动障碍逐渐加剧，主动和被动活动均受限。

三、运动疗法

1. 被动运动

肩关节周围炎急性期的治疗主要是关节活动度的被动训练。首先，必须强调关节活动度练习应该在肩关节可忍受的轻度疼痛的范围内进行，这也是肩周炎运动疗法的基本原则。关节活动度练习主要是改善全身状况，促进血液循环和缓解炎症反应，防止组织粘连和肌肉萎缩，预防关节活动受限。

进行肩关节内收、外展、内旋、外旋、上举等模式的等长性肌力训练，以维持和增强肩关节周围肌的肌力。

患者患肢完全放松，健侧通过棍棒牵引或者治疗师直接带动患肢进行肩关节各个轴向的关节活动。患者本人通过采取适当的体位，充分放松肌肉，适当利用重力也可以进行主动练习。通常采用下垂放松摆动方法。如患者站立位因疼痛无法完成患肩前屈或外展90°，或虽可以完成但引起明显疼痛，通过在床边采取俯卧位或仰卧位，患肩完全放松在床边缘外，利用重力即可完成前屈或外展90°。但是，在急性期患者往往有明显的疼痛，肌肉的痉挛性保护非常明显，要做到完全放松有时会非常困难。因此，需要细致指导患者学会如何放松，并反复训练直到患者可以做到随时完全放松。在此放松的体位，指导患者利用重力进行上肢的自由摆动，往往可以得到较好的关节活动训练效果。

2. 主动运动

ROM 练习的主动活动，可以借助各种运动器械，应该强调无痛练习原则。

（1）滑轮法：健手辅助患手完成肩关节的辅助主动运动。根据肩关节活动的受限运动模式，调整滑轮的方向和位置，如上举有困难可以将滑轮置于患者的前上方。

（2）放松摆动训练（图13-21）：患者双手抓握哑铃，躯干轻度屈曲，肩关节充分放松，进行前后左右摆动的训练，对关节挛缩有显著作用。

（3）牵拉训练（图13-22）：患侧上肢上举，抓握高处的扶手或肋木，再用下肢屈曲的方法牵拉，使肩关节的活动范围改善。

（4）肌力练习（图13-23）：主要适用于慢性期，训练时也应该遵循无痛原则，常常和关节活动度练习同时进行，只是慢性期患者如果有明显的肌力下降和肌萎缩则更强调抗阻训练。

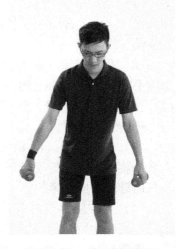

图 13-21　放松摆动训练

运动疗法

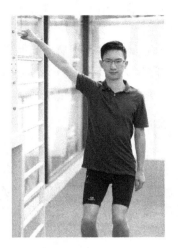

图 13-22　牵拉训练

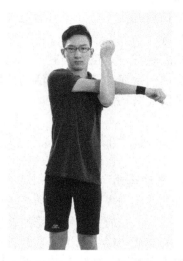

图 13-23　肌力训练

（5）关节松动术：通过对肩关节的摆动、滚动、推动、旋转、分离和牵拉等，可以起到缓解疼痛、促进关节液流动、松解组织粘连和增加本体反馈的作用。在急性期，因疼痛剧烈，应多用Ⅰ级手法，即在肩关节活动的起始端小范围地松动；在缓解期，因肩关节活动受限，应多用Ⅱ、Ⅲ级手法，即在肩关节活动范围内大幅度地松动，二者以是否接触关节活动的终末端来区别。Ⅲ、Ⅳ级手法都接触终末端，对改善活动度效果显著，但若使用不当，可引起较明显的疼痛。每种手法可重复使用2～3次。在治疗过程中，患者必须位于舒适的体位，完全放松，操作者持握不能过紧，以便能感觉肩关节的活动，操作时要密切观察患者病情变化，及时调整手法的强度、频率和时间。该方法对于合并有肩关节半脱位或严重骨质疏松症的患者应慎用或不用。（动作详细见第二章第二节。）

3. 体操

（1）屈肘甩手（图13-24）：患者背部靠墙站立，或仰卧在床上，上臂贴身、屈肘，以肘点作为支点，进行外旋活动。

（2）手指爬墙（图13-25）：患者面对墙壁站立，用患侧手指沿墙缓缓向上爬动，使上肢尽量高举，到最大限度，在墙上作一记号，然后再徐徐向下回原处，反复进行，逐渐增加高度。

（3）体后拉手（图13-26）：患者自然站立，在患侧上肢内旋并向后伸的姿势下，健侧手拉患侧手或腕部，逐步拉向健侧并向上牵拉。

（4）后伸摸棘（图13-27）：患者自然站立，在患侧上肢内旋并向后伸的姿势下，屈肘、屈腕，中指指腹触摸脊柱棘突，由下逐渐向上至最大限度后停住不动，保持

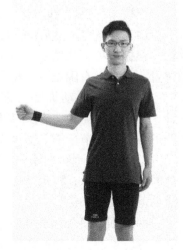

图 13-24　屈肘甩手

第十三章 骨关节肌肉系统疾病

2 min 后再缓缓向下回原处。反复进行，逐渐增加高度。

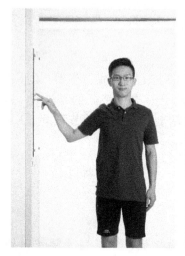
图 13-25 手指爬墙

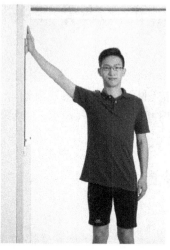

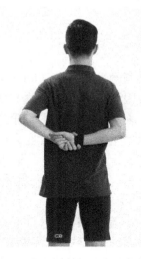
图 13-26 体后拉手

（5）头枕双手（图 13-28）：患者仰卧位，两手十指交叉，掌心向上，放在头后部（枕部），先使两肘尽量内收，然后再尽量外展。

（6）旋肩（图 13-29）：患者站立，患肢自然下垂，肘部伸直，患臂由前向上向后画圈，幅度由小到大，反复数遍。

请患者注意，以上 6 种动作不必每次都做完，可以根据各人的具体情况选择交替锻炼，每天 3~5 次，一般每个动作做 30 次左右，多者不限。只要持之以恒，对肩周炎的康复会大有益处。

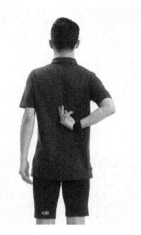
图 13-27 后伸摸棘

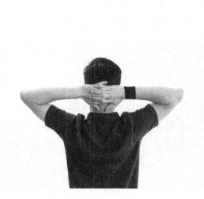
图 13-28 头枕双手

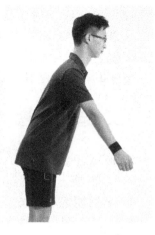
图 13-29 旋肩

运动疗法

第六节 膝骨性关节炎

膝骨性关节炎（knee osteoarthritis，KOA）是指由于年龄老化、炎症、感染、创伤或其他因素引起的以膝关节软骨变性或破坏、膝关节边缘骨赘形成为特征的慢性骨关节病。临床主要以受累的膝关节肿胀、疼痛、活动痛、功能活动受限或膝关节积液，X线片示增生、退变等改变为特征。

一、临床表现及诊断标准

1. 临床表现

疼痛是 KOA 的主要表现之一。早期为上下楼梯时出现疼痛，尤其是下楼时为甚，呈单侧或双侧交替出现。此疼痛会逐步加剧，活动时出现，休息好转；与天气变化，潮湿受凉有关。KOA 常伴有关节活动范围受限。受累关节生物结构改变，患者感觉关节活动不灵，晨起不能立即活动，活动时有异常响声、关节绞所。某些患者甚至出现关节肿大、关节间隙变窄，严重者出现膝内翻畸形。

临床上一个值得注意的现象，大部分患者因疼痛而不敢膝关节全部负重和伸直。日久会导致膝关节周围肌肉（如股四头肌、腘绳肌）萎缩，肌力下降。从而加重膝关节的不稳定，使膝关节运动轨迹改变，软骨磨损更严重。

2. 诊断标准

①近 1 个月内反复膝关节疼痛。②X 线片（站立或负重位）示关节间隙变窄、软骨下骨硬化和（或）囊性变、关节缘骨赘形成。③关节液（至少 2 次）清亮、黏稠，WBC＜2000 个/mL。④中老年患者（≥40 岁）。⑤晨僵≤3 min。⑥活动时有骨摩擦音（感）。备注：综合临床、实验室及 X 线检查，符合①＋②或①＋③＋⑤＋⑥或①＋④＋⑤＋⑥，可诊断膝关节 OA。

二、运动疗法

对 KOA 患者的治疗，国外早在 2001 年就提出将运动疗法作为治疗的首选。（找文献支持）。临床上可以将 KOA 的运动疗法分为急性期和缓解期。

1. 急性期运动疗法

KOA 急性期表现关节肿胀，疼痛明显。

康复目标：控制疼痛，防止关节畸形，延缓病情发展，改善或恢复关节功能，提高生活质量。

治疗方案：休息、制动和运动。KOA 的急性期，应适当卧床，减少活动，保护关节，避免过度活动。但要注意保持关节正确体位，防止关节挛缩畸形产生，必要时用支

第十三章 骨关节肌肉系统疾病

具短期固定。长时间制动将导致肌肉废用性萎缩以及关节囊和韧带挛缩，而过多活动又会加重症状，所以休息、制动和运动应合理安排。

（1）增强肌力训练：早期进行肌肉等长收缩训练，特别是KOA患者，应针对股四头肌进行主动或辅助主动训练，缓解疼痛，防止肌萎缩及粘连。反复进行可提高肌肉的静力性耐力。等长收缩训练的益处之一是能以轻微地用力产生最大的肌张力。

（2）关节活动度训练：急性期进行关节活动度训练主要是扩大和维持受累关节的活动范围。急性OA的炎症期应避免进行此运动，但可鼓励患者进行辅助主动运动和非负重下的主动运动，即在不引起明显疼痛的关节活动范围内进行主动运动。

2. 缓解期运动疗法

此期患者临床症状明显减轻，但遗留不同程度的功能障碍。

康复目标：强化患者肌力，预防肌萎缩；增加关节稳定性，防止关节畸形和疼痛复发；改善或恢复关节功能，提高生活质量。

治疗方案：

a. 维持关节活动范围，防止关节畸形产生。牵伸运动可预防关节挛缩畸形的产生，主要包括主动牵伸和被动持续牵伸。被动持续牵伸动作详细参考第四章第四节第四点。牵伸力度应持续、稳定且柔和，持续时间应使痉挛肌肉和受限关节充分伸展。牵伸强度应使患者第二天不感觉疼痛为宜。牵伸运动可以起到松解粘连组织，维持和扩大关节活动范围的作用。

b. 肌力强化训练：主要目的是加强关节周围肌肉力量，改善关节的运动功能。

肌力强化训练可防止KOA患者的肌肉萎缩，缓解疼痛，增加关节稳定性，从而起到保护关节，延缓KOA病程进展的作用。据调查，骨关节肌肉发达、力量大的人群中，KOA发作的概率下降了80%。所以，骨关节周围韧带、肌肉的力量强大，对于OA的治疗恢复有着至关重要的意义。

训练方式选择：肌力的增强可通过等长收缩、等张收缩以及等速收缩的训练来获得，但并不是所有的训练方式均适合KOA患者。

（1）等长收缩：适于KOA导致的肌肉萎缩，此训练可维持肌力。用于急性期患者。

（2）等张收缩：在KOA患者的急性期不建议患者使用渐进等张抗阻训练。但在患者的缓解期，应在其治疗方案中加强等张训练。

（3）等速收缩：此训练适用于膝运动损伤恢复期股四头肌、腘绳肌的力量性训练。

（4）身体耐力训练：有氧运动可提高身体耐力。

（5）水中运动疗法：通过水对人体产生的浮力及流体阻力进行不同的运动训练。由于水本身是一种良好的温热治疗介质，因此，该疗法具有运动疗法及温热治疗的双重作用。

（6）综合性运动疗法：主要包括手法治疗、平衡训练、协调性训练、足矫形器等，以补充并增强康复治疗作用。

患者要控制体重。较轻体重可在相当程度上减少膝关节OA的发生。随着近年来人均体重的上升趋势，肥胖成为中老年妇女膝关节OA发病率高的主要原因。因此，患者应控制体重，实施减肥措施，如清淡饮食、合理搭配及有氧运动，有效预防KOA的发生。

c. 膝关节保健操：

（1）坐位夹球（图 13-30）：坐位，屈膝小腿垂直，双膝夹球，用力夹球停住 5 s，然后放松为一个，50 个/组，3 组/次，3 次/天。

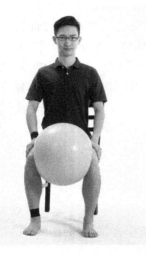
图 13-30　坐位夹球

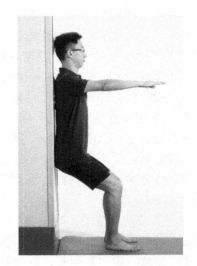
图 13-31　静蹲练习

（2）静蹲练习（图 13-31）：靠墙站立，双足与肩同宽，足尖及膝关节正向前方，左右腿均匀分配体重，缓慢下蹲至无痛角度，调整脚离墙的距离，使膝一直垂直于足尖下蹲角度小于或等于 90°，即下蹲角度小时距离墙近，下蹲角度大时离墙远。膝屈至 90°内，无痛及可控制的最大角度保持一定时间为 1 次。此练习主要加强大腿前侧肌群肌力，锻炼股四头肌，提高膝关节控制能力及稳定性。

力量增强后可抬起健侧腿，把重心完全转移至患腿单腿静蹲。此练习可更好地加强患腿大腿前侧肌群肌力，锻炼股四头肌，尽快纠正健侧患侧腿之间力量的差异。

（3）坐位抗阻伸膝（图 13-32）：坐位，屈膝小腿自然下垂于床外，踝关节处系弹性皮筋一端，皮筋另一端固定于某处，伸膝向前用力拉皮筋。至最大角度处保持一定时间或完成动作为一次。此练习主要加强大腿前侧肌群肌力，锻炼股四头肌，提高下肢蹬踏力量，膝关节控制能力及稳定性。

（4）坐位分腿（图 13-33）：坐位，上体正直，屈髋屈膝 90°小腿自然下垂于床外，将弹性皮筋系成一个圈，套在双膝关节处，向外用力牵拉皮筋完成分腿的动作。至最用力处保持一定时间或完成动作为一次。此练习主要加强大腿外侧及髋外展肌群肌力，锻炼外展肌，提高膝关节控制能力及稳定性。

第十三章 骨关节肌肉系统疾病

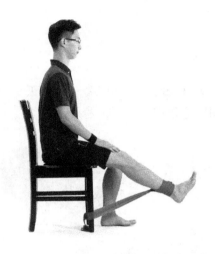

图 13-32　坐位抗阻伸膝

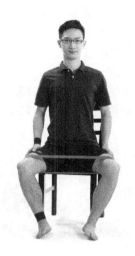

图 13-33　坐位分腿

第七节　网　球　肘

一、概述

网球肘（肱骨外上髁炎）时肘关节外侧前臂伸肌起点处肌腱发炎疼痛。疼痛的产生是由于前臂伸肌重复用力引起的慢性撕拉伤造成的。患者会在用力抓握或提举物体时感到患部疼痛。网球肘是过劳性综合征的典型例子。网球、羽毛球运动员较常见，家庭主妇、木工等长期反复用力做肘部活动者，也易患此病。

二、临床表现及病因

网球肘，多数发病缓慢。网球肘的症状初期，患者只是感到肘关节外侧酸痛，患者自觉肘关节外上方活动痛，疼痛有时可向上或向下放射，感觉酸胀不适，不愿活动。手不能用力握物，提壶、拧毛巾等动作可使疼痛加重。一般在肱骨外上髁处有局限性压痛点，有时压痛可向下放散，甚至在伸肌腱上也有轻度压痛及活动痛。局部无红肿，肘关节伸屈不受影响，但前臂旋转活动时可疼痛。前臂伸肌肌腱在抓握东西（如网球拍）时收缩、紧张，过多使用这些肌肉会造成这些肌肉起点的肌腱变性、退化和撕裂，即网球肘。

病因：①运动中，发力动作不正确而导致。例如，击网球时技术不正确，网球拍大小不合适或网拍线张力不合适、高尔夫握杆或挥杆技术不正确等。②重复曲臂运动、长期反复用力、疲劳导致的。如网球正手、羽毛球抽球、棒球投球；其他工作如刷油

253

运动疗法

漆、划船、使锤子或螺丝刀等。

三、运动疗法

（1）伸腕抗阻练习（图13-34）。每个5秒20个/组，3组/次，3次/天。

（2）屈腕抗阻练习（图13-35）。20个/组，3组/次，3次/天。

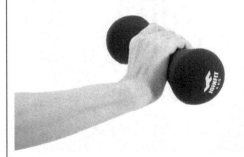

图13-34　伸腕抗阻练习　　　　　　图13-35　屈腕抗阻练习

（3）腕关节侧向肌肉力量练习（图13-36）。20个/组，3组/次，3次/天。

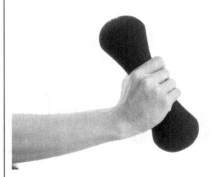
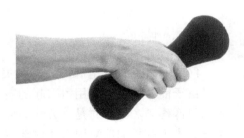

图13-36　腕关节侧向肌肉力量练习

需要提醒大家的是：要注意观察练习后疼痛部位的反应，如果越来越好或者短期内疼痛没有加重，即意味着可以继续如此练习。如果明显加重或者感到有加重的趋势，就应该暂停。

第八节 手 外 伤

一、概述

手外伤康复是指在手外科的诊断和处理的基础上，针对手功能障碍的各种因素，例如瘢痕、挛缩、粘连、肿胀、关节僵硬、肌肉萎缩、感觉丧失或异常等，采用相应的物理治疗、运动疗法、作业疗法、辅助器具、康复工程、心理治疗等康复手段，使伤手恢复最大限度的功能，以适应日常生活活动和工作、学习。本章节主要介绍手外伤术后的运动疗法。

二、临床表现

手外伤包括开放性损伤和闭合性损伤，前者损伤常合并出血、疼痛、肿胀、畸形和（或）功能障碍，后者皮下组织在损伤后严重肿胀，容易使得局部的血液循环障碍。部分患者可导致远端肢体或软组织的坏死。手外伤常为复合性损伤，涉及手部皮肤、皮下组织、肌肉、肌腱、骨、关节、神经、血管等。通常分为骨折、肌腱损伤、周围神经损伤、烧伤、断指再植等。

手指屈肌腱是手指发挥持握功能的重要生理结构，手指屈肌腱断裂是临床中常见的手部外伤，多为切割伤或刺伤，经过临床手术修复后，通常会出现不同程度的粘连，情况严重者可能导致患者手部功能的严重损伤。

三、运动疗法

以手指屈肌腱修复术为例，介绍手外伤的运动疗法：

手功能是建立在伸肌、屈肌和内在肌的生物力学平衡基础上，任何一个肌腱损伤都会影响这种平衡。手术后用背侧石膏托或用低温热塑材料制作夹板固定伤手，维持腕屈曲20°～30°，掌指关节45°～60°屈曲，指间关节伸直位。

（1）术后1～2天开始早期活动，利用橡皮筋牵引被动屈曲指间关节。在夹板范围内，主动伸指间关节。其间禁止主动屈曲指间关节及被动伸指间关节。为了防止近端指间关节屈曲挛缩，应该维持近端指间关节充分伸直位。在练习间隙及夜间用橡皮条固定近端指间，在夹板内保持伸直位。从手术后至4周，在夹板内进行单个手指的被动屈曲/伸直练习。

（2）第4周，允许伤指主动屈曲。如果屈肌腱滑动好（关节屈曲关节活动度＞正常值的75%），则提示修复后瘢痕较轻，需要继续使用夹板保护1～5周；假如肌腱滑动范围小，提示术后瘢痕粘连较重，则应去除夹板，进行主动运动练习。包括单个手指、指浅屈肌腱和指深屈肌腱的练习，如钩指、握拳等。

（3）术后第6周，轻度功能性活动。假如近端指间关节屈曲挛缩，可使用手指牵引夹板。

（4）术后第7周，抗阻力练习。

（5）术后第8周，强化抗阻练习，增强肌力、耐力。

（6）术后第12周，主动活动。

在恢复的过程中，经常会出现粘连，患者过早地自主进行恢复运动很容易造成刚修复好的脆弱的断端再次断裂。但手指功能的运动疗法是能够改善患者预后，加快患者康复的重要康复训练手段。因此，要根据患者情况，争取把握好功能锻炼的时间，由被动到主动，循序渐进。另外，康复训练的强度要适中，防止愈合的伤口再次断裂。

第九节 骨 折

一、概述

骨折（fracture）是因任何原因造成骨在解剖学上的连续性中断的状态。

二、骨折康复介入的原则

（1）康复功能训练应在康复治疗师的指导下循序渐进地进行，贯穿于骨折愈合的始终。

（2）功能训练内容应因人因骨折部位不同而异。

（3）活动范围由小到大，次数由少到多，时间由短到长，强度也由弱到强。

（4）活动度以患者不感到疲劳、骨折部位不感到疼痛为度。

（5）活动应以恢复肢体的生理功能为中心。如上肢应围绕增强手的握力进行活动，下肢应围绕恢复负重行走能力进行训练。

（6）注意功能训练不能干扰骨折的固定，更不能做不利于骨折愈合的活动。

（7）进入骨折恢复期要针对有障碍的关节进行运动，不能用邻近的关节替代。要首先恢复关节运动的范围、幅度及关节活动时的顺利程度，达到关节活动无障碍。

（8）要进一步恢复关节运动的质量和准确性。以主动运动为主，以被动运动和助力运动为辅。

（9）其间如有理疗配合，应在理疗后进行功能训练。

三、运动疗法

骨折治疗最终康复目标是使患者最早、最大限度地恢复功能，任何手术绝不可能是治疗的全部,运动疗法在骨折患者的康复治疗中占举足轻重的地位。运动疗法可以有效地改善和促进血液循环、消除肿胀、加速骨折愈合,避免组织粘连、瘢痕形成、肌肉萎缩、关节僵硬等。下面介绍骨折的运动疗法的分期治疗。骨折治疗的原则是复位、固定、功能锻炼。所以康复的开始时间应尽可能早,一般是骨折得到复位固定后即可开始。

临床上一般分三期进行:功能锻炼早期、功能锻炼中期、功能锻炼后期。

(1) 功能锻炼早期:伤后 1~2 周内,伤肢肿胀、疼痛,骨折断端不稳定,容易再移位。此期功能训练的主要康复目标是促进血液循环,有利于消除肿胀和稳定骨折。功能训练的主要形式是患肢肌肉做等长收缩。即在关节不动的基础上,患肢肌肉做有节律的静力收缩和放松。即我们常说的用力绷紧和放松,来预防肌肉的萎缩或粘连。

(2) 功能锻炼中期:伤后 2 周至骨折的临床愈合。伤肢肿胀逐渐消失,疼痛缓解,骨折断端出现纤维连接,并逐渐形成骨痂,骨折处稳定。此期除继续进行伤肢的肌肉收缩训练外,可在医护人员和健肢的帮助和指导下,逐渐恢复骨折的近端、远端未固定的关节的功能活动和骨折上下关节的活动,并逐渐由被动活动转为主动活动,增加主动的关节屈伸活动、防止肌肉萎缩、避免关节僵硬、减少功能障碍。在病情允许的情况下,应尽早起床进行全身活动。同时,应配合理疗方法达到消肿、止痛,促进骨痂形成的目的。

(3) 功能锻炼后期:也就是达到临床愈合或已经去除外固定,骨性骨痂已形成,X线检查已显影,骨骼有了一定的支撑力。但多数存在邻近关节的关节活动度下降、肌肉功能萎缩等功能障碍。因此,此期康复的目的是恢复受累关节的活动度,增强肌肉的力量,使肢体功能恢复。训练的主要形式是:加强伤肢关节的主动活动和负重练习,使各关节功能迅速恢复到正常活动范围和正常力量,注意全身功能训练的协调性以及步态训练。同时结合训练目的和病情变化配合理疗方法。

当石膏未拆除时,患者训练的主要形式是患肢肌肉做等长收缩。等长收缩是在关节不动的前提下,患肢肌肉做有节律的静力收缩和放松,即我们常说的用力绷紧和放松,可自我进行固定部位的肌力训练。

第十节 膝关节韧带损伤

一、概述

膝关节是全身中结构最复杂、最大、所受杠杆作用力最强的一个关节。因此,在生活中很容易造成膝关节的损伤。由于外力使关节活动超出正常生理范围,造成关节周围的韧带拉伤、部分断裂或完全断裂,称为关节韧带损伤。

二、临床表现

膝关节韧带损伤是一种临床比较常见的疾病。膝关节的关节囊松弛薄弱，关节的稳定性主要依靠韧带和肌肉，以内侧副韧带最为重要，其次为外侧副韧带及前、后交叉韧带。膝关节韧带损伤多由于外伤所致，患者剧烈疼痛、关节及周围肿胀、皮下有瘀斑、关节有积液及活动受限，严重影响患者工作和生活。

韧带损伤后，膝关节的不稳不但会影响日常活动和运动，而且会造成关节内结构进一步损伤。韧带损伤后是手术治疗还是保守治疗，取决于患者的年龄以及患者对恢复运动功能的需要。

三、非手术治疗的运动疗法

运动疗法对一切膝关节创伤都非常重要。初期，在患者可忍受的疼痛范围内，可牵伸股四头肌及大腿后方肌群，待疼痛症状缓解后，再加强股四头肌及大腿后方肌群的肌力。

下肢肌力的维持和加强训练，应注意遵循循序渐进原则。当损伤性炎症消除后，可开始进行一系列的垫上主动运动，患者仰卧位下进行股四头肌的等长运动、小腿伸展运动、臀部肌肉收缩运动、大腿外展内收运动及直腿抬高等运动。在训练中应注意，当肌肉收紧后，需保持 5～6 s，每个动作做 10～20 次。根据患者情况，再逐渐过渡到下肢股四头肌的抗阻运动。一旦局部创伤的修复程度已足以使患者站立时，即可用弹力绷带固定，开展步行训练。尤其重要的是，应将鞋垫内侧楔形加高，以防止膝因外展及外旋而再次损伤。

（1）股四头肌的等长运动：膝下垫毛巾卷，用力将膝盖往下压，见图 13-37。

（2）小腿伸展运动：膝下垫枕头或毛巾卷，使膝关节屈曲大约 30°，再将膝关节用力伸展并维持。

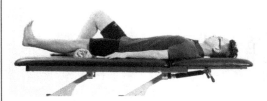

图 13-37　股四头肌等长运动

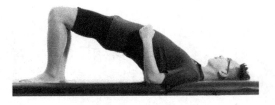

图 13-38　臀部肌肉收缩运动

（3）臀部肌肉收缩运动：两侧下肢屈髋屈膝大约 45°，再用力将臀部抬起离床并维持，见图 13-38。

（4）外展及内收运动：双腿张开（外展），再合起来（内收），见图 13-39。

（5）直腿抬高运动：一侧下肢屈曲，另一侧将整个下肢伸展，再抬高约 30°，且足趾上翘，见图 13-40。

第十三章 骨关节肌肉系统疾病

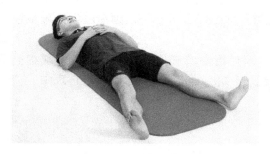

图 13-39 外展及内收运动

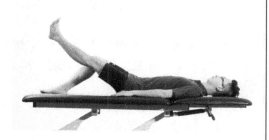

图 13-40 直腿抬高运动

和股四头肌力量的训练，一旦患者恢复正常步态则可开始进行开链和闭链训练，从高频率低强度到低频率高强度。然后再进行平衡训练和本体感觉训练。

如果韧带断裂且合并骨折、前交叉韧带完全断裂、合并半月板或其他韧带损伤、参加高运动水平的体育运动、年轻患者，以上情况应当考虑进行手术治疗。例如前交叉韧带断裂的经典的手术治疗方法是关节镜下前交叉韧带重建手术。下面以前交叉韧带重建为例，介绍一下术后的运动疗法。

四、膝前交叉韧带重建术后的运动疗法

这里介绍一下膝前交叉韧带重建术的术后康复流程。

ACL，膝前交叉韧带重建术。（名词解释一下）术后康复的运动疗法分为：早期——炎性反应期（0~1周）、初期（2~4周）、中期（5周—3个月）、后期（4个月—6个月）、恢复运动期（7个月~1年）。每个时期有不同的康复目标。

1. 早期——炎性反应期（0~1周）

康复目标：减轻疼痛，肿胀；早期肌力练习；早期负重；早期活动度练习，以避免粘连及肌肉萎缩。

a. 手术当天：麻醉消退后，开始活动足趾、踝关节；如疼痛不明显，可尝试收缩股四头肌。即大腿前侧肌肉绷劲及放松。

b. 术后一天：术后24小时可扶双拐下地行走。

（1）踝泵——用力、缓慢、全范围屈伸踝关节（图13-41），清醒时尽可能多做。（对于促进循环、消退肿胀、防止深静脉血栓具有重要意义）一次5 min。

（2）股四头肌（大腿前侧肌群）等长练习——即大腿肌肉绷劲及放松。保持5 s、放松2 s，（50次/每组，3组/天）。

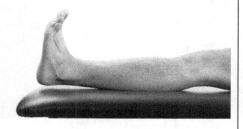

图 13-41 踝泵运动

（3）腘绳肌（大腿后侧肌群）等长练习——患腿用力下压所垫枕头，使大腿后侧肌肉绷劲及放松。要求同上，50次/每组，3组/天。

（4）正确体位摆放——患腿抬高放于枕头上，足尖向正上方，不能歪向一边，膝关节下方应空出，不得用枕头将腿垫成微弯位置。如疼痛不可忍受，则在医生指导下摆放于舒适体位。

（5）股薄肌、半腱肌重建前交叉韧带患者，开始尝试直抬腿——伸膝后直腿抬高至足跟离床 15 cm 处，保持至力竭。30 次/每组，3 组/天。练习时疼痛属正常现象，应予以耐受。

c. 术后第 2 天：

（1）继续以上练习。

（2）踝泵改为抗阻力练习（图 13 - 42），每次下床后进行可有效防止肿胀。

（3）开始侧抬腿练习，30 次/每组，3 组/天，组间休息 30 s。见图 13 - 43。

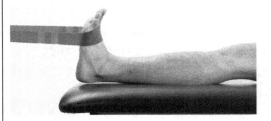

图 13 - 42　踝泵抗阻练习

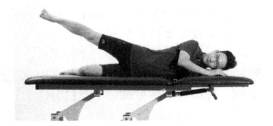

图 13 - 43　侧抬腿练习

（4）开始后抬腿练习，俯卧，患腿伸直向后抬起至足尖离床面 5 cm 为 1 次，30 次/每组，3 组/天。

d. 术后 3 天：根据情况由医生决定开始关节活动度练习。

（1）继续以上练习。

（2）开始屈曲练习（微痛范围内。应由康复治疗师完成，或经医生许可后在康复程序指导下自行练习，因早期练习尚有一定危险性，故不得擅自盲目练习，否则可能造成不良后果）。

（3）屈曲练习后即刻冰敷 15 min 左右，如平时有关节内明显发热、发胀的感觉，可再冰敷 2～3 次/日。

（4）伸展练习——去除支具，于足跟处垫枕，使患腿完全离开床面，放松肌肉使膝关节自然伸展。（图 13 - 44）30 分/次，1～2 次/日。

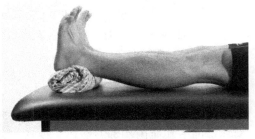

图 13 - 44　膝关节自然伸展

e. 术后 4 天：

（1）继续以上练习。

（2）屈曲练习至 0°～60°范围。（坐在床边，慢慢靠重力）

（3）可以扶双拐双足负重行走，行走时保持正常行走姿势，避免膝关节屈曲行走。

（4）负重及平衡——保护下双足分离肩宽，在微痛范围内左右交替移动重心，争取可达到单腿完全负重站立，5 分/次，2 次/日。见图 13 - 45。

第十三章 骨关节肌肉系统疾病

f. 术后 5 天：

（1）继续并加强以上练习。

（2）屈曲练习至 70°～80°，并可开始主动屈伸练习。

g. 术后 1 周：（根据个体差异的不同，屈曲角度的进度各不相同）

（1）屈曲角度 90°，主动屈曲达 90°。

（2）根据膝关节稳定程度，调节支具 30°～50°范围内活动。

2. 初期（2～4 周）

康复目标：加强活动度及肌力练习，提高关节控制能力及稳定性，逐步改善步态。

a. 术后第 2 周（7～14 天）：

（1）被动屈曲至 100°。

（2）强化肌力练习。（直抬腿可在大腿一侧加重物为负荷。）

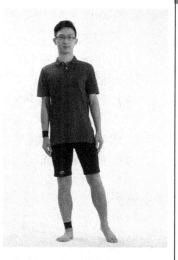

图 13-45 重心转换

（3）伸展可达与健侧（未手术一侧腿）基本相同。

（4）开始指导下自行练习屈曲。

（5）逐渐调整支具至 0°～70°范围屈伸，并每 3～5 天加大角度，术后满 4 周调节至 0°～110°。如调整后行走及负重时关节不稳明显，则减小回调整前角度。

（6）本周中，开始单拐负重行走，行走中，拐放在健侧。

b. 术后第 3 周：

（1）被动屈曲至 100°。

（2）加强主动屈伸练习，强化肌力练习。

（3）行走时比较顺利，可以不用拐杖，注意观察膝关节肿胀情况，如果肿胀明显，建议继续扶拐一周。

c. 术后第 4 周（睡眠时可不带支具）：

（1）被动屈曲达 120°。

（2）调整支具至可在 0°～110°范围屈伸。

（3）开始俯卧位勾腿练习，30 次/组，1～2 组/日。见图 13-46。

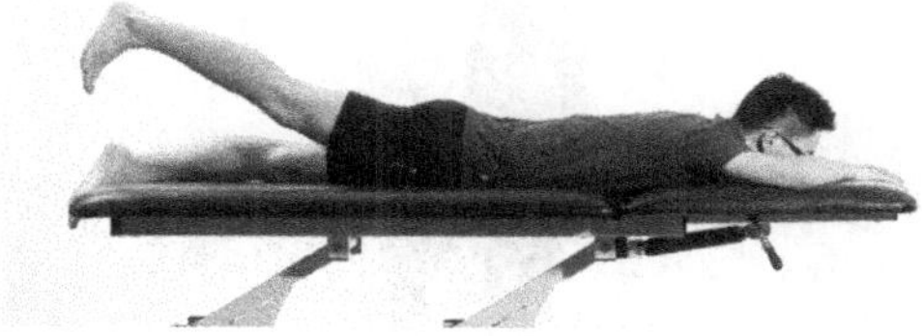

图 13-46 俯卧位勾腿练习

（4）这周需要联系手术医生复查。

（5）行走步态基本正常。

3. 中期（5 周至 3 个月）

康复目标：强化关节活动度至与健侧相同。强化肌力，改善关节稳定性，恢复日常生活各项活动能力。

a. 术后 5 周：

（1）被动屈曲达 130°。

（2）固定自行车练习，无负荷至轻负荷。5～30分/次，1～2次/日。

（3）开始立位勾腿练习。见图13-47。

b. 术后6～8周：

（1）被动屈曲达140°。

（2）行走无障碍，观察关节肿胀程度，适度冰敷。

c. 术后8～10周：

（1）被动屈曲角度逐渐至与健侧相同。

（2）"坐位抱膝"与健腿完全相同后，开始逐渐保护下全蹲。

（3）强化肌力（但不加大负荷，只增加练习的角度、次数及时间。）

（4）开始前后、侧向跨步练习，患腿在前及跨出一侧负重。30次/组，4组/日。

（5）力求达到正常步态行走。

d. 术后10周至3个月（可去支具）：

（1）主动屈伸膝角度基本与健侧相同，且无明显疼痛。

（2）每日俯卧位屈曲使足跟触臀部，持续牵伸10分钟/次。

（3）坐位抱膝角度与健侧完全相同后，开始跪坐练习。

（4）开始蹬踏练习（图13-48）。

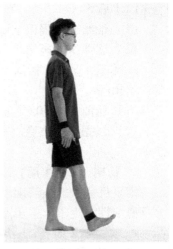

图13-47 立体勾腿练习

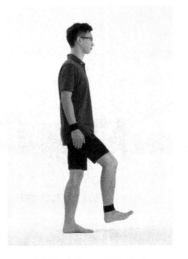

图13-48 蹬腿练习

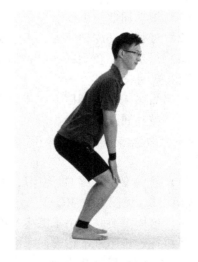

图13-49 膝绕环练习

（5）术后3个月如有条件可进行各项功能测试，为下阶段日常生活及正常运动提供客观的依据。

（6）术后满12周，可以开始慢跑。

4. 后期（4~6个月）

康复目标：全面恢复日常生活各项活动，强化肌力及关节稳定，逐渐恢复运动。

（1）开始膝绕环练习（图 13-49）。

（2）开始跳上跳下练习（图 13-50）。

（3）开始侧向跨跳练习（图 13-51）。

（4）开始游泳（早期禁止蛙泳），跳绳及慢跑。

（5）运动员开始基项动作的专项练习。

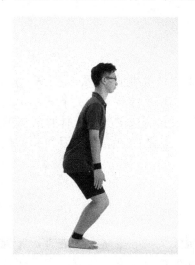 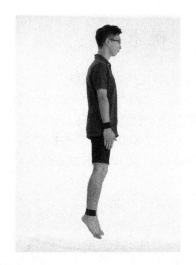

图 13-50　跳上跳下练习

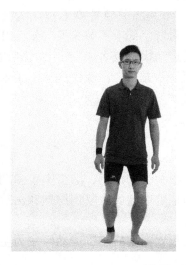 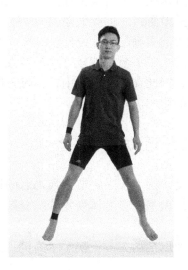

图 13-51　侧向跨跳练习

提醒：其间重建的韧带尚不足够坚固，故练习应循序渐进，不可勉强或盲目急进。且应强化肌力以保证膝关节在运动中的稳定及安全，必要时可戴护膝保护，但只主张在剧烈运动时使用。

5. 恢复运动期（7个月至1年）

康复目标：全面恢复运动或剧烈活动。强化肌力及跑跳、急停急转过程中关节的稳定性，逐渐恢复剧烈活动或专项训练。

第十一节 人工关节置换术

一、概述

人工关节置换术，是指由于关节病损严重，影响日常生活质量，而采取的一门利用机械装置植入人体恢复部分或全部关节功能的特别外科矫形技术。关节置换术是指用生物相容性和机械性能良好的金属、聚乙烯、陶瓷等材料制成的类似人体骨关节的"人工关节"，并用手术方法置换被疾病破坏的人体关节，主要目的是缓解因为关节疾病所导致的疼痛，矫正畸形，恢复关节活动与原有的功能。

二、适应证

人工关节置换主要适用于骨性关节炎、类风湿关节炎、复杂关节内骨折、骨缺血坏死、关节严重畸形、骨关节肿瘤等疾患导致关节功能严重丧失、伴有严重疼痛且不能用非手术方法缓解或解决上述问题的患者。伴随生物材料和制作工艺的进步和手术技术的提高，关节置换术的疗效越来越好。目前人工髋关节和膝关节置换术被认为是疗效肯定、性价比很高的治疗方法。其他人工关节如肩、肘及手部小关节置换等都已开展。虽然目前的人工关节都能较好地模拟关节运动，但其运动模式或多或少还会受到假体类型的影响，因此在康复过程中，不仅要因人而异，而且要充分考虑假体类型、手术方式等对运动的影响。

三、运动疗法

运动疗法在人工关节置换术后的快速康复起到很关键的作用，减少围手术期的并发症发生。根据患者身体恢复状况分阶段进行，分为住院期间的康复训练期和出院康复训练期。

下面以全髋关节置换手术为例，介绍人工髋关节置换术后的以运动疗法为主导的康复流程。

1. 住院期间的康复训练

a. 术后第1～3天，以促进下肢血液回流，防止血栓形成为主的康复措施，达到基本消除肢体肿胀，各组肌群能协调舒缩。

（1）屈伸踝关节5～10次/小时，每一动作持续3 s。

(2) 转动踝关节 3～4 次/天，每次重复 5 遍。
(3) 健侧伸屈髋膝一组/2 小时、30 次/组，每次持续 10 s。
b. 术后第 4～7 天：此期患者已可进食，体力渐恢复。
训练以增强肌力、恢复髋关节活动为目的。
每天 3～4 次，每次 10 遍重复练习。
(1) 伸髋、膝。
(2) 臀部收缩。
(3) 髋外展。
(4) 股四头肌收缩。
(5) 直腿抬高。
(6) 髋后伸。
c. 术后第 8～14 天：此期以增加关节活动度髋关节主动屈曲达 90°为目的。
下地练习术侧与骨盆平行移动。
(1) 下坐练习屈髋小于 90°，高椅子。
(2) 站立练习患侧在前、健侧在后。
(3) 站立抬腿扶手站立患肢抬高，以上每项 3～4 次/天。
(4) 站立后伸练习每天 3～4 次，每次 2～3 遍。
d. 术后 15～21 天：此期由助行器过渡到扶腋杖：助行器→双侧腋杖。
站立稳步后，可扶助行器待重心稳定，改用腋杖 3～4 次/天、5～20 分钟/次。
e. 术后第 21 天以后：
第三周扶双腋杖、第六周扶单腋杖、第九周弃拐行走。

2. 出院康复训练

以站立及行走练习为主：
a. 由助行器改为双腋拐行走，时间：术后第 14～21 天。
(1) 双拐前移 1 足距离。
(2) 重心越过双拐连线。
(3) 健侧前移越过双拐连线，20～30 cm 如此交替进行。
b. 继续站立抬腿及后伸练习：
患侧在前、健侧在后，扶手患肢向前抬起（屈髋屈膝）及向后抬起。
上下楼练习，大部分患者术后第 21 天可以练习。上楼梯时健腿先迈上台阶，再将术侧跨上。下楼梯时先将双拐移到下台阶，再将术侧迈下台阶，最后健侧迈下台阶。

3. 康复训练过程中注意事项

(1) 端坐屈髋小于 90°。
(2) 6 周内不要开车。
(3) 避免激烈运动及摔倒。
(4) 平卧屈髋屈膝穿裤、袜。
(5) 禁二郎腿、两腿交叉。
(6) 禁坐矮凳（720 cm）。

(7) 禁髋外旋。

(8) 禁从高处跳下。

第十二节　骨质疏松症

一、概述

骨质疏松症（osteoporosis，OP）是一种以骨量减少、骨组织的微细结构破坏，导致骨质脆性增加和易于发生骨折的全身性疾病。临床以老年人最为常见，发病率女性多于男性。女性多见于经期绝后，男性在55岁后。随年龄增长，骨质疏松症发病率递增。

骨质疏松症是威胁中老年人身心健康的一种与年龄相关的代谢性疾病，尚不能治愈，所以康复治疗具有极其重要的意义。防治骨质疏松症的三大原则是：补钙、运动疗法和饮食调节。

二、临床表现

1. 疼痛

腰背部疼痛是骨质疏松症患者最常见的症状，其特点是在长时间保持固定姿势时，以及轻度外伤后加重，肩关节疼痛和足跟痛也常见。

2. 身长缩短、畸形

当骨质疏松时，椎体内部骨小梁萎缩，数量减少，疏松而脆弱的椎体受压，致椎体缩短，从而导致身长短缩。另外，身长缩短也可由驼背畸形所致，故坐高与身长的比例缩小是骨质疏松的特点之一。

3. 骨折

其特点是无外力或轻度的外力作用下均可发生骨折，骨折好发于胸腰椎、桡骨远端和股骨近端。股骨颈及股骨粗隆间骨折是骨质疏松症骨折中症状最重、治疗最困难的一种，预后欠佳。由于股骨颈骨折的不愈合及股骨头缺血坏死，故致残率较高。

4. 呼吸功能下降

胸、腰椎压缩性骨折，脊椎后凸、胸廓畸形可使肺活量和最大换气量显著减少。老年人多数肺功能随着年龄增加而下降，若再加骨质疏松症所致胸廓畸形，患者往往可出现胸闷、气短、呼吸困难等症状。

三、运动疗法

骨质疏松症一般来说预防比治疗更为重要，骨矿代谢与光照、运动、食物是密切相关的，如果能够在这三方面加强，可以延缓骨的退化和骨质疏松症的过早出现。运动疗

第十三章 骨关节肌肉系统疾病

法是防治骨质疏松症最有效、最基本的方法之一。

对骨质疏松症的康复治疗目标在于发挥肌肉质量对骨质代谢所起的调节促进作用；纠正这类患者常见的驼背畸形；通过康复治疗，防止或减少这类患者由于肌力不足而导致的容易跌倒；对已经发生的骨折进行及时的康复治疗；改善症状，增强全身体力，提高生活质量等。

1. 运动方式

（1）有氧训练。包括走路、奔跑、有氧操、跳舞、骑车、球类运动、体操等。该项运动能产生多方面的张力作用于整个骨结构，因而能最有效地增加骨强度。

（2）力量训练。举重在各种类型的运动当中，是最具保护意义的。负重和抗阻训练可以帮助骨重建，是治疗和预防骨质疏松症的重要措施之一。

（3）抗阻训练。抗阻训练应包括全身主要的肌群，这样才能作用到四肢。整个运动应该缓慢且受控制，所加的负荷应在重复运动 10～15 次之后让患者感到肌肉疲劳为宜，并且以后应逐渐增加。

（4）平衡训练。增强本体感觉训练，如单脚站立、闭眼单脚站立等。可以预防老人摔倒，减少骨折风险。

2. 运动强度

运动强度为中等的练习对于防治骨质疏松症，减少骨折的危险性效果最好。通常若采用力量性项目的练习，运动强度控制在能重复 1 次负荷的 60%～80%，每组 10～15 次，重复一两组；若为耐力性项目练习，则运动强度为本人最大心率的 60%～85%，且每次的运动时间应持续 40～60 min。

3. 运动频率

由于骨的重建周期要经历静止、激活、转换和最后成型四个过程，这个过程是缓慢的，1 个重建周期要持续 4～6 个月，因此，要保持骨密度和增加骨量，运动就必须坚持不懈、持之以恒，长年进行下去，通常每周参加运动锻炼的次数为 3～5 次。

4. 运动注意事项

中老年人伴随心脑血管系统疾病者非常多，运动前应行常规检查，运动项目尽量避免倒立性、屏气性、爆发力等动作，以免意外事故发生。没有运动习惯的老年患者，应该避免跑步，以免发生跌倒和对脊柱、负重骨骼的损伤。患骨质疏松症的老年患者还应该避免在划船训练器上锻炼，因为最大限度地向前弯腰可能引起后背的扭伤和脊柱的压缩性骨折。

（袁颖嘉　吉健友）

运动疗法

第十四章　神经系统疾病

学习目标

掌握

1. 各期脑卒中患者的治疗目标及肢体功能训练方法
2. 脊髓损伤的康复原则、急性期的康复治疗及恢复期康复治疗方法
3. 周围神经损伤的康复治疗方法

熟悉

1. 脑卒中康复的原则及常用评估方法
2. 脊髓损伤康复的目标、分类及运动功能评定
3. 周围神经损伤的分类及评估

了解

1. 脑卒中的三级康复体系
2. 脊髓及周围神经的解剖结构

第一节　脑　卒　中

一、概述

脑卒中（stroke）又称脑血管意外（cerebro vascular accident，CVA），是一组急性起病的脑部血液循环障碍引起的局灶性神经功能障碍，并且持续时间超过 24 小时或引起死亡的临床症候群。脑卒中在临床上以起病急骤和局灶性神经功能缺失为特征。起病急骤指患者常在 1～2 天、数小时甚至几分钟内脑损害症状达到最高峰。局灶性神经功能

第十四章 神经系统疾病

缺失指其临床症状与病变的脑血管部位高度相关。

按照脑血管意外的性质，脑卒中可分为出血性（脑出血、蛛网膜下腔出血）和缺血性（短暂性脑缺血发作、脑血栓形成、脑栓塞）两大类。但近年来研究发现，脑出血组织的边缘常存在缺血性半暗带，说明部分患者同时存在脑出血与脑梗塞。

脑卒中的危险因素包括高血压、高血脂、心脏病、糖尿病、颈动脉狭窄、肥胖、不良生活习惯（吸烟、饮酒、缺乏锻炼等）、饮食不均衡等，其中高血压、糖尿病、吸烟是脑卒中的独立危险因素。

脑卒中具有发病率高、致残率高的特点，给患者本人、家庭及社会带来沉重的负担，是威胁人类健康的最严重疾病之一。康复治疗对脑卒中患者的疗效和重要性已经得到大量的研究证实和国际医疗组织的认可。大量的动物实验和临床研究也证实脑卒中后早期康复可以促进脑卒中患者的脑功能重组、改善肢体功能、提高生活自理能力，从而提高脑卒中患者的生存质量。近年来，欧美国家提出的脑血管病三级康复体系对降低脑卒中的致残率、提高日常生活自理能力有巨大帮助。三级康复体系第一阶段为脑血管病急性期的早期康复，一般为发病后 7 天之内；该阶段的主要康复目标是协助临床治疗，预防继发性并发症的发生。第二阶段为康复科的进一步康复，一般时间为 20 天左右；此阶段以康复治疗为主、临床治疗为辅。该阶段的主要康复目标为改善患者的功能障碍，提供患者的日常生活活动能力，比如肢体功能训练、日常生活活动能力训练、言语语言功能训练、吞咽功能训练等。第三阶段为专科康复中心的康复，任务为巩固第二阶段的康复效果，进一步提高患者的运动、自理、语言和吞咽功能，促进患者早日达到日常生活自理，时间约为 2 个月。

二、康复评定

康复评定有助于确定患者的功能障碍，是为脑卒中患者制订治疗计划、确定康复治疗目标、判断康复治疗效果、确定终止康复治疗时机的重要依据，且有利于预测脑卒中患者的预后。因此，康复治疗前、治疗中和治疗后要定期进行康复评定。

脑卒中患者常存在运动功能障碍、言语吞咽功能障碍、认知功能障碍、心理障碍、日常生活活动能力障碍等。因此，脑卒中康复评定应包括以上各方面，临床上常用的评定量表详述如下。

（一）格拉斯哥昏迷量表（Glasgow coma scale，GCS）

格拉斯哥昏迷量表的评定内容包括睁眼情况、肢体运动和言语表达三部分，用以评定患者有无昏迷及昏迷的严重程度。格拉斯哥昏迷量表的满分 15 分；总分 13～15 分为轻度损伤，9～12 分为中度损伤，总分 ≤8 分为昏迷。（表 14-1）

运动疗法

表 14-1 格拉斯哥昏迷量表（GCS）

项目	试验	患者反应	评分	年 月 日	年 月 日	年 月 日
睁眼反应	自发	自己睁眼	4			
	言语刺激	大声向患者提问时患者睁眼	3			
	疼痛刺激	捏患者时能睁眼	2			
	疼痛刺激	捏患者时不睁眼	1			
运动反应	口令	能执行简单命令	6			
	疼痛刺激	捏痛时患者拨开医生的手	5			
	疼痛刺激	捏痛时患者撤出被捏的手	4			
	疼痛刺激	捏痛时患者身体呈去皮质强直（上肢屈曲、内收内旋；下肢伸直、内收内旋，踝跖屈）	3			
	疼痛刺激	捏痛时患者身体呈去大脑强直（上肢伸直、内收内旋；腕指屈曲，下肢与去皮质强直相同）	2			
	疼痛刺激	捏痛时患者毫无反应	1			
言语反应	言语	能正确会话，并回答医生他在哪、他是谁及年和月	5			
	言语	言语错乱，定向障碍	4			
	言语	说话能被理解，但不适当	3			
	言语	发出声音但不能被理解	2			
	言语	不发声	1			
总分						
评估者						

注：GCS 最高计分 15 分为正常，最低级分为 3 分；8 分及以下属昏迷，9 分及以上不属昏迷；得分越低，昏迷越深，伤情严重。

下述两种情况不计入评分：
①颅脑损伤入院后 6 小时之内死亡；
②颅脑火器伤。

根据 GCS 计分及昏迷时间长短，可将颅脑损伤分为以下四型：

轻型：GCS13~15 分，伤后昏迷时间为 20 分钟之内；

中型：GCS9~12 分，伤后昏迷时间为 20 分钟~6 小时；

重型：GCS6~8 分，伤后昏迷或再次昏迷持续 6 小时以上；

特重型：GCS3~5 分。

（二）运动功能评定

脑卒中患者临床上常用的运动功能评定包括徒手肌力评定、改良 Ashworth 痉挛评定、Brunnstrom 运动功能分期、Fugl-Meyer 评估、脑卒中患者姿势评估量表（PASS）、Berg 平衡功能评定、6 米步行测试等。在康复治疗过程中，治疗师可根据患者所存在的功能障碍选择相应的评估。

1. 徒手肌力评定

徒手肌力评定是治疗师用自己的双手提供助力或者阻力，通过观察患者肢体的主动运动范围和感觉肌肉收缩的力量，来确定所检查肌肉或肌群的肌力是否正常及其等级。

徒手肌力评定时，必须使用测试要求的标准姿势和体位，以提高评定结果的准确性和可比性。检查前先用通俗的语言向患者解释，必要时给予示范。检查时，先检查健侧再检查患侧，先抗重力后抗阻力，两侧对比。抗阻力检查时，阻力应加在被测试关节的远端，而非被测试肢体的远端。徒手肌力评定的评分标准常采用五级六分法，详见表 14-2。

表 14-2 徒手肌力评定分级标准

分级	分级标准
0	没有可以测到的肌肉收缩
1	有轻微的肌肉收缩，但没有关节活动
1$^+$	有比较强的肌肉收缩，但没有关节活动
2$^-$	去除重力时关节能完成大部分范围活动（ROM > 50%）
2$^+$	去除重力时能完成全范围活动，抗重力时能完成小部分范围的活动（ROM < 50%）
3$^-$	抗重力时关节能完成大部分范围运动（ROM > 50%）
3$^+$	抗重力时能完成全范围活动，抗较小阻力时能完成小部分范围的活动（ROM < 50%）
4$^-$	抗部分阻力时关节能完成大部分范围活动（ROM > 50%）
4$^+$	抗充分阻力时关节能完成小部分范围活动（ROM < 50%）
5$^-$	抗充分阻力时关节能完成大部分范围活动（ROM > 50%）
5	抗充分阻力时能完成最大范围活动（ROM = 100%）

2. 改良 Ashworth 痉挛评定量表

临床评定痉挛的主要手段，根据被动活动患者关节时所感受的阻力来分级。被动运动的速度控制在 1 s 内完成全范围关节活动。改良 Ashworth 痉挛评定的分级标准见表 14-3。

表 14-3 改良 Ashworth 痉挛评定

等级	标准
0	肌张力不增加，被动活动患侧肢体在整个范围内均无阻力
1	肌张力稍增加，被动活动患侧肢体到终末端时有轻微的阻力
1$^+$	肌张力稍增加，被动活动患侧肢体时在前 1/2ROM 中有轻微的"卡住"感觉，后 1/2ROM 内均有较小的阻力

续上表

等级	标准
2	肌张力轻度增加,被动活动患侧肢体在大部分 ROM 内均有阻力,但仍可以活动
3	肌张力中度增加,被动活动患侧肢体在整个 ROM 内均有阻力,活动比较困难
4	肌张力高度增加,患侧肢体僵硬,阻力很大,被动活动不能达到全范围

3. Brunnstrom 运动功能分期

即 Brunnstrom 在观察了大量偏瘫患者的基础上,总结出的中枢运动功能障碍恢复过程;其根据脑卒中患者患侧肢体肌张力、随意运动的变化情况,将偏瘫肢运动体功能的恢复过程分为 6 个阶段(表 14-4)。

表 14-4 Brunnstrom 运动功能分期

阶段	运动特点	上肢	手	下肢
Ⅰ	无随意运动	弛缓,无任何运动	弛缓,无任何运动	弛缓,无任何运动
Ⅱ	引出联合反应	仅出现痉挛和协同运动模式	仅有极细微屈曲	仅有极少的随意运动、共同运动
Ⅲ	随意出现的共同运动	痉挛加剧,可随意发起协同运动	可全指屈曲、钩状抓握,但不能伸指	痉挛加剧,坐位和站位时髋、膝可屈曲
Ⅳ	共同运动模式打破,开始出现分离运动	痉挛开始减弱,出现脱离协同运动的活动 1. 手能置于腰后 2. 上肢前屈 90°(肘伸直) 3. 肩 0°、肘屈曲 90°前臂可旋前旋后	1. 能侧捏和松开拇指 2. 手指有半随意的小范围伸展	痉挛开始减弱,出现脱离协同运动的活动 1. 坐位,足跟着地,踝能背屈 2. 坐位,足可向后滑动,使其背屈大于 0°
Ⅴ	肌张力逐渐恢复,有分离精细运动	共同运动进一步减弱,分离运动增强 1. 上肢外展 90°(肘伸直,前臂旋前) 2. 肘伸直肩前屈 30°～90°时,前臂可旋前旋后 3. 上肢上举过头(肘伸直)	1. 可做球状和柱状抓握 2. 手指同时伸展,但不能单独伸展	共同运动进一步减弱,分离运动增强 1. 站立,髋伸展位能屈膝 2. 立位,膝伸直,足稍向前踏步,踝可背屈
Ⅵ	运动接近正常水平	痉挛基本消失,协调运动接近于正常水平,Ⅴ级动作的运动速度达健侧 2/3 以上	所有抓握均能完成,可进行单指活动,但速度和准确性比健侧差	协调运动接近正常水平,下述运动速度达健侧 2/3 以上 1. 立位,伸膝位髋外展 2. 坐位,髋交替内外旋并伴有踝内外翻

4. Fugl-Meyer 评定量表

即 Fugl-Meyer 教授于 1975 年首次提出,用于评估脑卒中患者各方面功能的恢复状况,包括上肢及腕手运动功能、下肢运动功能、平衡能力、关节活动度、感觉功能 5 个亚量表(表 14-5、表 14-6、表 14-7)。

表 14-5　Fugl-Meyer 运动功能评定

检查内容	评分标准			得分		
	0 分	1 分	2 分	月日	月日	月日
坐位						
Ⅰ. 上肢反射活动						
a. 肱二头肌腱反射	不能引出反射活动		能够引出反射活动			
b. 肱三头肌腱反射	同上		同上			
Ⅱ. 屈肌共同运动						
a. 肩关节上提	完全不能进行	部分完成	无停顿充分完成			
b. 肩关节后缩	同上	同上	同上			
c. 外展(至少 90°)	同上	同上	同上			
d. 外旋	同上	同上	同上			
e. 肘关节屈曲	同上	同上	同上			
f. 前臂旋后	同上	同上	同上			
Ⅲ. 伸肌共同运动						
a. 肩关节内收/内旋	完全不能进行	部分完成	无停顿充分完成			
b. 肘关节伸展	同上	同上	同上			
c. 前臂旋前	同上	同上	同上			
Ⅳ. 伴有共同运动的活动						
a. 手触腰椎	没有明显活动	手必须通过髂前上棘	顺利完成			
b. 肩关节屈曲 90°(肘关节位 0°时)	开始时手臂立即外展或肘关节屈曲	在接近规定位置时肩关节外展或肘关节屈曲	能顺利充分完成			
c. 在肩关节 0°肘关节屈曲 90°时前臂旋前旋后	不能屈肘至要求位置或前臂不能旋前旋后	肩肘关节位置正确,且部分完成前臂旋前、旋后	完全旋前,旋后活动自如			

运动疗法

续上表

检查内容	评分标准			得分		
	0分	1分	2分	月 日	月 日	月 日
Ⅴ. 分离运动						
a. 肩关节外展90°，肘关节0°，前臂旋前	一开始肘关节就屈曲、前臂偏离方向不能旋前	可部分完成这个动作或在活动时肘关节屈曲或前臂不能旋前	顺利完成			
b. 肩关节屈曲90°~180°，肘关节0°，前臂中立位	开始时发生肩关节外展或肘关节屈曲	动作开始后，肩关节外展或者肘关节屈曲才发生	顺利完成			
c. 肩关节屈曲30°~90°，肘关节0°，前臂旋前旋后	肩肘位置不正确或前臂旋前旋后完全不能进行	能在要求肢体位下部分完成旋前、旋后	顺利完成			
Ⅵ. 正常反射活动 肱二头肌腱反射 指屈肌腱反射 肱三头肌腱反射	至少2~3个反射明显亢进	一个反射明显亢进或至少2个反射活跃	反射活跃不超过1个并且无反射亢进			
Ⅶ. 腕						
a. 肩关节0°，肘关节90°，腕背屈	患者不能背屈腕关节达15°	可完成腕背屈，但不能阻抗	有些轻微阻力仍可保持腕背屈			
b. 肩关节0°，肘关节90°，腕关节屈伸	不能随意运动	患者不能在全关节范围内主动活动腕关节	能平滑地不停顿进行			
c. 肩关节30°，肘关节0°，腕背屈	评分同a项	评分同a项	评分同a项			
d. 肩关节30°，肘关节0°，腕屈伸	评分同b项	评分同b项	评分同b项			
e. 腕关节环行运动	不能进行	较费力或不完全	正常完成			
Ⅷ. 手						
a. 手指共同屈曲	不能屈曲	能屈曲但不充分	能完全主动屈曲			

第十四章 神经系统疾病

续上表

检查内容	评分标准			得分		
	0分	1分	2分	月 日	月 日	月 日
b. 手指共同伸展	不能伸	能放松主动屈曲的手指	能充分地主动伸展			
c. 勾状抓握：掌指关节伸展并且近端和远端指间关节屈曲，检测抗阻握力	不能保持要求位置	握力微弱	能够抵抗较大阻力			
d. 侧捏：拇指内收与食指夹住纸	不能进行	能用拇食指捏住一张纸，但不能抵抗拉力	可充分抗拉力			
e. 对捏：患者拇食指夹住一支铅笔	不能夹起铅笔	不能抵抗拉力	可抗较大拉力			
f. 圆柱状抓握：患者能握住一个圆筒物体	不能握起圆筒物品	同上	同上			
g. 球状抓握：抓握球形物体，如网球	不能握起网球	同上	同上			
Ⅸ. 协调性与速度：指鼻试验（快速连续进行5次）						
a. 震颤	明显震颤	轻微震颤	无明显震颤			
b. 辨距不良	明显辨距不良	轻微辨距不良	无明显辨距不良			
c. 速度	较健侧慢6 s以上	较健侧慢2~5.9 s	差别少于2 s			

得分

评价者

检查内容	评分标准			得分		
	0分	1分	2分	月 日	月 日	月 日
仰卧位						
Ⅰ. 反射活动						
a. 跟腱反射	无反射活动		有反射活动			
b. （髌）膝腱反射	同上		同上			
Ⅱ. 屈肌共同运动						
a. 髋关节屈曲	不能进行	部分进行	充分进行			
b. 膝关节屈曲	同上	同上	同上			
c. 踝关节屈曲	同上	同上	同上			

运动疗法

续上表

检查内容	评分标准			得分		
	0分	1分	2分	月 日	月 日	月 日
Ⅲ. 伸肌共同运动						
a. 髋关节伸展	没有运动	微弱运动	几乎与对侧相同			
b. 髋关节内收	同上	同上	同上			
c. 膝关节伸展	同上	同上	同上			
d. 踝关节跖屈	同上	同上	同上			
坐位						
Ⅳ. 伴有协同运动的活动						
a. 膝关节屈曲	无主动运动	膝关节能从微伸位屈曲,但屈曲<90°	屈曲>90°			
b. 踝背屈	不能主动背屈	主动背屈不完全	正常背屈			
站立位						
Ⅴ. 分离运动（髋关节0°）						
a. 膝关节屈曲	在髋关节伸展位时不能屈膝	髋关节0°时膝关节能屈曲,但<90°,或进行时髋关节屈曲	能自如运动			
b. 踝背屈	不能自主活动	能部分背屈	能充分背屈			
仰卧位						
Ⅵ. 正常反射 膝部屈肌 膝腱反射 跟腱反射	2～3个反射明显亢进	1个反射亢进或2个反射活跃	不超过1个反射活跃且无反射亢进			
仰卧位						
Ⅶ. 协调/速度：跟膝胫试验（连续重复5次）						
a. 震颤	明显震颤	轻度震颤	无震颤			
b. 辨距障碍	明显的不规则的辨距障碍	轻度的规则的辨距障碍	无辨距障碍			
c. 速度	比健侧慢6 s	比健侧慢2～5 s	两侧相差少于2 s			
得分						
评价者						

第十四章 神经系统疾病

表 14-6 Fugl-Meyer 感觉功能及关节活动度评定

检查内容		评分标准			得分		
		0 分	1 分	2 分	月 日	月 日	月 日
一、四肢感觉功能							
Ⅰ. 轻触觉	上臂	麻木，无感觉	感觉过敏或感觉减退	正常			
	手掌	同上		同上			
	股部	同上	同上	同上			
	足部	同上	同上	同上			
Ⅱ. 本体感觉	肩部	没感觉	4 次回答中有 3 次正确的，但与健侧比仍有相当差别	所有回答正确，两侧无差别			
	肘部	同上		同上			
	腕	同上		同上			
	拇指	同上		同上			
	膝关节	同上		同上			
	踝关节	同上	同上	同上			
	趾关节	同上	同上	同上			
积分							
二、关节活动度	（R：活动度　P：疼痛）				R P	R P	R P
Ⅰ. 肩关节	屈曲 外展90°	（R）只有几度活动度	被动关节活动受限	正常被动关节活动度			
	外旋 内旋	（P）在关节活动范围内或整个活动过程中疼痛	有些疼痛	无疼痛			
Ⅱ. 肘关节	屈曲		同上	同上			
	伸展		同上	同上			
Ⅲ. 腕关节	屈曲	同上	同上	同上			
	伸展	同上	同上	同上			
Ⅳ. 指关节	屈曲	同上	同上	同上			
	伸展	同上	同上	同上			
Ⅴ. 前臂	旋前	同上	同上	同上			
	旋后	同上	同上	同上			
Ⅵ. 髋关节	屈曲	同上	同上	同上			
	外展	同上	同上	同上			
	外旋	同上	同上	同上			
Ⅶ. 膝关节	屈曲	同上	同上	同上			
	伸展	同上	同上	同上			

续上表

检查内容		评分标准			得分		
		0分	1分	2分	月 日	月 日	月 日
Ⅷ. 踝关节	背屈	同上	同上	同上			
	跖屈	同上	同上	同上			
Ⅸ. 足	外翻	同上	同上	同上			
	内翻	同上	同上	同上			
得分							
评价者							

表14-7 Fugl-Meyer 平衡功能评定量表

检查内容	评分标准			得分		
	0分	1分	2分	月 日	月 日	月 日
1. 无支撑坐位	不能保持坐位	能坐但少于5 min	能坚持坐位5 min以上			
2. 健侧"展翅"反应	肩部无外展肘关节无伸展	反应减弱	正常反应			
3. 患侧"展翅"反应	肩部无外展肘关节无伸展	反应减弱	正常反应			
4. 支撑站立	不能站立	他人完全支撑时可站立	一个人稍给支撑能站立1 min			
5. 无支撑站立	不能站立	不能站立1 min或身体摇晃	能平衡站1 min以上			
6. 健侧站立	不能维持1～2 s	平衡站稳达4～9 s	平衡站立超过10 s			
7. 患侧站立	不能维持1～2 s	平衡站稳达4～9 s	平衡站立超过10 s			
得分						
评价者						

在进行 FMA 评估时，需要注意：①场地安静，便于患者集中注意力；②充分解释说明，必要时治疗师做示范；③所有评估项目均在健侧先演示一次，然后由患侧完成，重复3次，取最佳值评分；④患者尽可能减少变动体位，以患者方便为第一原则。

5. 脑卒中患者姿势评估量表（postural assessment scale for stroke patients, PASS）

用于评估卒中患者的运动能力和平衡能力，共计12条目，每个条目最低分0分、最高分3分，总分36分。PASS 与 Berg 平衡量表存在较好的相关性，可作为 FMA 平衡功能评定与 Berg 平衡功能评定之间的过渡量表（表 14-8、表 14-9）。

表 14-8　脑卒中患者姿势评定量表记录
Postural Assessment Scale for Stroke Patients（PASS）

项　目 \ 日　期	年　月　日	年　月　日	年　月　日
1. 从仰卧位到患侧卧位			
2. 从仰卧位到健侧卧位			
3. 从仰卧位到坐在检查台边缘			
4. 从坐在检查台边缘到仰卧位			
5. 在没有扶持下坐			
6. 从坐位到站立位			
7. 从站立位到坐位			
8. 在扶持下站立			
9. 在没有扶持下站立			
10. 健侧下肢站立			
11. 患侧下肢站立			
12. 站立，从地板上捡起一支铅笔			
总　分			
评估者			

表 14-9　脑卒中患者姿势评定量（中文版）

（译者说明：下列项目 1，2，3，4，6，7，12 属于姿势变换部分，项目 5，8，9，10，11 属于姿势维持部分）

1. 从仰卧位到患侧卧位
   0 分：不能完成动作。
   1 分：在给予很多帮助下才能够完成动作。
   2 分：在给予较少帮助下能够完成动作。
   3 分：在没有帮助下能够完成动作。

2. 从仰卧位到健侧卧位
   0 分：不能完成动作。
   1 分：在给予很多帮助下才能够完成动作。
   2 分：在给予较少帮助下能够完成动作。
   3 分：在没有帮助下能够完成动作。

3. 从仰卧位到坐在检查台边缘
   0 分：不能完成动作。
   1 分：在给予很多帮助下才能够完成动作。
   2 分：在给予较少帮助下能够完成动作。
   3 分：在没有帮助下能够完成动作。

续上表

4. 从坐在检查台边缘到仰卧位

   0分：不能完成动作。

   1分：在给予很多帮助下才能够完成动作。

   2分：在给予较少帮助下能够完成动作。

   3分：在没有帮助下能够完成动作。

5. 在没有扶持下坐（坐在一张高50 cm的检查台边缘，如Bobath治疗床，双足平放于地面上）

   0分：不能坐。

   1分：在给予少许扶持下能够坐，如一只手扶持。

   2分：在没有扶持下能够坐10 s以上。

   3分：在没有扶持下能够坐5 min。

6. 从坐位到站立位

   0分：不能完成动作。

   1分：在给予很多帮助下才能够完成动作。

   2分：在给予较少帮助下能够完成动作。

   3分：在没有帮助下能够完成动作。

7. 从站立位到坐位

   0分：不能完成动作。

   1分：在给予很多帮助下才能够完成动作。

   2分：在给予较少帮助下能够完成动作。

   3分：在没有帮助下能够完成动作。

8. 在扶持下站立（双足自然站立，无其他限制）

   0分：即使在扶持下也不能站立。

   1分：在给予很多扶持下才能够站立，如2个人扶持。

   2分：在给予较多扶持下才能够站立，如1个人扶持。

   3分：在1只手扶持下能够站立。

9. 在没有扶持下站立（双足自然站立，无其他限制）

   0分：在没有扶持下不能站立。

   1分：在没有扶持下能够站立10 s或者身体的重量明显在一侧下肢。

   2分：在没有扶持下能够站立1 min或者轻度不对称性站立。

   3分：在没有扶持下能够站立1 min以上，且上肢可在肩关节水平以上活动。

10. 健侧下肢站立（无其他限制）

    0分：不能用健侧下肢站立。

    1分：可以用健侧下肢站立几秒。

    2分：可以用健侧下肢站立5 s以上。

    3分：可以用健侧下肢站立10 s以上。

11. 患侧下肢站立（无其他限制）

    0分：不能用健侧下肢站立。

    1分：可以用健侧下肢站立几秒。

    2分：可以用健侧下肢站立5 s以上。

    3分：可以用健侧下肢站立10 s以上。

续上表

12. 站立，从地板上捡起一支铅笔
  0分：不能完成动作。
  1分：在给予很多帮助下才能够完成动作。
  2分：在给予较少帮助下能够完成动作。
  3分：在没有帮助下能够完成动作。

注：低于40分有摔倒的危险。

6. Berg 平衡功能评定（the Berg balance scale，BBS）

包括14个评定项目，每项最低分为0分，最高分为4分，满分56分。分数越高显示平衡能力越好，得分越低显示平衡能力越差。（表14-10、表14-11）

表14-10 Berg 平衡量表记录

项 目	年 月 日	年 月 日	年 月 日
1. 由坐到站	4/3/2/1/0	4/3/2/1/0	4/3/2/1/0
2. 独立站立	4/3/2/1/0	4/3/2/1/0	4/3/2/1/0
3. 独立坐	4/3/2/1/0	4/3/2/1/0	4/3/2/1/0
4. 由站到坐	4/3/2/1/0	4/3/2/1/0	4/3/2/1/0
5. 床—椅转移	4/3/2/1/0	4/3/2/1/0	4/3/2/1/0
6. 闭眼站立	4/3/2/1/0	4/3/2/1/0	4/3/2/1/0
7. 双足并拢站立	4/3/2/1/0	4/3/2/1/0	4/3/2/1/0
8. 站立位上肢前伸	4/3/2/1/0	4/3/2/1/0	4/3/2/1/0
9. 站立位从地上拾物	4/3/2/1/0	4/3/2/1/0	4/3/2/1/0
10. 转身向后看	4/3/2/1/0	4/3/2/1/0	4/3/2/1/0
11. 转身一周	4/3/2/1/0	4/3/2/1/0	4/3/2/1/0
12. 双足交替踏	4/3/2/1/0	4/3/2/1/0	4/3/2/1/0
13. 双足前后站	4/3/2/1/0	4/3/2/1/0	4/3/2/1/0
14. 单腿站立	4/3/2/1/0	4/3/2/1/0	4/3/2/1/0
总 分	/56	/56	/56
评估者			

表14-11 Berg 平衡量表
(the Berg balance scale，BBS)

1. 由坐到站
  受试者体位：患者坐于治疗床上。
  测试命令：请站起来。
  4分：不用手帮助即能够站起且能够保持稳定。
  3分：用手帮助能够自己站起来。
  2分：用手帮助经过几次努力后能够站起来。
  1分：需要较小的帮助能够站起来或保持稳定。
  0分：需要中度或较大的帮助才能够站起来。

续上表

2. 独立站立

   受试者体位：站立位。

   测试命令：请尽量站稳。

   4分：能够安全站立 2 min。

   3分：能够在监护下站立 2 min。

   2分：能够独立站立 30 s。

   1分：经过几次努力能够独立站立 30 s。

   0分：没有帮助不能站立 30 s。

   如果受试者能够独立站立 2 min，则第 3 项独立坐得满分，继续进行第 4 项评定。

3. 独立坐

   受试者体位：坐在椅子上，双足平放在地上、背部要离开椅背。

   测试命令：请将上肢交叉抱在胸前并尽量坐稳。

   4分：能够安全地坐 2 min。

   3分：能够在监护下坐 2 min。

   2分：能够坐 30 s。

   1分：能够坐 10 s。

   0分：没有支撑则不能坐 10 s。

4. 由站到坐

   受试者体位：站立位。

   测试命令：请坐下。

   4分：用手稍微帮助即能够安全地坐下。

   3分：需要用手帮助来控制身体重心下移。

   2分：要用双腿后侧抵住椅子来控制身体重心下移。

   1分：能独立坐在椅上但不能控制身体重心下移。

   0分：需要帮助才能坐下。

5. 床—椅转移

   先在治疗床旁边准备一张有扶手和一张无扶手的椅子。

   受试者体位：患者坐于治疗床上，双足平放于地面。

   测试命令：请坐到有扶手的椅子上来，再坐回床上；然后再坐到无扶手的椅子上，再坐回床上。

   4分：用手稍微帮助即能够安全转移。

   3分：必须用手帮助才能够安全转移。

   2分：需要监护或言语提示才能完成转移。

   1分：需要一个人帮助才能完成转移。

   0分：需要两个人帮助或监护才能完成转移。

6. 闭眼站立

   受试者体位：站立位。

   测试命令：请闭上眼睛，尽量站稳。

   4分：能够安全站立 10 s。

   3分：能够在监护下站立 10 s。

   2分：能够站立 3 s。

   1分：闭眼不能站立 3 s 但睁眼站立能保持稳定。

   0分：需要帮助以避免跌倒。

第十四章　神经系统疾病

续上表

7. 双足并拢站立

　　受试者体位：站立位。

　　测试命令：请将双脚并拢并且尽量站稳。

　　4 分：能够独立将双脚并拢并独立站立 1 min。

　　3 分：能独立将双脚并拢并在监护下站立 1 min。

　　2 分：能够独立将双脚并拢但不能站立 30 s。

　　1 分：需要帮助才能将双脚并拢且能够站立 15 s。

　　0 分：需要帮助才能将双脚并拢且双脚并拢后不能站立 15 s。

8. 站立位上肢前伸

　　受试者体位：站立位。

　　测试命令：将手臂抬高 90°，伸直手指并尽力向前伸，注意双脚不要移动。

　　注：进行此项测试时，要先将一根皮尺横向固定在墙壁上。受试者上肢前伸时，测量手指起始位和终末位对应于皮尺上的刻度，两者之差为患者上肢前伸的距离。如果可能，为了避免躯干旋转受试者要两臂同时前伸。）

　　4 分：能够前伸大于 25 cm 的距离。

　　3 分：能够前伸大于 12 cm 的距离。

　　2 分：能够前伸大于 5 cm 的距离。

　　1 分：能够前伸但需要监护。

　　0 分：当试图前伸时失去平衡或需要外界支撑。

9. 站立位从地上拾物

　　受试者体位：站立位。

　　测试命令：请把你双脚前面的拖鞋捡起来。

　　4 分：能够安全而轻易地捡起拖鞋。

　　3 分：能够在监护下捡起拖鞋。

　　2 分：不能捡起但能到达距离拖鞋 2~5 cm 的位置并独立保持平衡。

　　1 分：不能捡起并且当试图努力时需要监护。

　　0 分：不能尝试此项活动或需要帮助以避免失去平衡或跌倒。

10. 转身向后看

　　受试者体位：站立位。

　　测试命令：双脚不要动，先向左侧转身向后看，然后，再向右侧转身向后看。

　　注：评定者可以站在受试者身后手拿一个受试者可以看到的物体以鼓励其更好地转身。

　　4 分：能够从两侧向后看且重心转移良好。

　　3 分：只能从一侧向后看，另一侧重心转移较差。

　　2 分：只能向侧方转身但能够保持平衡。

　　1 分：当转身时需要监护。

　　0 分：需要帮助及避免失去平衡或跌倒。

11. 转身一周

　　受试者体位：站立位。

　　测试命令：请转一圈，暂停，然后在另一个方向转一圈。

　　4 分：能只两个方向用 4 s 或更短时间安全转一圈。

　　3 分：能在一个方向用 4 s 或更短时间安全转一圈。

　　2 分：能够安全地转一圈但用时超过 4 s。

　　1 分：转身时需要密切监护或言语提示。

　　0 分：转身时需要帮助。

续上表

12. 双足交替踏台阶

　　先在受试者前面放一个台阶或一只高度与台阶相当的小凳子。

　　受试者体位：站立位。

　　测试命令：请将左、右脚交替放到台阶/凳子上，直到每只脚都踏过4次台阶或凳子。

　　4分：能够独立安全站立且在20 s内完成8个动作。

　　3分：能够独立站立，但完成8个动作的时间超过20 s。

　　2分：在监护下不需要帮助能够完成4个动作。

　　1分：需要较小帮助能够完成2个或2个以上的动作。

　　0分：需要帮助以避免跌倒或不能尝试此项活动。

13. 双足前后站立

　　受试者体位：站立位。

　　测试命令：（示范给受试者）将一只脚放在另一只脚的正前方并尽量站稳。如果不行，就将一只放在另一只前面尽量远的地方，这样，前脚后跟就在后脚足趾之前。

　　注：要得到3分，步长要超过另一只脚的长度且双脚支撑的宽度应接近受试者正常的支撑宽度。

　　4分：能够独立地将一只脚放在另一只脚的正前方且保持30 s。

　　3分：能够独立地将一只脚放在另一只脚的前方且保持30 s。

　　2分：能够独立地将一只脚向前迈一小步且能够保持30 s。

　　1分：需要帮助才能向前迈步但能保持15 s。

　　0分：当迈步或站立时失去平衡。

14. 单腿站立

　　受试者体位：站立位。

　　测试命令：请单腿站立尽可能长的时间。

　　4分：能够独立抬起一条腿且保持10 s以上。

　　3分：能够独立抬起一条腿且保持5～10 s。

　　2分：能够独立抬起一条腿且保持3～5 s。

　　1分：经过努力能够抬起一条腿，保持时间不足3 s但能够保持站立平衡。

　　0分：不能够尝试此项活动或需要帮助以避免跌倒。

7. 6米步行测试

目的是评估老年人及患者的基本运动能力、平衡能力，筛查被评估者的摔倒风险。评估前，治疗师使用标签线在地上标记3 m的距离，并准备带扶手的靠背椅（座椅高度45 cm，扶手高度65 cm）、秒表、助行架或拐杖等工具。评估时，患者取端坐位坐于靠背椅上，治疗师喊口令之后即开始计时，患者以舒适步态，行至3 m处之后转弯，走回座椅位置，患者完全坐好之后按下秒表。治疗师记录患者所使用的时间和所使用的辅助器具，并根据步行相关危险因素判断患者的摔倒风险。步行时间小于14 s且危险因素小于3个，为低风险；时间小于14 s但危险因素大于等于3个或者时间大于等于14 s但危险因素小于3个，为中度风险；时间大于等于14 s且危险因素大于等于3个为高风险。

6 m步行测试中判断摔倒风险的危险因素包括既往跌倒或最近跌倒、感觉因素、服用药物因素（>4次/天）、饮酒>1次/天、医疗因素、认知因素、环境风险、步态/移动因素、耐力/虚弱、眩晕或平衡问题、关节炎/疼痛、营养不良、失禁、睡眠问题、抑郁或焦虑、既往骨折/骨质疏松。

（三）日常生活活动能力评定

日常生活活动能力的评定方法为治疗师直接观察患者在实际生活环境中或日常生活活动能力评定室中完成各项日常生活活动的情况；若不能对患者的日常活动直接进行观察（如如厕、洗澡等），可通过询问患者或其家属进行间接评定。改良 Barthel 指数是临床上应用最广泛的日常生活活动能力评估量表，评定内容包括控制大便、控制小便、进食、洗澡、修饰、穿衣、如厕、床椅转移、行走、上下楼梯 10 个项目，每个项目分为完全独立、少量帮助（<25%）、中等帮助（约50%）、大量帮助（>75%）、完全依赖 5 个等级，满分 100 分。患者评分大于 60 分为 ADL 基本自理，40~60 分为需要轻度帮助、20~40 分为需要较大帮助，20 分以下为 ADL 完全依赖。

（四）语言和言语功能评定

脑卒中患者的语言功能障碍主要表现为失语症和构音障碍。目前国内较常用的失语症评定方法为汉语失语检查法，在参考波士顿失语检查法和西方失语症套表的基础上结合汉语的特点和临床的经验编制而成。汉语失语检查法包括自发谈话、复述、命名、听理解、阅读、书写、结构与空间、运用、计算、失语症检查总结十个部分。

构音障碍评定常采用汉语构音障碍评定法，包括构音器官检查和构音检查两大项目。该评定可用于检查患者有无运动性构音障碍、构音障碍程度，也可用于器质性构音障碍和功能性构音障碍的评定。

（五）吞咽功能评定

通过询问病史和临床评估，怀疑有吞咽功能障碍的患者可采用饮水试验和反复唾液吞咽试验进行评定。若评定结果有异常者，可进一步进行实验室评价，如视频吞咽造影（VFSS）。

（六）认知功能评定

常用的评定方法有简易精神状态检查量表（mini-mental state examination，MMSE）、洛文斯顿作业方法认知评定成套量表（the loewnstein occupational therpy cognitive assessment battery，LOTCA）、蒙特利尔认知评估（montreal cognitive assessment，MoCA）。

（七）心理功能评定

脑卒中患者常伴有抑郁或焦虑等心理问题，常用的评定方法有汉密尔顿抑郁评定量表运动疗法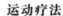

（Hamilton depression scale）和汉密尔顿焦虑评定量表（Hamilton anxiety scale，HAMA）。

三、康复治疗

脑卒中康复的目标为采取一切有效措施预防脑卒中并发症，改善患者受损的感觉、运动、语言、吞咽、认知等功能，从而达到提高脑卒中患者的日常生活活动能力和生活质量的目标。

脑卒中康复治疗的原则包括：①早期开始：脑卒中患者生命体征稳定后即可开始急性期康复，及早开始康复治疗能有效降低脑卒中患者的致残率。②循序渐进：从易到难，从近端到远端，从运动功能康复到功能性活动训练。③强化训练：治疗需要达到一定的强度（时间、剂量）。④主动参与：脑卒中康复需要患者及其家属的主动参与。⑤各部门协作：脑卒中康复应采用团队康复模式，临床科室与康复科医生、治疗师、护士相互配合。⑥持之以恒："脑的十年"研究成果证实，脑卒中患者的恢复是终身的。

脑卒中患者发病数日后，运动功能即可开始恢复，且发病早期康复治疗效果最佳。因此脑梗塞患者若无严重的心肺并发症，可在临床治疗的同时开始康复治疗。脑出血患者生命体征平稳，无明显颅内高压症状和严重并发症的情况下，可开始康复治疗。脑卒中的康复治疗常使用神经发育疗法，包括Bobath技术、Brunnstrom技术、Rood技术、PNF技术，及近年来新兴的运动再学习技术（MRP）、强制性使用运动疗法（CIMT）、运动想象疗法（MIT）等。以上各项技术详见上编第九章和第十章。临床上应根据脑卒中患者的功能障碍和评估结果，针对性地选择恰当的治疗方案。为了阐述方便，以下将按照脑卒中的发展进程，分别阐述脑卒中软瘫期、痉挛期、分离运动期的康复治疗措施。

（一）软瘫期康复

相当于Brunnstrom Ⅰ期。此期患者的主要问题为：①弛缓性瘫痪，肌张力下降。②患侧无随意运动。③废用综合征：包括肌肉萎缩、关节挛缩等。④长期卧床导致的各种并发症：下肢深静脉血栓、体位性低血压、压疮、坠积性肺炎等。

软瘫期的康复治疗目标为采用各种手段刺激肌张力的增高，诱发随意运动；同时尽可能预防废用综合征及各种并发症，避免继发性损害的发生。为达到治疗目标，常采用的治疗措施包括：①患者房间的布置；②良姿位的摆放；③关节被动活动；④调节肌张力，诱发患侧的主动活动；⑤床上体位转移。

1. 房间的布置

合理的房间布置对急性期脑卒中患者尤其重要。

脑卒中患者常将头转向健侧，患侧的触觉、视觉和听觉输入减少，有忽略患侧身体和患侧空间的倾向。因此，合理的房间布置应尽可能增加对患侧肢体的各种刺激。

合理的房间布置包括：①床头柜放在患侧，电视机的位置也应偏向患侧，使患者必须将头转向患侧，以察看床头柜的物品或看电视，健侧上肢也必须越过身体取用物品。②椅子也应摆放在患侧，以促进家属和探访的亲友坐在患者患侧，增加患侧的视觉和听觉输入。③探视者在谈话时握住患者的患手,以增加患手的感觉刺激。

此外,护士、医生也应从患侧接近患者,在患侧听诊、量血压、体格检查以及帮患者洗漱就餐等。

2. 良姿位摆放

由于中枢神经系统的损伤,脑卒中患者在软瘫期后常出现肌张力增高,因此从发病开始就应该时刻注意保持肢体的正确体位,以预防肢体痉挛、肌腱挛缩和关节僵硬等。

(1) 患侧卧位:是脑卒中患者最重要的体位,此体位下患侧肢体被拉长,有助于预防和减轻痉挛;同时体重压在患侧肢体上,能够增加对患侧的感觉输入;且健手能自由活动。

患侧卧位时头部置于枕头上,略高于胸部。患侧肩胛骨前伸,肩关节前屈约90°,肘关节伸直,前臂旋后,腕关节背伸,手指张开;若患者不能主动前伸肩胛骨,治疗师或家属可将一手放在患肩和肩胛骨下面,将患侧肩胛骨轻轻拉出,避免受压和后缩。健侧上肢放在身上或身后的枕头上,避免放在躯干前方,以防带动躯干向前,引起患侧肩胛骨后缩。健侧下肢屈髋屈膝放在枕头上;患侧下肢轻微屈膝,置于健侧下肢后面,踝关节尽量保持90°(图14-1)。

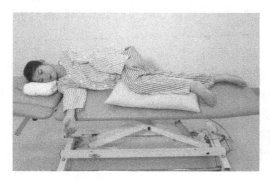

图14-1 患侧卧位

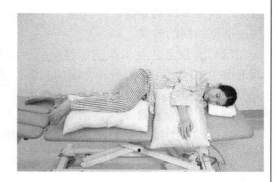

图14-2 健侧卧位

(2) 健侧卧位:头部由枕头支撑,颈椎向患侧侧屈。躯干与床面呈直角。患侧肩胛骨前伸,上肢上举约90°置于枕头上,肘关节、腕关节和指间关节伸直,前臂中立位,掌心向下。健侧上肢放在患者感觉舒适的位置。患侧下肢屈髋屈膝放在枕头上,尤其应注意不能让足内翻悬在枕头边缘。健侧下肢稍屈髋屈膝,自然放置(图14-2)。

健侧卧位时应注意患侧肩胛骨不能处于上提位。

(3) 仰卧位:头部放在枕头上,上部颈椎屈曲。患侧上肢稍外展,肘关节伸直,前臂旋后,腕关节和指间关节伸直,掌心朝上。在患侧肩胛骨和上肢下放置枕头,保持肩胛骨前伸和上肢正确抬高。在患侧臀部和大腿下面放置枕头,使骨盆向前,防止患侧下肢外旋(图14-3)。仰卧位时禁止使用沙袋或

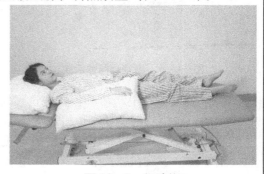

图14-3 仰卧位

其他坚硬物体保持下肢位置，以防压疮。

受颈紧张反射和迷路反射的影响，长期仰卧位会导致反射活动异常增强，骶尾部、足跟外侧和外踝部位压疮。因此，脑卒中患者应以侧卧为主，并注意定时翻身。

在进行良姿位摆放时应注意：①避免半卧位，半卧位增加骶骨和尾骨的压力，容易导致褥疮。②手中不能放置任何物品对抗屈肌痉挛，以免增强抓握反射。③不能在足底放任何东西，以免增加伸肌反射模式。

3．关节被动活动

脑卒中后，应尽早开始患侧肢体的被动活动，以预防关节挛缩、下肢深静脉血栓等并发症。由于脑卒中患者常伴有感觉障碍，治疗师在进行被动活动时以患者不出现疼痛为度，在无痛范围内活动。各关节被动活动方法详见上编第一章第二节。

4．调节肌张力，诱发患侧的主动活动

软瘫期应采用各种刺激诱发患者肌张力的增高和患侧肌群肌肉收缩。

（1）感觉刺激。临床上常用的感觉刺激方法有：①肌肉刷擦法。用软毛刷快速来回刷擦治疗部位的皮肤，3～5秒/次，重复3～5次。②牵拉肌肉。快速、轻微地牵拉肌肉可以引起肌肉收缩，例如牵拉肱三头肌可以促进肱三头肌收缩。③关节挤压。可刺激关节内的本体感受器，促进关节周围的肌肉收缩。④冰刺激、轻叩肌腱和肌腹具有与快速刷擦相同的效果。

（2）诱发上肢主动活动。遵循从近端到远端的原则，从躯干和肩胛带开始诱发患侧上肢的主动活动。①肩胛骨前伸后缩：患者仰卧位或坐位，患侧肩关节前屈90°，肘关节、腕关节、指间关节伸展。治疗师用一手置于肘关节背侧，辅助患者保持肘关节伸直；另一手握持患侧手掌，向背侧推动上肢，指导患者用力抵抗治疗师的推力（图14－4）。随着力量的增加，患者主动用力向前推或者向后拉动治疗师的手。②耸肩：患者仰卧位或健侧卧位，主动用力使肩部向前向上（即向鼻子）活动。

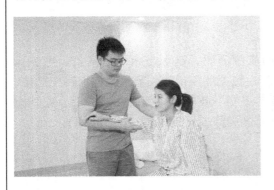

图14－4　肩胛骨前伸后缩

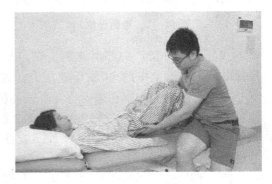

图14－5　桥式运动

（3）诱发下肢主动活动：首先诱发骨盆和髋关节的主动活动，常用的训练方式为桥式运动，包括双桥运动和单桥运动。①双桥运动：患者仰卧位，双上肢置于体侧，双下肢屈髋屈膝，双足置于床面上。患者挺腹抬臀，将臀部抬离床面，并保持骨盆水平位。治疗师一手放在膝关节上方，并用前臂向下压膝关节，向足前方拉股骨；另一侧手轻拍患者的臀部以刺激肌肉收缩，辅助患者完成桥式运动（图14－5）。②单桥运动：

第十四章 神经系统疾病

患者仰卧位，屈髋屈膝，一侧足置于床面上，一侧下肢置于对侧膝关节上。患者主动用力将臀部抬离床面。治疗师的辅助方式同双桥运动。

5. 床上体位转移

（1）翻身：包括向健侧翻身和向患侧翻身。①向健侧翻身：患者 Bobath 握手，双侧肩关节屈曲 90°，肘关节伸直，健足从患侧腘窝处插入并沿患侧小腿向下移动置于患足下方。翻身时，头转向健侧，上肢向健侧摆动，由健侧上肢和躯干带动患侧上肢及躯干翻向健侧，同时在健侧下肢的带动下，骨盆和患侧下肢转向健侧（图 14-6）。②向患侧翻身：患者 Bobath 握手，双侧肩关节屈曲 90°，肘关节伸直，健侧下肢屈髋屈膝，健足踏在床面上；翻身时，头转向患侧，双上肢向患侧摆动，健足用力蹬床面，完成肩胛骨、骨盆带的共同摆动，翻向患侧（图 14-7）。

（2）卧坐转移：①从健侧坐起，患者健侧卧位，健侧下肢钩住患侧下肢移到床缘外，用健手推床同时头、颈、躯干向上方侧屈，慢慢抬起上身直至从床边坐起（图 14-8）。②从患侧坐起：患者患侧卧位，健腿钩住患腿移至床缘外，健侧上肢横过躯干前方支撑于床面，头、颈、躯干向上方侧屈，抬起上身。

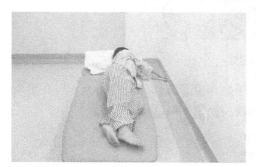 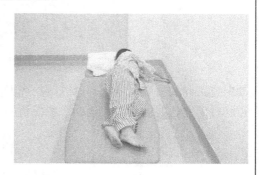

图 14-6　向健侧翻身

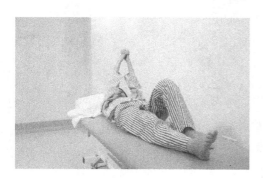 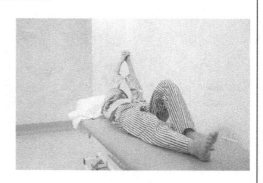

图 14-7　向患侧翻身

（3）坐位训练：实验证明，脑卒中患者卧床时间越长，痉挛越重，开始坐位和站立位时害怕情绪越严重；并且长时间卧位可能产生严重的并发症，如血栓、褥疮、坠积性肺炎等。因此，应尽早开始坐位训练。

坐位训练时，患者躯干伸直（即双肩在双髋的正上方），髋关节、膝关节、踝关节均保持 90°，脚尖向前，双足分开与肩同宽，体重平均分配，双侧对称坐位。若患者不能主

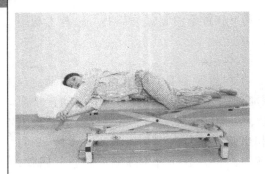
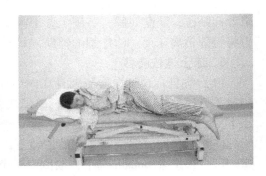
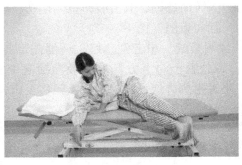

图 14-8 健侧坐起

动保持正确的坐姿，治疗师站或蹲在患者前方，一手放在患者腰部并向前用力，另一手放在胸骨前方，并向后推，辅助患者保持躯干伸直和维持坐位平衡（图 14-9）。

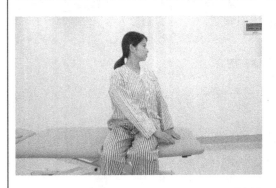
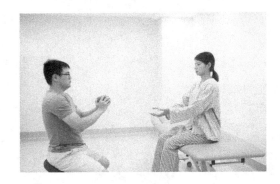

图 14-9 坐位训练

（二）痉挛期康复

相当于 BrunnstromⅡ期——BrunnstromⅢ期。痉挛期患者存在的主要问题为：①肌张力逐渐增高、肌肉痉挛。②开始出现共同运动、联合反应，多表现为上肢屈肌痉挛、下肢伸肌痉挛。③平衡功能障碍。

本阶段的治疗目标为：①降低肌张力，防止关节挛缩。②抑制协同运动、诱发分离运动。③改善平衡功能。

第十四章 神经系统疾病

1. 降低肌张力，防止关节挛缩

常采用的方法如下：

（1）良姿位的摆放。良姿位也是肢体的抗痉挛体位，因此痉挛期也应注意良姿位的摆放。

（2）躯干旋转牵伸法。患者仰卧位，双下肢屈髋屈膝，双足置于床面，治疗师一手固定患侧肩膀，另一手置于患膝，并向健侧推动，将患侧躯干拉长并使骨盆向前（图14-10）。躯干旋转牵伸可以降低躯干肌张力，缓解躯干痉挛。

（3）患肢负重。患肢负重可以刺激关节内的本体感受器，降低肌张力，缓解患肢痉挛。上肢负重方式为患者床边坐位，双足平放在地上。患侧肩关节稍外展外旋，肘关节伸直，腕背屈，手指伸开，拇指外展，掌心朝下放在身体后外侧的床面上，患者主动向患侧转移重心，借身体重力挤压上肢，抑制上肢的屈肌痉挛（图14-11）。必要时治疗师可辅助患者保持肘关节伸直。

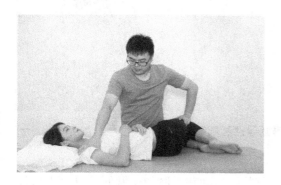

图14-10 躯干旋转牵伸

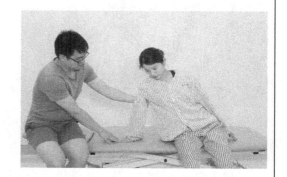

图14-11 上肢负重

下肢负重常用的方式为站立，但是脑卒中患者在患侧下肢负重时常出现踝跖屈，足趾强烈屈曲；因此在患侧下肢负重训练时，可在患侧足趾下方放置绷带卷，以保持足趾背伸（图14-12），抑制踝关节跖屈和足趾屈曲。当张力降低时，逐渐增加绷带卷的尺寸。

（4）利用原始反射的抗痉挛模式。脑卒中患者常出现的原始反射有，①对称性颈紧张反射：颈前屈时兴奋上肢屈肌和下肢伸肌。

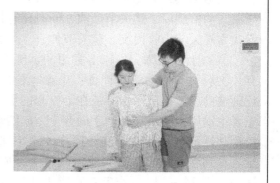

图14-12 下肢负重

颈后伸时兴奋上肢伸肌和下肢屈肌。②不对称性颈紧张反射：头转向一侧时，面部朝向侧的伸肌张力增高，对侧的屈肌张力增高，如同拉弓箭一样，又称为拉弓反射。③紧张性迷路反射：仰卧时伸肌张力增高，肢体容易伸展；俯卧时屈肌张力增高，肢体容易屈曲，侧卧时呈中性反应。

（5）牵伸：通外力拉长短缩或挛缩的软组织，做轻微超过软组织阻力和关节活动范围的运动，能够恢复关节周围软组织的延展性和降低肌张力，改善关节活动范围。因此可以对脑卒中患者肌张力增高肌群进行牵伸，以降低肌张力。详细牵伸方法详见第五章。

（6）冰疗：冰疗法可反射性放松手腕和手指。使用浸冰疗法时，将碎冰块混合入水中，治疗师握住患者的手插入冰水中，每次持续约3 s，间隔数秒后再次放入。

（7）功能性电刺激：拮抗肌的功能性电刺激能够增强拮抗肌肌力，从而达到降低对侧肌肉肌张力的目的。因此脑卒中患者常采用肱三头肌、伸腕和伸指肌群的功能性电刺激以对上肢抗屈肌痉挛（图14-13），下肢常采用胫前肌功能性电刺激以改善胫前肌肌力，降低腓肠肌肌张力，改善足下垂。

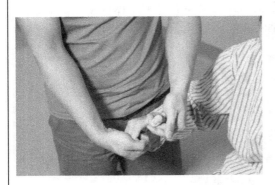
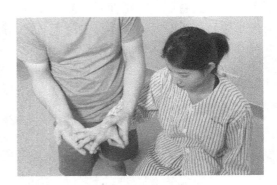

图14-13 上肢功能性电刺激

2. 抑制协同运动、诱发分离运动

脑卒中患者典型的共同运动模式为上肢屈肌共同运动和下肢伸肌共同运动。上肢屈肌共同运动模式为患者在抬起手臂时肩胛骨内收和上提、肩关节外展外旋后伸、肘关节屈曲、前臂旋后、腕关节屈曲，同时伴有指间关节和拇指屈曲内收。下肢伸肌共同运动模式为髋关节内收内旋、膝关节伸直、踝关节跖屈内翻、足趾屈曲内收。

（1）上肢训练。临床上常用的训练方法有，①肩关节主动活动训练：患者坐位，治疗师辅助患者伸展手指并放在治疗师的手上，患者主动用力随治疗师的手向各个方向活动。治疗师逐渐增加活动范围和速度、减小辅助量，直到患者能够自己完成上肢各个方向的活动（图14-14）。若患者不能主动伸直肘关节，治疗师的另一手可以辅助患者保持肘关节伸直。为了避免健侧上肢的过度用力，可以让患者的双手分别放在治疗师的双手上同时进行运动。②肘关节屈伸训练：患者仰卧位，肩关节屈曲约90°，肘关节主动伸直触摸治疗师的前额，然后屈曲触摸自己的额头或健侧肩（图14-15）。在进行该运动时，应先牵拉患侧肩胛骨和患侧上肢，抑制患

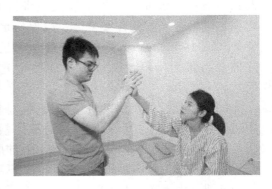

图14-14 肩关节主动活动训练

侧上肢痉挛。患者主动用力时避免过度用力。③推球训练：患者坐位，Bobath握手放在前面的健身球上，然后尽可能向前、向健侧、向患侧推健身球（图14-16）。此活动既可以训练患肩前伸，又可以抑制痉挛，促进重心转移和患侧肢体负重。随着患者的痉挛减轻，可以让患者患侧单手推球，以刺激患侧肢体的主动活动。

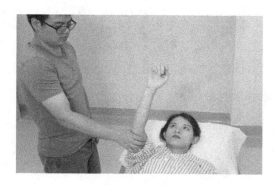 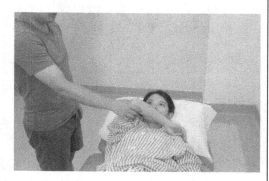

图14-15　肘关节屈伸训练

（2）下肢训练。临床上常用的训练方法包括，①选择性腹肌活动：脑卒中患者常伴有腹肌的随意运动和反射活动丧失，因此应进行腹肌的选择性活动训练。治疗师辅助患者屈髋屈膝，一侧足放在床面上，另一侧下肢置于对侧膝关节上；双膝有节律地向两边活动，以促进髋关节的外展和内收；两腿交换进行。运动时，治疗师一手稳定患者的胸部，另一手辅助患者向两边运动膝关节。当患者能平稳且有节律地活动时，治疗师将手拿开，令患者主动完成该运动。②腿摆放于不同的位置：治疗师把患者的下肢摆放于不同的位置，然后把手拿开，令患者主动保持该体位。从屈髋屈膝，足支撑于床面的位置开始；逐渐增加训练难度。③下肢全范围活动控制：患者仰卧位，屈髋屈膝，治疗师一手握患侧足底保持踝关节背屈，另一手置于膝关节上。然后引导患者主动伸直或屈曲下肢，屈曲时应注意避免髋关节外展外旋，伸直时避免内收内旋。④伸髋时抑制伸膝：患者仰卧位，患侧下肢屈膝置于治疗床外侧，治疗师一手提起患者的足趾以保持其充分背屈，另一手置于膝关节处。患者主动用力将脚抬到治疗床上，然后再次将患足放在床外侧，同时保持膝关节屈曲（图14-17）。⑤髋关节主动控制训练：患者仰卧位，屈髋屈膝，双足置于床面上。健侧膝关节保持稳定，患侧膝关节外旋，做离开健侧膝的运动（图14-18）。或患侧膝关节保持稳定，健侧膝关节外旋，并能依据治疗师的口令，在指定的位置停住。⑥站立位屈膝：患者站立位，患侧髋关节和膝关节放松，主动完成膝关节屈曲同时骨盆向下向前放松。治疗师蹲在患者前方，一手放在膝关节前方将膝关节向前拉，另一手置于患侧骨盆引导骨盆向前向下运动。

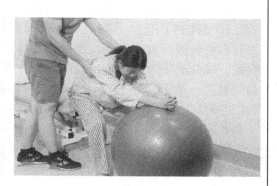

图14-16　推球训练

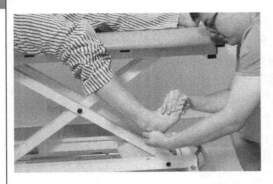
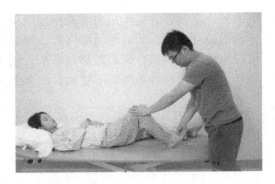

图14-17　伸髋时抑制伸膝

（3）坐位动态平衡训练。坐位动态平衡训练常用的方法包括，①重心侧方转移：患者坐位，治疗师辅助患者进行重心侧方转移。在重心侧方转移的过程中，患者的躯干应保持伸直，双肩在同一水平线上，骨盆和肩胛带应互相保持平行，不应向后或向前旋转。随着患者平衡能力的改善，逐渐增加移动的幅度，减少治疗师的辅助，最终促进患者主动完成重心的侧方转移。②重心前后转移：患者端坐位，双足平放在地面上；治疗师跪

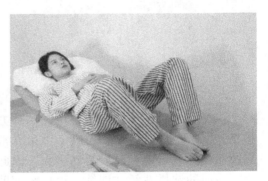

图14-18　髋关节主动控制训练

在患者前面，引导患者双手向前触脚趾，然后保持足跟不离地的情况下躯干后伸。在进行该运动时应注意患侧手先触到足趾，且整个运动过程中足跟不应离地。此运动有助于患者克服向前跌倒的害怕心理，也是进行坐站转移的准备活动。此外，也可以采用双手Bobath握手，向前后侧方等各个方向推球或触碰物体等方法增加训练的趣味性。

（4）坐站转移训练。在进行坐站转移前，可先进行选择性伸膝负重训练，以降低坐站转移的难度。①选择性伸膝负重：患者坐位，双足平放在地面上，双手交叉，肘关节伸直放在前方的凳子上，头向前超过足。治疗师立于患侧，一手置于患膝上，将患侧膝关节向前拉超过足；另一手放在健侧臀部，帮助患者抬起臀部（图14-19）。随着患者的功能改善，双手可以分开平放在凳子上，保持患侧上肢伸直同时主动抬起臀部。最后，去掉凳子，患者双上肢以正常方式前屈同时抬起臀部。②坐站转移训练：患者坐位，双手Bobath握手，躯干伸直，从髋部对称地前倾，两腿平均负重。在重心前移不超过足时，膝关节轻度伸直，臀部抬离支撑面。当重心前移超过足时，髋关节和膝关节伸直，带动躯干伸直。坐站转移过程中，治疗师应辅助患者保持两侧膝关节分开（图14-20）

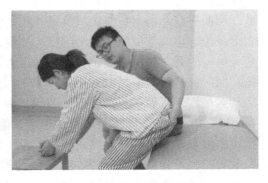

图14-19　选择性伸膝负重

(5) 站立训练。临床上常用的训练方法包括，①站立平衡训练：当患者自己能够站稳后，开始进行站立平衡训练。双下肢应同时负重，治疗师站在患侧，如重心向患侧移动站立不稳时，治疗师应对患侧髋部、膝部给予适当保护。②半蹲训练：站立位，双上肢放松置于体侧，双侧髋关节和膝关节轻度屈曲半蹲，患者主动向两侧转移重心。治疗师双手放在骨盆两侧以促进患者完成重心转移。③重心转移训练：患者站立位，双上肢 Bobath 握手，主动向前弯腰推球，或向各个方向击打气球。治疗师立于患者身后，保护患者的安全及促进患者完成活动（图 14 - 21）。随着患者平衡功能的改善，可以让患者一侧下肢在前，另一侧下肢在后，以减小支撑面。此活动有助于患者克服害怕重心前移的恐惧心理。

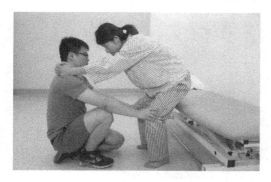

图 14 - 20　坐站转移训练

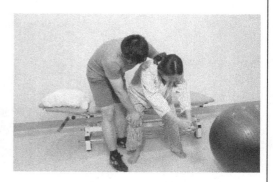

图 14 - 21　重心转移训练

（三）分离期康复

分离阶段相当于 Brunnstrom Ⅳ - Ⅴ 期，患者已出现分离运动，上肢各关节在屈曲痉挛的状态下已有伸展动作，下肢在伸肌痉挛的状态下出现屈曲动作。本阶段的主要问题为分离运动不充分、功能性活动不完善。主要治疗目标为进一步诱发分离运动，促进功能性活动的完成。

1. 上肢分离运动训练

临床上常用的训练方法如下：

（1）抓握训练。患者坐位，在身前垂直地握住一根木棍，健手在上，患手在下；治疗师辅助患者松开患手并向上越过健手再次抓住木棍（图 14 - 22）。健手重复同样的动作，双手轮流进行。治疗师辅助患者保持双侧肘关节伸直。

（2）前臂旋前旋后训练。患者坐位，肘关节屈曲 90°，前臂置于前面的桌子上，患侧手握住木棒。治疗师旋转木棒使患者前臂充分旋后，以抑制旋前肌痉挛。当治疗师感到阻力消失时，让患者主动保持木棒的位置。功能改善后，再要求患者前臂稍微旋前再旋后，逐渐增加关节活动的幅度和速度（图 14 - 23）。

（3）击鼓训练。患者坐位，手鼓置于患者前面的桌子上，要求患者用手掌击鼓、手持鼓槌敲打手鼓或手指交替击鼓。治疗师通过调整手鼓的高度和位置，分别训练患者抬高手臂和前臂旋前旋后。

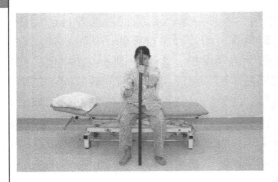
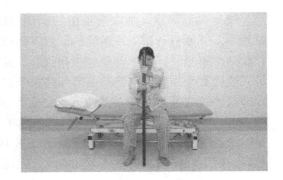

图14-22 抓握训练

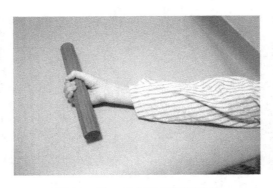

图14-23 前臂旋前旋后训练

(4) 伸指训练。治疗师一手托住患侧前臂,另一手自肘关节向指尖快速用力地刷擦,并在手背处用力下压再快速向上擦过手指。快速刷擦几次后让患者主动伸直手指。

2. 下肢分离运动训练

临床上常用的训练方法如下:

(1) 伸髋屈膝训练。患者健腿负重站立,患侧髋关节保持中立位。治疗师站于患者身后,一手绕过健侧腰部以支持患者的身体,另一手置于患侧踝关节,辅助患者完成膝关节屈伸(图14-24)。膝关节屈伸过程中,患者应缓慢用力,主动控制活动速度。

(2) 踝关节和足趾主动背屈。患者仰卧位,患侧下肢屈髋屈膝,足支撑在床上。治

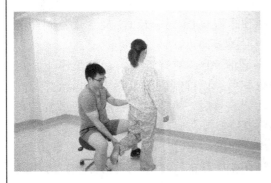
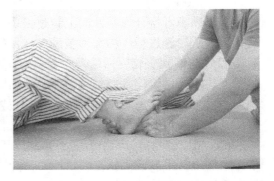

图14-24 伸髋屈膝训练　　　　图14-25 踝关节和足趾主动背屈

疗师用一手的虎口下压踝关节，另一手刺激胫前肌、足趾尖或足背外侧，同时要求患者主动踝背伸（图14-25）。常用的刺激方式有用冰块刺激足趾尖、用冰刺激足外侧缘、用毛刷刷擦足趾尖和趾背、轻叩足背外侧。

3. 步行能力训练

临床上常用的训练方法如下：

（1）患侧单腿负重。患者站立位，健侧下肢置于前面的台阶上，患侧下肢负重站立。为了增加训练的难度和趣味性，可以提高台阶的高度或健侧下肢向前、向后、向侧方迈步，或健侧下肢在地上写数字、画圈，健侧下肢踢足球等。患腿单腿负重有助于改善患者的步行功能，且能够刺激患侧下肢的本体感受器，促进患侧下肢的肌张力正常化。

（2）患侧腿向后迈步。患者健腿负重站立，治疗师蹲在患者患侧，一手放在患侧髂嵴上，防止患侧骨盆上提；另一手握住患侧足和足趾，保持足和足趾的背屈。患侧下肢主动伸髋屈膝，尝试向后迈步。

（3）患腿负重，健腿上下台阶。患侧下肢负重站立于台阶上，健侧下肢交替上下台阶。治疗师立于患者患侧，一手放在患侧大腿上，在健腿上台阶时辅助患侧髋关节屈曲；另一手从后面绕过患者腰部以防跌倒。

（4）站立位重心前后转移。患侧下肢负重站立，健侧下肢向前迈一步，踝关节背屈，足跟置于地面上；然后患侧髋关节后伸、踝关节跖屈，足跟蹬离地面，促进重心向前转移（图14-26）。然后患者再把重心转移到患侧下肢，使患侧足跟下沉着地，健侧踝关节背屈离地。

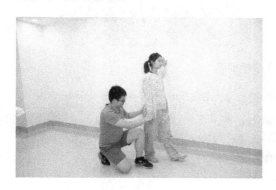 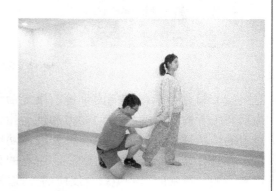

图14-26 立位重心向前转移

4. 功能性活动训练

包括功能性步行训练和日常生活活动能力训练。

（1）功能性步行训练。根据患者的运动功能水平，可依次进行：①减重步行训练，患者不能独立步行时，可以在减重状态下尽早开始步行训练。减重步行训练适用于下肢肌力2级以上的患者，操作时用吊带将患者身体悬吊，使患者步行时下肢负重减少，步行能力提高。②平行杠内行走训练，患者站立于平行杠内，健手扶持平行杠步行，患足尽量放稳、放平。治疗师应站在患侧指导。随着患者的改善，可逐渐取消健手的扶持，增加步幅、步速。如果患足有足下垂和足内翻倾向，可佩戴踝足矫形器予以纠正，预防扭伤。③独立步行训练，患者在平行杠内可独立行走后，可以开始平地持拐杖行走训练，开始时使用四脚拐杖，再过渡到单脚拐杖，最后不使用拐杖独立行走。④上下楼梯训练，上楼梯时正确的方法是健侧腿先上，患侧腿后上；健腿上台阶时，治疗师辅助患膝向前下方运动；患腿上台阶时治疗师可将手放在胫骨前面帮助患腿屈髋屈膝，同时防止患者用力上提骨盆（图14-27）。下楼梯时患侧腿先下，健侧腿后下；患腿下台阶时治疗师应指导骨盆向前运动，同时防止患腿内收；健腿下台阶时治疗师辅助患侧膝关节向前屈曲（图14-28）。

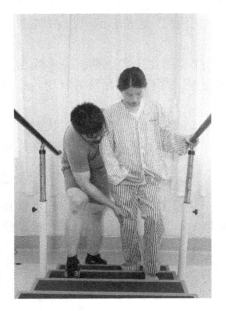

图 14-27　上楼梯训练

（2）日常生活活动能力训练。康复治疗的最终目标为提高患者的日常生活活动能力和社会生活能力，提高患者的生活质量。因此，随着患者肢体功能的改善，应尽早开始日常生活活动能力训练。所有的日常活动均应以省力的、正常的、避免联合反应的方式进行。

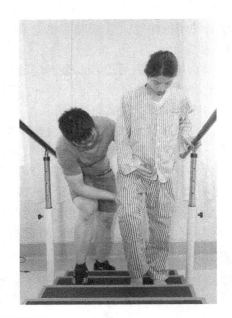

（四）其他治疗

1. 起立床治疗

软瘫期通过起立床站立，能够促进患侧下肢负重，使关节受到挤压，诱发患者下肢肌张力的增加。痉挛期，起立床站立可通过重力牵拉跟腱，有助于纠正足下垂和足内翻。

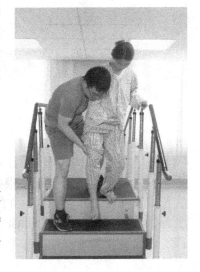

图 14-28　下楼梯训练

2. 电刺激治疗

功能性电刺激、肌电生物反馈等电刺激疗法能够提高脑卒中患者神经、肌肉的兴奋性，调整肌张力和促进肌肉收缩。

3. 矫形器

脑卒中患者常使用踝足矫形器矫正足下垂和足内翻，防止踝关节扭伤。功能位手托可以牵拉患侧腕关节和指间关节，防止患侧腕关节和指间关节挛缩。

4. 手杖和助行器

目前常使用的有四脚助行器、四脚拐杖、三脚拐杖、单脚拐杖，临床上根据患者的偏瘫程度和平衡功能进行选择。

经过早期的、系统化的康复治疗，大部分脑卒中患者可恢复步行能力和生活自理能力。但某些严重神经功能缺失的患者，不可避免地遗留各种功能障碍，如痉挛、姿势异常等。在患者出院时，治疗师应根据患者的功能水平制订相应的家庭治疗计划，并借助矫形器、家居环境改造等提高患者的生活自理能力，提高生活质量。

第二节　脊髓损伤康复

一、概述

脊髓损伤（spinal cord injury，SCI）指由于交通事故、体育损伤等因素导致的脊髓神经损伤，是一种严重致残的疾病。在我国脊髓损伤的主要原因为高空坠落、车祸、砸伤、体育损伤等，男性多见。

脊髓是大脑和躯体间传递感觉和运动信息的主要通路，其上端在枕骨大孔处与延髓相连，成人下端在第一腰椎下缘形成脊髓圆锥。脊髓共有 31 对脊神经，包括颈髓 8 对，胸髓 12 对，腰髓 5 对，骶髓 5 对，尾髓 1 对。脊髓节段与脊椎骨的序数并不一致，颈髓节段较相应颈椎高一节椎骨，中段胸髓较相应胸椎高两节椎骨，下胸髓则比相应的胸椎高 3 节椎骨，腰髓相当于第 10～12 胸椎水平，骶髓相当于第 12 胸椎和第 1 腰椎水平。了解脊髓与脊椎的对应关系，对推断病变脊髓水平有较大帮助。

严重的脊柱损伤可能牵拉或挤压到脊髓，导致脊髓损伤。但脊髓损伤的程度与脊柱的损伤程度并非绝对一致。有些患者脊柱严重骨折，但脊髓完好或轻度损伤；但有些患者脊柱完好或轻微损伤，却有严重的脊髓损伤。

脊髓损伤后神经功能恢复的主要途径有：①早期局部消肿和神经失用的恢复；②后期神经轴突再生，使邻近失神经支配的肌肉重获支配；③有功能的肌纤维适应性肥大。目前任何治疗方法都不能使损伤的脊髓再生、逆转或功能恢复。因此，脊髓损伤患者的功能恢复和预后与损伤平面和损伤程度有较大关系。

临床上脊髓损伤康复的目的主要是预防各种并发症，充分发挥患者的残存功能，促进患者使用残存功能代偿其丧失的功能，从而达到提高生活自理能力、重返家庭和社会的目的。此外，损伤神经缺血坏死区域常呈犬牙交错状，在损伤阶段附近存在有神经功能的部分保留区，部分保留区的功能恢复可以使脊髓损伤水平下降1～2个节段。

二、脊髓损伤的临床表现及分类

脊髓既能传递大脑的神经冲动，也能控制不随意肌的收缩。因此脊髓损伤后，可出现损伤平面以下的运动功能障碍、感觉功能障碍、排尿排便障碍、脊髓反射障碍、循环系统障碍、呼吸系统障碍等相应改变。

（一）脊髓损伤的临床表现

1. 运动功能障碍

脊髓休克期主要表现为损伤平面以下运动消失，肌张力下降；脊髓休克期过后，损伤平面以下肌力下降、肌张力增高、反射亢进和病理反射阳性。

2. 感觉功能障碍

包括浅感觉（触觉、痛觉、温度觉）和深感觉（压觉、本体感觉）的障碍。完全性损伤时，损伤平面以下，所有感觉均消失；损伤平面以上可能出现痛觉过敏。不完全损伤时，根据损伤部位不同，感觉障碍的表现也不同。

3. 排尿功能障碍

包括尿失禁和尿潴留。尿失禁多见于T10以上的脊髓损伤，由于损伤平面以下排尿中枢可支配膀胱逼尿肌，一定程度的膀胱充盈引起反射性排尿。尿潴留多见于脊髓排尿中枢以下的损伤，膀胱的反射性收缩消失，逼尿肌不能收缩，膀胱呈弛缓状态。

4. 循环系统障碍

由于脊髓损伤后交感神经系统功能下降，患者可能出现血压下降、脉压增大、心动过缓等变化，且损伤平面越高，变化越明显。此外，高位脊髓损伤的患者由于肌肉泵作用消失，直立时易发生体位性低血压。

5. 呼吸系统障碍

高位脊髓损伤可导致呼吸肌瘫痪、膈肌功能减退、气管或支气管变窄，从而导致患者肺活量下降，呼吸频率加快。

（二）脊髓损伤的分类

临床上根据脊髓损伤的程度和类型不同，可将脊髓损伤分为以下类型。

1. 脊髓震荡

脊髓的功能性损害，伤后早期表现为不完全损伤，24小时内开始恢复，3～6周完全恢复。

2. 脊髓休克

脊髓休克主要表现为损伤平面以下骨骼肌紧张性减退或消失，外周血管扩张，血压下降，括约肌功能障碍及发汗反射消失。脊髓休克只是暂时现象，损伤后数周逐渐恢复。脊髓休克恢复时先恢复比较原始简单的反射（如屈肌反射、腱反射），然后恢复比较复杂的反射（如伸肌反射）。

3. **脊髓不完全性损伤**

脊髓休克期之后，损伤平面以下包括最低阶段有感觉或运动功能保留（即鞍区保留）。鞍区感觉指肛门皮肤黏膜交界处的感觉，包括轻触觉、针刺觉、肛门深部压觉。鞍区运动指肛门指检时肛门括约肌有自主收缩。

4. **脊髓半横断**

脊髓休克期之后，同侧损伤平面以下表现为上运动神经元损伤，损伤平面表现为下运动神经元损伤，即迟缓性瘫痪。同侧本体感觉、振动觉、两点辨别觉及触觉障碍。

5. **完全性脊髓损伤**

脊髓休克期之后，损伤平面以下深浅感觉完全丧失、运动完全瘫痪、浅反射消失、深反射消失或亢进。

6. **特殊类型的脊髓损伤综合征**

（1）中央索综合征。最常见的临床综合征，表现为不完全损伤、上肢无力重于下肢，常见于颈椎过伸型损伤。

（2）半切综合征（Brown-Sequard syndrome）。表现为损伤平面以下同侧运动功能、本体感觉、振动觉丧失，对侧的痛、温觉丧失，临床上单纯的半切综合征较少见。

（3）前束综合征。表现为损伤平面以下的运动功能、痛觉、温觉丧失而本体感觉和轻触觉存在，一般为脊髓前 2/3 缺血造成。

（4）圆锥综合征。根据损伤平面不同，患者可同时有上运动神经元损伤和下运动神经元损伤的表现。临床上与马尾综合征较难区分。

（5）马尾综合征。属于下运动神经元损伤，表现为下肢软瘫及膀胱、肛门括约肌和下肢反射消失。

三、脊髓损伤的临床评定

（一）基本概念

脊髓损伤后，为确定损伤水平和功能情况，了解患者残留的功能，判断患者的预后，必须进行功能评定。在进行脊髓损伤评定时，需要了解以下常用的基本概念。

1. **四肢瘫（tetraplegia）**

由于颈段脊髓损伤导致上肢、躯干、下肢及盆腔器官的功能损害，即功能受损涉及四肢。

2. **截瘫（paraplegia）**

脊髓胸段、腰段或骶段（不包括颈段）椎管内脊髓损伤之后，造成运动和感觉功能的损害或丧失。截瘫时，上肢功能不受累，但是根据具体的损伤水平，躯干、下肢及盆腔器官可能受累。本术语包括马尾和圆锥损伤，但不包括腰骶丛病变或者椎管外周围神经损伤。

3. 皮节（dermatome）

皮节指每个脊髓阶段感觉神经轴突所支配的皮肤区域。

4. 肌节（myotome）

肌节指每个脊髓节段运动神经轴突所支配的一组肌群。

5. 感觉平面

感觉平面指身体两侧具有正常轻触觉和针刺觉的最低脊髓节段。通过身体两侧感觉关键点的检查确定。

6. 运动平面

运动平面指身体两侧具有正常运动功能的最低脊髓节段。通过身体两侧运动关键肌的肌力检查确定。

7. 神经损伤平面（NLI）

神经损伤平面指身体两侧有正常的感觉和运动功能的最低脊髓节段，即 R 为感觉平面、L 为感觉平面、R 为运动平面、L 为运动平面中的最高节段。

8. 椎骨平面

椎骨平面指 X 线检查中损伤最严重的脊椎节段，与脊髓损伤程度不具有一致性。

9. 部分保留带（ZPP）

部分保留带指感觉平面和运动平面以下仍保留部分神经支配的皮节和肌节，仅适用于完全性损伤。保留感觉和运动功能的最低节段为感觉 ZPP 和运动 ZPP 的范围。如左侧感觉平面为 T3，T4～6 均有感觉保留，则左侧感觉 ZPP 应记录为 T6。

（二）脊髓损伤水平和损伤程度评定

进行脊髓损伤水平和损伤程度评定时，常使用美国脊髓损伤学会（America Spinal Cord Injury Association，ASIA）在 2013 年修订的脊髓损伤神经学分类国际标准（表 14-4）。

1. 损伤水平评定

通过感觉检查和运动检查来确定损伤平面。

（1）感觉评定。感觉评定的必查项目为身体两侧各 28 个皮节的关键点（表 14-12）。每个关键点检查针刺觉（锐/钝觉区分）和轻触觉，并按 3 个等级分别打分：① 0 分表示感觉缺失；② 1 分表示感觉障碍（感觉受损或感觉过敏）；③ 2 分表示感觉正常；若无法检查则记为 NT。轻触觉检查要在患者闭眼的情况下，使用棉棒末端的细丝轻触关键点的皮肤，接触范围不超过 1 cm。针刺觉检查常使用打开的安全别针，尖端检查锐觉，圆端检查钝觉。若患者无法区分钝觉和锐觉，则该关键点的针刺觉检查为 0 分。此外，检查者还要做肛门周围的感觉检查，感觉分级为存在或缺失。通过感觉关键点的检查可以判断感觉平面和感觉部分保留区。

在脊髓损伤的感觉评定中，可以将关节运动觉、位置觉、深压觉或深痛觉检查作为选择性检查项目。检查时建议用缺失、受损和正常来分级，可检查的关节包括拇指指间关节、小指近端指间关节、腕关节、足大拇指趾间关节、踝关节和膝关节。

第十四章 神经系统疾病

表 14-12 脊髓损伤神经学分类国际标准（2013 年修订）

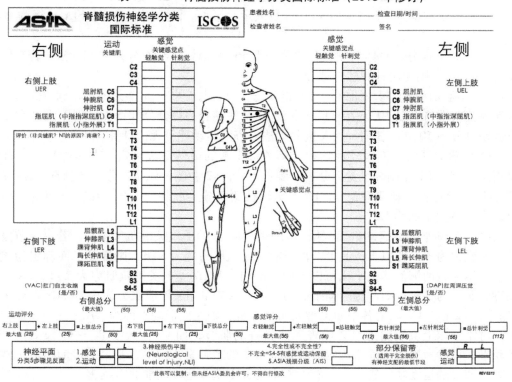

（2）运动评定。通过代表脊髓有关节段神经功能的关键肌的徒手肌力测试（MMT）进行评定，身体两侧各自 10 个肌节（C5－T1、L2－S1）对应的关键肌详见表 14－12。检查时应使用标准的仰卧位和标准的肌肉固定方法，按照从上至下的顺序进行。关键肌的肌力分为 6 级（表 14－13），正常时每个肢体满分为 25 分，无法检查的肌群用 NT 表示。此外，还要检查肛门括约肌收缩，结果分为"存在"和"缺失"。

表 14-13 关键肌肌力分级

等级	标准
0	完全瘫痪
1	可触及或可见肌肉收缩
2	去重力状态下全关节活动范围（ROM）的主动活动
3	对抗重力下全 ROM 的主动活动
4	肌肉特殊体位的中等阻力情况下进行全 ROM 的主动活动
5	（正常）肌肉特殊体位的最大阻力情况下全 ROM 的主动活动。最大阻力根据患者功能假定为正常的情况进行估计
5*	（正常）假定抑制因素（即疼痛、废用）不存在情况下，对抗重力和足够阻力情况下全 ROM 的主动活动，即认为正常

运动疗法

运动检查还包括其他非关键肌的检查，如膈肌、三角肌、腹肌、腘绳肌、髋内收肌。非关键肌的检查不用来确定运动分数或运动平面，但可用来确定 ASIA 分级为 B 级还是 C 级。

（3）感觉评分。身体单侧轻触觉总分为 56 分，针刺觉 56 分，共 112 分。若有任何关键点为 NT，则无法计算感觉评分。

（4）运动评分。每块肌肉正常时得分为 5 分，每个肢体 5 个关键肌，满分为 25 分。运动评分要求将上肢 10 个关键肌和下肢 10 个关键肌的得分分开计算，即双上肢和双下肢运动总分各 50 分。任何一块关键肌无法检查则运动评分无法计算。

（5）感觉平面。根据轻触觉和针刺觉都正常的最低节段确定，左右侧感觉平面可以不同。例如 L1 左侧轻触觉 2 分、针刺觉 2 分，L2 左侧轻触觉 1 分、针刺觉 2 分；L1、L2 右侧轻触觉和针刺觉均 2 分，L3 右侧轻触觉 0 分、针刺觉 2 分；则左侧感觉平面为 L1，右侧感觉平面为 L2。

（6）运动平面。运动平面根据肌力至少为 3 级的那块关键肌来确定。若一个节段关键肌的肌力为 3 级或以上，其上节段所有关键肌肌力均为 5 级，则运动平面确定为该节段。身体左右两侧的运动平面可以不同。例如，若 C7 左侧关键肌肌力为 5 级，C8 左侧关键肌肌力为 3 肌，则左侧运动平面为 C8；若 C7 左侧关键肌肌力为 5 级，C8 左侧关键肌肌力为 2 肌，C7 以上各平面关键肌肌力正常，则左侧运动平面为 C7。

对于临床上应用徒手肌力检查无法检查的肌节，如 $C_1 \sim C_4$、$T_2 \sim L_1$ 及 $S_2 \sim S_5$，运动平面可参考感觉平面来确定。如这些节段的感觉是正常的，其上的运动功能正常则认为该节段的运动功能正常；如感觉有损害，则认为运动功能亦有损害。

（7）神经损伤平面（NLI）。具有正常感觉和运动功能的最低平面，即 R 为感觉平面、L 为感觉平面、R 为运动平面、L 为运动平面中的最高节段。

2. ASIA 残损分级

一般根据鞍区功能保留程度分为"完全损伤"和"不完全损伤"。鞍区保留指肛门皮肤黏膜交界处有感觉保留（包括轻触觉、针刺觉、肛门深部压觉）或肛门指检时肛门括约肌有自主收缩。ASIA 残损分级详见表 14-14。

表 14-14 ASIA 残损分级

级别		指标
A	完全性损伤	骶段（S4—S5）无任何感觉或运动功能保留
B	不完全感觉损伤	神经平面以下包括骶段有感觉但无运动功能保留，且身体任何一侧运动平面以下无 3 个节段以上的运动功能保留
C	不完全运动损伤	神经平面以下存在运动功能，且单个神经平面以下超过一半关键肌肌力 3 级以下
D	不完全运动损伤	神经平面以下存在运动功能，且单个神经平面以下超过一半关键肌肌力 3 级或以上
E	正常	感觉与运动功能正常，且既往有神经功能障碍。既往无 SCI 者不能评为 E 级

（三）运动功能评定

1. 肌张力评定

通常采用改良 Ashworth 痉挛评定量表进行肌张力评定。评定时根据被动活动患者关节时所感受的阻力来分级。对下肢痉挛可采用综合痉挛量表（composite spasticity scale，CSS）评定，包括跟腱反射、肌张力及踝阵挛。

2. 肌力评定

采用徒手肌力评定对上下肢关键肌外的其他肌群进行肌力评定。常评定的肌肉包括膈肌、三角肌、腹肌、腘绳肌、髋内收肌等。

3. 日常生活活动能力（ADL）评定

临床上常使用 Barthel 指数、改良 Barthel 指数和功能独立性评定（FIM）评估患者的日常生活活动能力。评定时治疗师直接观察患者在实际生活环境中或日常生活活动能力评定室中完成各项日常生活活动的情况，或通过询问患者及其家属进行间接评定。

4. 心理评定

脊髓损伤患者的心理变化一般分为五个阶段，震惊阶段、否定阶段、抑郁或焦虑阶段、对抗独立阶段和适应阶段。其中抑郁或焦虑阶段对患者的影响最大。临床上常用的心理评定方法有汉密尔顿抑郁评定量表（Hamilton depression scale）、汉密尔顿焦虑评定量表（Hamilton anxiety scale，HAMA）、明尼苏达多相个性调查表（Minnesota multiphasic personality inventory，MMPI）和艾森克人格问卷（Eysenck personality inventory，EPQ）。

四、脊髓损伤的康复治疗

（一）康复目标

脊髓损伤患者的基本康复目标是通过功能训练、适应性训练等提高患者的独立生活能力，使患者重获生活自理能力，促进患者重返工作和社会生活。但是完全性脊髓损伤患者的预后和损伤水平有较大关系，损伤水平与预后的关系详见表 14 – 15。

表 14 – 15　脊髓损伤水平与预后的关系

损伤水平	运动功能	移动功能	生活自理能力
C1 – C3	颈部屈曲、旋转	气控轮椅	完全依赖
C4	肩胛上提	气控轮椅	完全依赖
C5	肩屈曲外展、屈肘	电动驱动	大部分依赖
C6	肩内收前屈、伸腕	轮椅实用	中度依赖
C7	伸肘、屈腕	轮椅实用	轮椅上基本自理
C8 – T2	屈指、手指灵活活动	轮椅实用、治疗性站立	轮椅上独立

运动疗法

续上表

损伤水平	运动功能	移动功能	生活自理能力
T3–T12	躯干稳定、操纵骨盆	轮椅实用、治疗性步行	轮椅上独立
L1–L2	屈髋	轮椅实用、家庭功能性步行	生活自理
L3–L5	伸膝、踝背屈、伸趾	社区功能性步行	生活自理
S1	踝跖屈	正常步行	生活自理

（二）脊髓损伤康复治疗原则

1. 早期康复

康复治疗应与临床治疗同步进行，越早开始康复越易恢复，预后越好。早期以临床治疗为主、康复治疗为辅；恢复期以康复治疗为主、临床治疗为辅。

2. 循序渐进

训练内容由易到难、训练时间由短到长、训练强度由低到高。

3. 个体化康复

根据患者的损伤水平、功能障碍程度及心理状况等制订个体化的康复治疗方案。

4. 全面康复

脊髓损伤患者的康复包括肢体功能障碍、作业治疗、并发症治疗、心理治疗在内的全面康复。

（三）急性卧床期康复

一般为伤后4周以内，患者的临床状况尚未稳定，在不影响脊柱稳定性的前提下，以床边治疗为主。主要治疗目的是预防肌肉萎缩、压疮、下肢深静脉血栓等并发症，为以后的康复治疗创造良好的条件。

1. 体位摆放

急性期患者卧床时间较长，良好的体位摆放有助于防止肢体畸形和各种并发症。

（1）仰卧位：头部放在枕头上，肩下垫枕头确保肩关节不后缩。双上肢自然放在体侧，肘关节伸展；腕关节置于毛巾卷上，保持腕背伸约45°，手指自然屈曲。双下肢髋膝关节伸展，两腿间放置1~2个枕头保持髋关节轻度外展，双足底顶住枕头或床尾以保持踝背屈，脚后跟下放垫圈以防压疮。

（2）侧卧位：下侧上肢肩关节屈曲90°、外旋90°，肘关节屈曲约90°放于床上，上侧上肢肘关节屈曲，前臂放在胸前的枕头上，腕关节自然伸展，手指自然屈曲。下侧的髋膝关节伸展，踝自然背屈；上侧的髋膝关节屈曲、踝背屈放在枕头上，防止踝关节跖屈内翻。

2. 关节被动活动

为防止关节活动受限，在卧床期应每天进行肢体各个关节的全范围被动活动，直至患者能进行全范围主动活动。每个关节每个方向活动10次/组、1～2组/天，动作应轻柔、缓慢，从近端至远端逐关节活动。由于该期患者的脊柱稳定性较差，应禁止脊柱屈曲和旋转；四肢瘫患者应禁止颈部的活动、双侧肩关节的牵伸运动，肩关节屈曲和外展范围限制在90°以内；截瘫患者的直腿抬高不超过45°，膝屈曲时髋关节屈曲不超过90°。C6～C7损伤的患者应在腕背伸时保持手指屈曲，腕屈曲时保持手指伸直，以保持手内在肌的紧张度以达到功能性抓握。

3. 肌力训练

残存功能的肌群进行肌力训练，使肌力达到3级以上，有助于患者完成各种体位转移和轮椅、拐杖、助行器的使用。但在急性卧床期，四肢瘫患者应避免肩胛部和肩部肌群的抗阻训练，截瘫患者避免躯干和髋部的抗阻训练。肌力训练以双侧对称性训练为主，避免脊柱旋转。不完全脊髓损伤患者肌力训练的重点为残存肌力的肌群，完全性脊髓损伤患者训练的重点为运动部分保留带肌群，四肢瘫患者应加强肩胛带、斜方肌、背阔肌、伸肘肌的训练，为体位转移训练、轮椅控制训练做准备。肌力训练可以采用双侧徒手抗阻训练、双侧PNF训练、哑铃或沙包、弹力带训练等方式。功能性电刺激、肌电生物反馈治疗等物理因子治疗也可以预防肌肉萎缩、促进肌肉力量增加。

4. 呼吸训练

膈肌是主要的吸气肌，由C4支配；腹肌是主要的呼气肌，由T6-T12支配，肋间肌由T1-T7支配。脊髓损伤后，由于损伤平面以下的呼吸肌麻痹，患者的肺活量降低，且呼吸道分泌物增多，易发生肺部感染和肺不张。为保证呼吸道通畅，改善呼吸功能，每天应进行两次以上的呼吸训练。常用的吸气训练方法有剑突下放置沙袋增加阻力、呼吸训练器训练。常用的呼气训练方法有仰卧起坐增加腹肌力量、吹蜡烛法、吹瓶法等。开始时3～5分钟/次、3～5次/天，逐渐延长至20～30分钟/次。

（四）急性轮椅期康复

一般为伤后12周以内，此期患者的脊柱稳定性增加，除了卧床期的各项治疗外，可以开始一系列的床上和垫上训练。但训练前要先对患者的脊柱稳定性进行评估，并征求骨科手术医生的意见，必要时需佩戴矫形器训练。

1. 起立床训练

长期卧床易引起体位性低血压、压疮、坠积性肺炎等并发症，脊髓损伤患者病情允许的情况下尽早开始起立床站立训练，30°开始，15分钟/次，2次/天，逐渐增加起立床的角度和站立时间，直至直立。起立床训练时应注意测量血压，检测患者有无头晕、面色苍白等不良反应，预防直立性低血压。

2. 坐位训练

可分为长坐位和端坐位，根据患者损伤水平和残留功能选择恰当的坐位方式。从双手支撑坐位开始，逐渐取消双手的辅助维持独立坐位平衡，再过渡到他动态平衡和自动态平衡，逐渐提高患者的坐位平衡能力。

随着患者的功能改善，可以进行长腿坐位支撑训练，患者长腿坐位，双手放在支撑面或者三脚架上，双肩下降，肘关节用力伸直，臀部抬起。然后，逐渐过渡到长腿坐位前方、后方、侧方转移训练。

3. 体位训练

若患者骨折部位稳定且病情允许，可以在治疗床或治疗垫上进行肘胸位、手膝位、四点跪位训练、各体位下的动态平衡和前后左右移动训练。体位训练能够提高患者头颈部和躯干的控制能力，增加肩胛盂和上肢近端的稳定性。手膝位和四点跪位仅适用于下胸段以下截瘫的患者。

4. 减压训练

为预防压疮，脊髓损伤患者应每2～4小时减压一次。床上减压主要依靠良姿位摆放和定时翻身。C5脊髓损伤的患者使用固定于轮椅靠背上的套索前倾减压（图14-29A）；C6脊髓损伤患者利用一侧肘关节锁住轮椅把手，躯干侧倾、旋转减压；双侧轮流进行；C7脊髓损伤者靠单侧上肢支撑减压，双侧轮流进行（图14-29B）；截瘫患者利用双上肢支撑抬起臀部完成轮椅上减压。

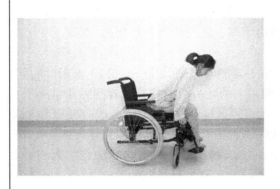 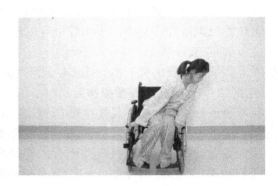

A. 套索前倾减压　　　　　　　　　　　　B. 上肢支撑减压

图14-29　减压训练

5. 肌肉牵伸训练

能够降低肌张力，缓解肌痉挛，应始终贯彻在脊髓损伤患者各阶段的康复训练中。重点牵拉腘绳肌、髋内收肌、小腿三头肌，牵伸力应柔和、缓慢且持久，每次牵伸持续15～30 s，然后缓慢减少牵伸力量。牵伸之后应配合肌力训练。

（五）恢复期康复治疗

经过急性期的康复，患者脊柱稳定性增加，肌肉力量和心肺功能改善，除了急性期的各种训练外，此期可以开始进行转移训练、轮椅训练和日常生活活动训练。此外，截瘫患者还可以进行站立、步行、上下台阶训练。

1. 坐起训练

四肢瘫和截瘫患者的坐起训练步骤有所不同。

四肢瘫患者坐起训练步骤为：①患者将左手钩在头顶带上。②用力将头和肩部拉离床面，右侧肘关节支撑。③右手臂撑在身后。④左手臂松开头顶带，摆至身后并锁定肘关节。⑤头向前低，双头从后向前滑动，直至坐位平衡。

截瘫患者坐起训练步骤为：①先向左侧翻身。②用力从左侧向右侧翻身，双肘支撑。③双肘交替向前移动，使躯干屈曲。④右肘支撑，左手钩住左腿把躯干拉直。⑤右上肢伸直，完成坐起。

2. 轮椅训练

T10以上脊髓损伤的患者，大多数需要终身与轮椅为伴；T10以下损伤的患者也需要轮椅作为辅助的转移工具。轮椅训练的目标是学会安全操纵轮椅，能够在轮椅上进行功能活动、轮椅的保养和维修。患者伤后2~3个月，可独坐15 min以上时，开始轮椅训练。轮椅操纵训练包括扶手拆卸训练、前倾训练、轮椅驱动训练（包括平地推动、上下坡、转弯、后轮平衡、越过障碍及轮椅向后安全跌倒等）。此外，应根据损伤节段不同选择适当的轮椅；C4以上脊髓损伤的患者应配置高靠背气控轮椅，C5脊髓损伤的患者使用手控电动轮椅，C5以下脊髓损伤的患者可选择普通轮椅。

3. 轮椅转移训练

四肢瘫和截瘫患者可以独自完成床与轮椅、轮椅与地面、轮椅与坐便器之间的转移，也可利用滑板、吊环、头顶带等辅助完成转移。以截瘫患者不使用辅助具转移为例介绍从轮椅到床的转移。①轮椅与床呈直角，间隔约30 cm，关闭手闸，固定轮椅。②双手置于一侧膝下，抬起下肢放在床上，然后用同样的方法把另一侧下肢放到床上。③打开轮椅手闸，将轮椅向前推动至紧贴床缘，再次关闭手闸。④双手抓住轮椅扶手向上撑起，同时向前移动至床上。

4. 站立训练和步行训练

T10以下截瘫的患者借助矫形器、拐杖可以实现站立和功能性步行。训练前，应根据患者的损伤水平配置适当的矫形器，并教会患者正确地穿戴矫形器。

首先进行平行杠内站立训练和步行训练。平行杠内行走熟练后，可以过渡到扶拐站立和步行训练，训练方法与平行杠内训练相同。

平行杠内站立训练：患者站在平衡杠内，双手握住平行杠保持平衡；治疗师立于患者背后，一手放在患者腰部，另一手放在患者胸部前方，双手同时用力保持患者上身挺直。随着患者的功能改善，治疗师逐渐减少辅助，患者逐渐松开双手独自站立，最后过渡到他动态平衡和自动态平衡训练。

平行杠内步行训练包括摆至步、摆过步和四点步训练。

摆至步训练步骤为：①患者两手沿平行杠前伸至脚趾前方约15 cm处。②身体前倾至头和肩位于手的上方。③双上肢用力支撑，肩关节下降，抬起双下肢向前摆动，使双脚落在手的正下方（图14-30）。

摆过步训练步骤与摆至步相同，但双脚落在手的前方约15 cm处。

四点步训练步骤为：①右手沿平行杠向前伸约15 cm。②重心移至右下肢，左腿上提并向前摆动。③重心移至左下肢，左手沿平行杠向前伸约15 cm。④左腿上提并向前摆动（图14-31）。

运动疗法

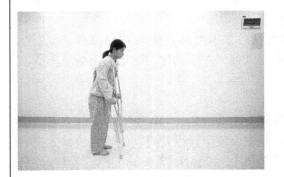
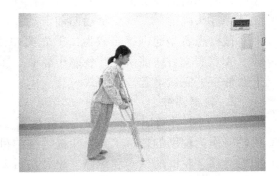
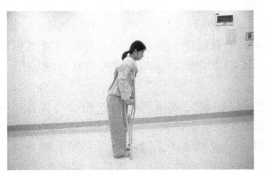

图 14-30　摆至步

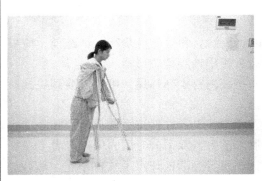
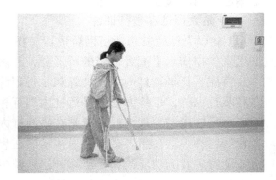
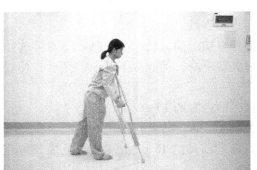
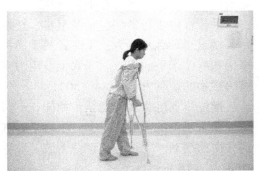

图 14-31　四点步

5. 上下台阶训练

上台阶时患者面对台阶站立：①双手前伸在平行距脚趾约 15 cm 处握住扶手；②身体前倾，双侧上肢支撑，双脚上提并向前摆动；③双脚落在台阶上后立即过伸髋关节，维持身体平衡。下台阶时，患者站立于台阶顶端：①双手抓住台阶扶手。②身体前倾，双侧上肢支撑，双脚上提并向前摆动。③双脚落在下一级台阶上，并通过过伸髋关节，维持身体平衡。

6. 功能性训练

脊髓损伤患者可以进行的功能性训练与脊髓损伤水平有较大关系，各节段脊髓损伤患者功能性训练的重点详见表 14-16。

表 14-16 脊髓损伤患者的功能性训练

损伤节段	ADL 训练	转移功能训练
C4	使用环境控制系统	使用气控轮椅
C5	利用手支具和"C"形 ADL 手套辅助进食	使用手控电动轮椅 在他人辅助下完成床和轮椅间的转移
C6	自己穿衣 利用手驱动抓捏支具辅助完成进食、写字等 ADL 活动	使用加大手轮圈摩擦力的轮椅 利用头上方的横木转移
C7 - T2	学习用腕驱动抓握支具进行 ADL 自理训练	操纵普通轮椅 利用滑板独立完成床和轮椅间的转移
T3 - T12	上肢功能完好，ADL 自理	利用双腋杖、KAFO 支具、腰背支具进行站立和治疗性步行
L1 - L2	ADL 自理	学习用 AFO、肘拐或手杖进行功能性步行训练
L3 - L5	ADL 自理	用手杖及 AFO 进行摆至步、摆过步及四点步训练

第三节 周围神经损伤

一、概述

周围神经损伤是指中枢神经系统以外的神经成分的结构和功能障碍，包括运动神经、感觉神经和自主神经。临床上引起周围神经损伤的原因很多，包括机械性损伤、代谢性损伤、医源性损伤等；以机械性损伤最常见，例如切割伤、神经受压或牵拉性损伤。

运动疗法

（一）周围神经损伤的分类

周围神经损伤的程度不同，治疗方案及预后也不尽相同，因此了解周围神经损伤的分类对确定康复治疗方案和判断患者的预后非常重要。临床上较常用的分类方法包括Seddon分类法和Sunderland分类法，分别详述如下。

Seddon分类法：①神经失用（neurapraxia），轻度损伤，神经传导功能的暂时性阻断，如轻度牵拉或短时间压迫；神经可发生阶段性脱髓鞘或神经内水肿，但神经轴突和鞘膜完整，神经纤维远端无退行性改变。患者常表现为感觉功能部分丧失，以麻痹为主，在数日至数周内自行恢复。②轴突断裂（axonotmesis），中度损伤，神经轴突断裂，但神经鞘膜完整，远端神经纤维发生退行性改变。多为钝性损伤，如牵拉伤、挤压伤或药物刺激等，神经有自行恢复的可能。③神经断裂（neurotmesis），重度损伤，神经干或神经束完全断裂。多见于开放性损伤或暴力牵拉撕脱等，神经失去连续性，需通过手术缝接神经。缝合后可部分或完全恢复神经功能。

Sunderland分类法：1968年澳大利亚学者Sunderland根据神经损伤程度将周围神经损伤分为五度。①Ⅰ度损伤：传导阻滞。轴突的连续性存在，但轴突传导丧失；通常3～4周内自行恢复。相当于Seddon分类法中的神经失用。②Ⅱ度损伤：轴突与髓鞘受损，但神经内膜组织未受损。损伤神经有自动恢复的可能性。相当于Seddon分类法中的轴突断裂。③Ⅲ度损伤：神经纤维（包括轴突和髓鞘）横断，神经内膜受损，但神经束膜完整。有自行恢复的可能性，恢复常不完全。④Ⅳ度损伤：神经束损伤断裂，轴突、神经内膜、神经束膜破坏，仅神经外膜完整，神经干的完整性靠神经外膜维持。很少能自行恢复，需要手术缝合。⑤Ⅴ度损伤：神经干完全损伤断裂，神经束与神经外膜均断裂，需要手术缝合才能恢复。

周围神经损伤后，神经以1～2毫米/天的速度缓慢再生。物理治疗能够改善损伤局部的血液循环，加快变性坏死物质的清除，促进神经再生和修复。因此，周围神经损伤后，除了手术治疗、药物治疗，应尽早开始康复治疗。

（二）周围神经损伤的临床表现

周围神经损伤后，该神经所支配的靶组织功能障碍，临床表现包括运动功能障碍、感觉功能障碍、反射障碍和自主神经功能障碍。

1. 运动功能障碍

常表现为肌力下降、肌张力降低、肌肉萎缩。肌力下降和肌张力降低导致患者的功能性活动障碍，如坐骨神经损伤患者会出现行走困难，臂丛神经损伤患者出现上肢精细活动障碍。

2. 感觉功能障碍

感觉功能障碍包括主观感觉障碍和客观感觉障碍，主观感觉障碍较多且严重。主观感觉障碍包括局部麻木、冷热感等感觉异常，自发疼痛，幻痛。客观感觉障碍包括感觉丧失、感觉减退、感觉过敏、感觉过度、感觉倒错。

3. 反射障碍

周围神经损伤后其所支配区域的深反射和浅反射均减弱或消失。

4. 自主神经功能障碍

表现为皮肤发红、皮温升高、潮湿等，或皮肤发绀、干燥无汗。

二、康复评定

（一）运动功能评定

1. 关节活动度测量

使用量角器测量受损部位的主动和被动关节活动度。

2. 肌肉萎缩或肿胀评定

使用卷尺或容积仪测量，双侧对比。

3. 肌力评定

使用徒手肌力评定法进行受损肌肉的肌力评定。

4. 运动功能恢复评定

英国医学研究院神经外伤学会将神经损伤后运动功能恢复情况分为六级，详见表14-17。

表14-17 周围神经损伤后运动功能恢复分级

恢复等级	评定标准
0级（M_0）	肌肉无收缩
1级（M_1）	近端肌肉可见收缩
2级（M_2）	近端、远端肌肉均可见收缩
3级（M_3）	所有重要肌肉均能抗阻力收缩
4级（M_4）	能进行所有运动，包括独立运动或协同运动
5级（M_5）	完全正常

（二）感觉功能评定

感觉功能评定：①浅感觉评定，包括触觉、浅痛觉、温度觉评定，常使用棉签、大头针、Von Frey 单丝压觉测试仪进行评定。②深感觉评定，包括运动觉、位置觉、振动觉、深痛觉等，常使用音叉振动测试。③复合觉测试，包括静态两点辨别觉和动态两点辨别觉。

对于感觉功能的恢复情况，目前临床上常使用1954年英国医学研究会修订的感觉评定标准，详见表14-18。

表 14-18 周围神经损伤后感觉功能恢复等级

恢复等级	评定标准
0 级（S_0）	感觉无恢复
1 级（S_1）	支配区皮肤深感觉恢复
2 级（S_2）	支配区浅感觉和触觉部分恢复
3 级（S_3）	皮肤痛觉和触觉恢复，且感觉过敏消失
4 级（S_4）	感觉达到 S_3 水平外，二点辨别觉部分恢复
5 级（S_5）	完全恢复

（三）自主神经功能评定

自主神经功能障碍常表现为发汗功能障碍，临床上常用碘-淀粉试验和茚三酮试验进行检查。

（四）日常生活自理能力（ADL）评定

了解患者的 ADL 能力，对制订康复计划、评价康复疗效、安排重返家庭和社会非常重要。临床上常使用的 ADL 评定方法有改良 Barthel 评定和 FIM 评定等。

（五）电生理学评定

电生理学检查能够较准确地反映神经损伤的部位和程度，对确定治疗方案、判断治疗效果和预后有重要意义。临床上常用的电生理学评定包括强度-时间曲线检查、肌电图检查、神经传导速度检查、体感诱发电位检测。

1. 强度-时间曲线检查

通过时值测定和曲线描记判断肌肉的神经支配情况，检查结果可分为完全失神经支配、部分失神经支配、正常神经支配。一般于神经损伤后 10～15 天检查。

2. 肌电图检查

神经损伤后，失神经支配的肌肉会发生特征性的肌电图变化，表现为插入电位延长，肌肉放松时存在纤颤电位、正相电位和复合束电位。这些变化多在神经损伤 3 周后出现，因此肌电图检查多在损伤 3 周后进行。

3. 神经传导速度检查

神经传导速度检查包括运动神经传导速度和感觉神经传导速度。当神经离断时，感觉和运动神经传导消失；当神经部分离断时，感觉和运动神经传导速度减慢。

4. 体感诱发电位检查（SEP）

即指周围神经受到刺激后上行传导至大脑皮层感觉区，从头皮记录到的电位，具有灵敏度高、重复性好、能够对病变进行定量评估和对传导通路进行定位测定等优点。因此，常规肌电图无法检测出的病变可采用体感诱发电位检查。

三、周围神经损伤的康复治疗

周围神经损伤的治疗是包括手术、药物和康复在内的综合性治疗，只有全面采取以上三个环节的治疗，才能取得理想的治疗效果。周围神经损伤后，损伤局部常存在水肿、炎症和瘢痕组织增生，影响神经的修复和再生。物理治疗能够改善神经及其周围组织的血液循环和营养供应，促进水肿消散、炎症产物的吸收和瘢痕软化，预防肌肉萎缩和关节活动受限，加快神经再生速度，全面提高周围神经损伤的治疗效果。但是在周围神经损伤的不同阶段，康复治疗的目的不尽相同，以下将详述周围神经损伤各阶段的康复治疗措施。

（一）周围神经损伤早期

损伤早期康复治疗的目的为消除炎症和水肿、缓解疼痛、减少神经的继发性损伤和预防并发症，为神经再生创造良好的生长环境。

1. 物理因子治疗

（1）超短波。具有消炎、消肿、止痛，促进局部血液循环，促进神经再生的作用。治疗强度为无热或微热，电极并置或对置，15分钟/次，1次/日。局部有金属内固定者禁用。

（2）微波。小剂量可改善局部血液循环，促进水肿消散；同时能够提高神经肌肉的兴奋性，刺激神经再生。早期多采用无热量。

（3）激光疗法。激光治疗具有消炎、促进组织修复和神经再生的作用。临床上常使用氦-氖激光或半导体激光，治疗时照射损伤局部或沿神经走向照射，5～10分钟/部位，1次/日。

（4）脉冲磁治疗。磁场具有消炎、消肿、软化瘢痕、促进神经再生的作用。早期治疗强度常采用中小剂量，20分钟/次，1次/日。

（5）热疗。热疗可以改善局部血液循环、缓解疼痛、松解粘连、促进局部的水肿吸收和炎症消散。临床上常采用中药热敷、蜡疗、红外线照射等。因为周围神经损伤患者常存在局部感觉障碍和血液循环障碍，因此治疗时要注意温度适宜，以防烫伤。

2. 运动治疗

运动治疗对周围神经损伤患者的康复非常重要。早期运动治疗的目的主要为保持关节的功能位，维持正常的关节活动度，预防肌肉萎缩。应注意在神经损伤的急性期，动作要轻柔，运动量不能过大。

（1）保持功能位。由于神经修复所需时间较长，易发生关节挛缩；为保存受损部位的功能，在损伤早期应将损伤局部和受累关节维持在功能位。临床上常使用矫形器维持关节的功能位。

（2）被动运动。无需患者主动用力，借助治疗师或器械的力量进行运动。被动运动能够维持关节的正常活动度，保持肌肉的生理长度和肌肉张力，改善局部的血液循环；从而达到预防关节挛缩和肌肉萎缩的目的。周围神经损伤后，临床处理的同时应立即开始被动运动。被动运动应在无痛范围内进行，不能过度牵拉麻痹肌肉；运动应柔和缓慢。周围神经和肌腱缝合术后的患者，应充分固定和保护手术部位。

（3）推拿。推拿能够改善血液循环、防止软组织粘连和延缓肌肉萎缩。损伤早期，推拿手法应轻柔，推拿时间不宜过长，以防加重肌肉萎缩。

（4）主动运动。若神经损伤程度较轻，且受累神经所支配肌肉肌力在2级以上，应尽早开始主动运动。但早期运动量不易过大，避免肌肉疲劳。

（二）周围神经损伤恢复期

一般在神经受损2～3周后。恢复期康复治疗的主要目的为恢复肌力，增加关节活动度，促进感觉功能的恢复和神经再生。

1. 物理因子治疗

周围神经损伤早期的物理因子治疗措施均可用于恢复期；此外，恢复期还可以采用神经肌肉电刺激、中频脉冲电刺激、电子生物反馈等增加肌肉力量、预防肌肉萎缩，采用超声波治疗促进神经的再生和功能恢复。

（1）神经肌肉电刺激。属于低频电刺激的范畴，神经肌肉电刺激能够兴奋局部的神经肌肉组织，使肌肉产生节律性收缩，促进血液和淋巴液回流，增加肌肉力量，延缓肌肉萎缩，抑制肌肉纤维化；且低强度的低频电刺激具有促进周围神经再生的作用。治疗时应根据患者的神经损伤程度调节治疗参数（波形、脉宽、频率、通断比），刺激强度以引起明显的肌肉收缩，但以不引起患者的不适为度。

（2）中频脉冲电刺激。能够刺激肌肉收缩，促进局部血液循环，提高痛阈；具有增强肌力、防止肌肉萎缩和止痛的效果。

（3）肌电生物反馈治疗。生物反馈治疗通过反复的肌电刺激使神经、肌肉细胞产生去极化和复极化过程，促进神经肌肉功能恢复。治疗时需要患者主动用力收缩肌肉，因此所需的电刺激强度较小，不易出现肌肉疲劳。适用于受损肌肉有主动运动电位但肌力3级以下的患者，20～30分钟/次，1次/日。

（4）超声波疗法。低强度超声波治疗能够减少神经内胶原纤维的形成，加快变性组织的清除，从而减少神经再生的阻力，促进周围神经再生和功能恢复。临床治疗上应选用$0.5\ W/cm^2$以下。

（5）水疗。水的浮力有助于缓解肌肉紧张，减轻关节活动时所需肌肉力量，加快血液循环和淋巴回流；因此周围神经损伤后可在水中进行运动治疗。

2. 运动治疗

在恢复期，应根据患者的损伤部位和残存肌力进行力量训练，促进肌力和耐力的提高。训练包括助力运动、主动运动、抗阻运动,训练应循序渐进,动作应缓慢柔和。运动疗法与物理因子治疗配合效果更佳。

(1) 肌力 1 级时可采用去除重力的助力运动。由治疗师、患者的健侧肢体提供助力,也可以借助滑轮、悬吊带、滑板、水的浮力等提供助力。

(2) 肌力 2 级时应采用抗重力的助力运动,并逐渐减少辅助力量,直至患者可以抗重力主动运动。

(3) 肌力为 3 级和 4 级时应进行抗阻运动,多采用哑铃、沙袋、弹力带等提供阻力,同时应进行速度、耐力、协调性训练。

3. 作业治疗

功能性活动常需要多组肌群同时参与活动,作业治疗有助于将神经冲动由强肌群泛化至弱肌群,带动弱肌群的收缩。因此,作业治疗可以预防肢体的废用性改变,促进家庭训练方案的形成和训练效果的巩固。

根据患者的损伤部分及损伤程度不同,所需的作业治疗方案有较大差别。例如上肢损伤的患者,应进行穿衣、修饰、进食等 ADL 训练;前臂、手腕部和手指损伤的患者应进行抓举重物、捏橡皮泥、装配螺丝、写字等精细活动训练;而下肢损伤的患者应进行走路、上下楼梯等训练。

作业治疗中应不断增加训练的难度与时间,以增强肌肉的耐力和灵活性。此外,还应提供夹板和辅助用具,最大限度地恢复患者的日常生活活动能力及工作能力,使其早日回归社会,重返工作岗位。

4. 感觉功能训练

周围神经损伤患者常伴有感觉过敏、感觉缺失等感觉功能障碍。

(1) 感觉过敏。皮肤感觉过敏是神经再生的必然现象和过程。感觉过敏区的反复刺激能够克服敏感现象;感觉过敏的治疗首先应教育患者多使用敏感区域,增加对敏感区的刺激。其次,可采用按摩、漩涡浴、过敏区刷擦、振动或叩击等方法增加敏感区的感觉刺激。例如在敏感区皮肤上涂按摩油做环形按摩,或用各种不同质地不同材料的物品(毛巾、纱布、刷子、沙子、米粒、玻璃珠)刺激敏感区等。

(2) 感觉缺失。临床上常采用感觉再训练治疗。周围神经损伤患者的感觉功能恢复具有特定的模式,首先为痛觉和温度觉恢复;其次为 30 cps(即每秒振动 30 次)的振动觉恢复;再次是移动触觉和连续触觉的恢复;最后是 256 cps 振动觉的恢复。周围神经损伤患者的感觉再训练应遵循以上的恢复模式进行。

感觉再训练必须在安静的环境中进行,以使患者能最大限度地集中注意力。首先在患者睁眼的情况下用刺激物分别刺激患者的健侧和患侧肢体,令患者体验双侧感觉的差异;然后令患者闭眼,再刺激相同部位,嘱患者努力对比和体会刺激的差异。临床上各种感觉障碍再训练的方法分别为:①温度觉训练,在两个玻璃杯内分别装入冷水和温水,在睁眼时分别用冷杯子和热杯子接触感觉缺失区域,以促进视觉和感觉经验的统合;然后再闭眼用心体会冷热之间的差异。如此反复进行。②刺激定位,用橡皮或治疗师的手指刺激不同部位,令者判断刺激部位。先提供钝性刺激;随着功能的改善,逐渐过渡为越来越轻微的感觉刺激。先睁眼训练再闭眼训练。③刺激识别,睁眼时让患者抓

运动疗法

握不同形状、大小的物体,并仔细体会抓取动作所带来的不同感觉。然后再闭眼抓握,体会不同物体的感觉差异。④质地觉,让患者触摸不同质地的物品,并体会其差别。起初刺激物之间的质地差别应较大且种类较少;随着功能改善逐渐缩小质地的差别,扩大刺激物的品种和数量。刺激物可选用砂纸、丝绸等。先睁眼训练再闭眼训练。⑤实体觉,让患者通过触摸,识别物体及物体的形状与质地。可以采用日常生活中经常使用的物件作为刺激物,如水龙头开关、纽扣、钥匙、钱币等。起初宜选择体积大、形状不相似的物件,然后逐步过渡至体积小、形状相似的物件。也可以将一些小物品装在袋子中,让患者用手摸出指定的物体。

5. 患者再教育

周围神经损伤的康复是一个长期康复的过程,因此患者再教育首先要使患者意识到应积极主动地参与治疗,并且在病情允许的情况下应尽早开始被动及主动活动。周围神经损伤患者常伴有感觉功能障碍,要教会患者如何避免烫伤、避免用无感觉的部位接触危险物体、预防感觉障碍部位的压迫溃疡。若患者为坐骨神经或腓总神经损伤,应保护足底,防止足的磨损。

6. 家庭康复

家务活动既能锻炼患者肢体功能,又能改善患者的心理状态;周围神经损伤患者应积极地参与家务活动,其家庭成员也应积极配合。

7. 职业康复

对大部分周围神经损伤患者而言,职业康复对患者的生活和重返社会至关重要。职业康复应充分考虑患者的才能和兴趣,并为患者创造学习和就业条件。

参考文献

[1] 燕铁斌,窦祖林,冉春风. 实用瘫痪康复 [M]. 2版. 北京:人民卫生出版社,2010:547.

[2] 燕铁斌,梁维松,冉春风. 现代康复治疗学 [M]. 2版. 广州:广东科技出版社,2012:566.

[3] 黄东锋,丁建新,毛玉瑢. 临床康复医学 [M]. 汕头:汕头大学出版社,2004:625.

[4] DANLLE CRAUPE. KATE H. Functional electrical stimulation for ambulation by paraplecics twelve years of clinical observations and system studies [M]. Rossi Malabar, Florida:Krieger Publishing Company,1994:131.

[5] EDWARD A S, DUNCAN. Skills for practice in occupational therapy [J]. Elsevier,2009:75.

[6] LAURA K, SMITH, ELIZABETH L, WEISS, DON LEHMKUHL L. Weiss Brunnstrom's clinical kinesiology [M]. The 5th edition. Philadephia:F. A. Davis Company,1996:49.

[7] MARY YOKE, CAROL KENNEDY. Functional exercise progressions [J]. Healthy

Learning,2003:97.
- [8] PATRICIA M, DAVIES. Steps to follow [M]. The 2nd edition. New York:Springer-Verlag Berlin Heidelberg, 2000:137.
- [9] PATRICIA C, BARBARA H. Clinical applications for motor control [J]. Slack incorporated, 2003:147.

（薛晶晶）

运动疗法

第十五章　心肺系统疾病

学习目标

掌握

1. 心血管病风险分级
2. 心脏康复分期及其内容
3. 慢性阻塞性肺疾病的运动处方
4. 慢性阻塞性肺疾病的其他的运动训练内容

熟悉

1. 心脏康复的适应证和禁忌证
2. 冠心病患者的运动试验
3. 慢性阻塞性肺疾病的功能评定

了解

1. 冠心病概述
2. 呼吸系统疾病患者在运动中的异常表现
3. 慢性阻塞性肺疾病患者进行运动治疗的机理

第一节　冠　心　病

一、概述

冠状动脉粥样硬化性心脏病（coronary atherosclerotic heart disease，CAHD），指冠状动脉粥样硬化造成血管腔狭窄或阻塞，或（和）因冠状动脉功能性改变（痉挛）导致心肌缺血缺氧或坏死而引起的心脏病，统称为冠状动脉性心脏病（coronary heart disease，CHD），简称冠心病，亦称缺血性心脏病（ischemic heart disease，IHD），是最常见的心血管疾病之一。其主要发作形式为心绞痛、心肌梗死和心源性猝死。心绞痛是心肌缺血的形式，心肌梗死是心肌坏死的发作形式，而心源性猝死是最严重的发作形式。积极的康复措施是冠心病各阶段的基本医疗组成部分。

二、心脏康复的定义

早在 1993 年，世界卫生组织（World Health Organization，WHO）将心脏康复定义为：为了促进心脏病患者达到最好的生理、心理及社会状况所设定的一系列活动，以至于患者可通过自身的努力重新获得回归社会和正常生活的能力。经过多年的发展，2002 年，苏格兰校际指南网络（Scottish Intercollegiate Guidelines Network，SIGN）以及英国心脏康复协会（British Association of Cardiac Rehabilitation，BACR）对心脏康复的定义做了细微的修改，将其定义为：采用一系列的措施，结合多学科团队合作的方式，促进心脏病患者恢复到最佳的生理和心理健康。在中国，心脏康复是指通过多方面、多学科合作，采取综合干预手段，包括药物、运动、营养、心理和社会支持，改变患者不良生活方式，帮助患者培养并保持健康的行为，控制心血管疾病的各种危险因素，使患者生理、心理和社会功能恢复到最佳状态，延缓或逆转动脉粥样硬化进展，降低心血管疾病发病率和病死率，在延长患者寿命的同时提高患者的生活质量。

冠心病康复是指综合性心血管病管理的医疗模式，包括运动治疗在内的心理-生物-社会综合医疗保健。涵盖发病前的预防和发病后的康复，是心血管病全程管理中的重要组成部分。其具体内容如下：

（1）生活方式的改变。主要包括指导患者戒烟、合理饮食、科学地运动以及睡眠管理。

（2）双心健康。注重患者心脏功能康复和心理健康的恢复。

（3）循证用药。冠心病的康复必须建立在药物治疗的基础上，因此根据指南循证规范用药是心脏康复的重要组成部分。

（4）生活质量的评估与改善。生活质量评估与改善也是心脏康复的组成部分，冠心病康复的目的是提高患者生活质量，使患者尽可能地恢复到正常或接近正常的生活质量水平。

（5）职业康复。冠心病康复的最终目标是指患者回归家庭、回归社会，因此患者病后重返工作的能力也是应该关注的问题。

三、运动是良医

美国心脏协会（American Heart Association，AHA）强调，对于动脉粥样硬化性疾病或具有罹患动脉粥样硬化性疾病风险的患者而言，运动是一种非常有价值的治疗方法。在 2003 年，AHA 声明："动用大肌肉群进行的规律性体力活动，如步行、跑步或游泳，

运动疗法

可以使心血管系统产生适应性变化,提高机体运动耐量、耐力和骨骼肌的肌力。规律性的体力活动还可以预防冠状动脉性疾病(冠心病)的发生,并减轻心血管病患者的症状。"美国运动医学学院(American College of Sports Medicine,ACSM)对此声明表示非常赞同,一并提出,规律的运动可以预防心血管疾病的发生,以及减少动脉硬化的危险因素(表15-1)。因此,虽然心血管疾病(cardiovascular disease,CVD)或危险因素的筛查是必需的,但是鼓励患者养成活跃的生活方式(active life style)才是关键。根据患者的症状或危险因素的不同,不同患者间运动方案会有所不同。基于运动对危险因素的重要预防作用,AHA强烈推荐将运动作为一种治疗方法用于心血管疾病患者的医疗管理中。

当我们在深入讨论心血管病危险因素与运动及心血管病治疗等问题时,需要强调,从事心血管病治疗的医务人员可能会面临患者出现急性心血管事件的风险,尤其是当患者进行高强度运动测试,或是心脏术后患者进行住院期治疗时,因此临床医务人员必须要先经过本领域专门的培训。下面将对心血管病患者危险性分层、不同风险级别的患者运动前筛查的内容进行详细描述。

表15-1 运动对动脉粥样硬化危险因素的影响

- 降低升高的血压
- 降低胰岛素抵抗和葡萄糖不耐受
- 降低升高的甘油三酯浓度
- 降低胆固醇(升高高密度脂蛋白胆固醇浓度,减重,降低低密度脂蛋白胆固醇浓度)
- 预防Ⅱ型糖尿病在高危患者中的发病率

注:引用Thompson et al. Exercise and physical activity in the prevention and treatment of atherosclerotic cardiovascular disease: a statement from the council on clinical cardiology (subcommittee on exercise, rehabilitation, and prevention) and the council on nutrition, physical activity, and metabolism (subcommittee on physical activity). Circulation, 2003 Jun; 107 (24): 3109-3116.

(一)危险性分层

前面已经提到运动对心血管病患者的益处,但是如何保证患者参与运动训练的安全性?通过全面的评估可对患者进行危险性分层,分为低、中、高危三个级别(表15-2),并根据不同危险性级别,为患者制定合适的运动处方。评估的主要内容包括患者的心血管病病史、症状、体征及危险因素(表15-3)的情况。对于伴有心血管疾病、症状、体征及有多个危险因素的患者,需要进行进一步的医学检查,并改良运动方案。患者是否需要进行医学检查,请参照流程(图15-1)中的内容进行。

第十五章 心肺系统疾病

表 15-2 美国心血管和肺康复协会（AACVPR）对于心脏病患者危险性分层标准

低危
指参与运动训练风险最低的患者（应具有以下所有特征才被定义为低危）
- 在运动测试过程中及运动测试的恢复期未发生复杂的室性心律失常
- 无心绞痛或其他明显的症状（如运动测试中或恢复期出现严重气促、眩晕或头晕）
- 运动测试中及恢复期内都表现为正常的血流动力学（如随运动负荷的增加，心率和收缩压相应地增加，随运动试验进入恢复期，心率和收缩压相应地下降）
- 运动耐量≥7 METs

非运动测试过程中的发现
- 静息时心脏射血分数≥50%
- 非复杂的心肌缺血或血管血运重建术后
- 静息时无复杂的室性心律失常发生
- 非充血性心力衰竭
- 无心肌缺血或心梗后症状或体征
- 无临床抑郁症

中危
指参与运动训练有中等风险的患者（以下条目中的一项或多项合并存在即为中危）
- 在运动强度≥7 METs 时出现心绞痛、严重气促、眩晕或头晕等明显症状
- 运动测试中及恢复期内出现轻中度的无症状性心肌缺血，即 ST 段较基线压低 <2 mm
- 运动耐量 <5 METs

非运动测试过程中的发现
- 静息时心脏射血分数介于 40%～49% 之间

高危
指参与运动训练有高度风险的患者（出现以下条目中的一项或多项则属于高危）
- 运动测试中或恢复期内出现复杂的室性心律失常
- 在运动强度 <5 METs 时，即出现心绞痛、严重气促、眩晕、头晕等症状
- 运动测试中及恢复期内出现严重的无症状性心肌缺血，即 ST 段较基线压低≥2 mm
- 运动测试过程中出现血流动力学异常（如随运动负荷的增加，心率变时性反应不全或平坦或收缩压不升反而下降；运动试验恢复期出现严重的运动后低血压反应）

非运动测试过程中的发现
- 静息时心脏射血分数 <40%
- 曾有心脏骤停或猝死的经历
- 静息时合并有复杂的心律失常
- 复杂的心肌缺血或血管血运重建术后
- 充血性心力衰竭
- 有心肌缺血或心肌梗死后症状或体征
- 患有临床抑郁症

注：引用 WILLIAMS M A. Exercise testing in cardiac rehabilitation: exercise prescription and beyond. Cardiol clin, 2001, 19: 415-431。

运动疗法

表 15-3 粥样硬化性心血管疾病的危险因素和定义标准

危险因素	定义标准
年龄	男性≥45岁，女性≥55岁
家族史	父辈或其他一级男亲属在55岁前，母辈或其他一级女亲属在65岁前发生心肌梗死，冠状动脉血管重建术或猝死
吸烟	正在吸烟；或6个月内戒烟或暴露于吸烟环境中
坐位的生活方式	持续3个月内，每周低于3天的中等强度体力活动（至少30 min/次）
肥胖	体重指数≥30 kg/m^2 或男性腰围＞102 cm，女性腰围＞88 cm
高血压	至少两次不同时间所测得的收缩压≥140 mmHg 和/或舒张压≥90 mmHg，或正在服用降压药
血脂紊乱	低密度脂蛋白胆固醇（LDL-C）≥130 mg/dL 或高密度脂蛋白胆固醇[b]（HDL-C）＜40 mg/dL 或正在服用降脂药；总胆固醇≥200 mg/dL
糖尿病前期[a]	至少在两次不同的时间内测得，空腹血糖异常（IFG）在100 mg/dL（5.55 mmol/L）至125 mg/dL（6.94 mmol/L）之间，或糖耐量异常（IGT）OGTT 2 h 在140 mg/dL（7.77 mmol/L）和199 mg/dL（11.04 mmol/L）之间
保护因素	**定义标准**
高密度脂蛋白胆固醇（HDL-C）	≥60 mg/dL（1.55 mmol/L）

注：a：如果某个危险因素不能完全确定，则将它当作危险因素处理，除了糖尿病前期。如果不知道糖尿病前期的诊断标准，则糖尿病前期应该被算作一个危险因素，对于年龄＞45岁，尤其BMI＞25 kg/m^2 的人，以及年龄＜45岁，但BMI＞25 kg/m^2 的人。然后再将危险因素的数量相加。

b：HDL被认为是保护因素，若HDL＞60 mg/dL（1.55 mmol/L），则在计算危险因素总个数时，可将以此替换1个危险因素（即减去1个危险因素）。

VO_2R：oxygen uptake reserve，摄氧量储备。

第十五章　心肺系统疾病

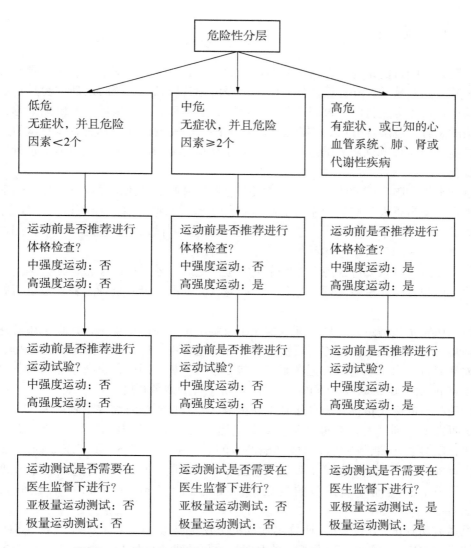

图 15-1　基于危险因素分层结果确定的运动前筛查内容流程

注：中强度运动：40%～60% VO_2R，3～6 METs，该强度可引起心率、呼吸频率明显加快；高强度运动：≥60% VO_2R，≥6 METs，该强度可引起心率、呼吸频率大幅度的增加。不推荐：指不推荐体格检查、运动试验和医生监督下的运动试验作为运动前筛查；然而，当运动存在风险，或因制定运动处方的需要，则需要进行相关检查。推荐：指推荐体格检查、运动试验及医生监督下的运动测试作为运动前筛查。VO_2R：oxygen uptake reserve，摄氧量储备；METs：metabolic equivalents，代谢当量。

（二）运动试验

运动试验的目的是为了评估患者的运动能力及运动训练的安全性。这一测试可用于确定诊断、判断预后，并为运动处方的制定提供相关信息。传统的运动试验是在运动平板或功率自行车上进行的，过程中监测心电图、心率和血压。最近，有研究推荐，对于不复杂的患者，危险性分层、体格检查、心电图及功能测试（如六分钟步行试验及往返步行试验）就足以评估患者的运动耐量。对于病情更复杂的患者，仍然需要进行传统的运动试验。

运动平板和踏车试验各有优劣，应根据患者的喜好及其他情况进行选择。运动平板相对来说，噪声更大，测试中血压的测量更加困难，某些患者害怕在运动平板上运动，因此测试过程中常常握住扶手，这样会导致运动耐量测试结果不准确。而平板测试的优点在于患者可采用日常非常熟悉的运动方式进行测试。

踏车较运动平板安静，患者在踏车上安全性更高，随时可以停止，并且测量血压更加方便。但缺点是，患者无须自行负重。因此，运动测试最好选择患者日常进行的运动形式。

运动试验是递增运动测试，其难度在于较难维持负荷的稳步增长，直至患者达到最大运动量。有不同运动测试方案可供选择。测试过程中，应持续监测患者的心率、血压及最大耗氧量。由于某些患者正在服用影响心率的药物，因此，自我感觉用力程度量表（rating of perceived exertion，RPE）也用于评价患者的疲劳程度。

运动测试的终止指标为患者达到生理极限，如极量测试时需要达到最大心率，亚极量测试时需要达到最大心率的85%。或者过程中收缩压下降10 mmHg以上，并出现缺血症状；ECG提示室性心动过速或其他严重的心律失常，或ST段下压2 mm；患者疲劳，自行提出终止试验；患者出现脸色苍白、中度或重度心绞痛、喘息、下肢痉挛或跛行应立即停止；其他终止试验的指征包括收缩压上升到250 mmHg和/或舒张压到115 mmHg。

根据运动测试的结果，可计算出运动处方中的运动强度。最大耗氧量（VO_2max）常被转换为METs。例如，若患者的最大耗氧量可达到10 METs，则60%~80%的运动强度为6~8 METs。靶心率法是用于确定运动强度常用的方法，包括3种方法。第1种，通过观察心率和VO_2max的关系图，找出耗氧量运动强度所对应的心率值，即为靶心率，当患者正在服用影响心率的药物时这种方法非常实用。第2种方法，基于最大心率的60%~75%等于最大耗氧量的40%~60%，因此，靶心率设定为最大心率的60%~75%等同于最大耗氧量的40%~60%。最后一种方法为心率储备法，如果目标运动强度为最大耗氧量的60%~80%，则为心率储备的60%~80%，靶心率等于静息心率加上心率储备的60%~80%。

（三）与运动相关的心血管风险

已有的研究表明，剧烈运动可增加心血管病患者发生猝死和心肌梗死的风险。冠状动脉硬化性疾病是成年人发生运动相关猝死的最主要原因,每年每 15000～18000 位健康男性中会发生 1 例。而且,运动可增加久坐生活方式或不常参加剧烈运动的人发生运动相关心肌缺血和运动相关性猝死的相对风险。因此,久坐生活方式的成年人应尽量避免参与剧烈活动,应该从低到中等强度的运动训练开始,随时间的推移逐渐增加运动强度。对于心血管病患者或年龄大于 45 岁的男性或年龄大于 55 岁的女性,在参与剧烈运动前应进行运动试验,观察运动的安全性。

(四)运动的益处

AHA 关于运动和心血管疾病的声明为运动训练适用于所有心血管病患者提供了强有力的证据支持。如前所述,心血管病患者在从事运动训练前应该进行运动测试,并且不应参加剧烈运动,除非事先得到心脏病医生或其他医学专家的同意。

以往的研究表明,运动是心脏康复程序中最重要的部分之一,可降低死亡风险,但不降低非致命性心肌再梗死的发生率,增加心电传导的稳定性,降低室颤或心肌损害的发生风险,或通过改善缺血区域的血供以减少心肌损害(表 15-4)。

表 15-4 运动训练对心血管状况的有利影响

1. 心力衰竭:运动训练可以改善患者的运动耐量和生活质量;虽然没有证据显示可以降低死亡率和病死率。
2. 心肌梗死:基于运动的综合性心脏康复可以降低死亡率,但不降低心梗再发的风险。
3. 跛行和外周动脉疾病:运动可以提高步行距离。当运动量达到可耐受疼痛的最大运动量,或持续运动 6 个月以上,或以步行为基本运动形式的运动训练效果最明显。
4. 心绞痛:运动训练可通过改善血管内皮功能、降低用力时的心率反应,提高患者的生活质量,降低症状的严重程度。

注:引用 Thompson et al. Exercise and physical activity in the prevention and treatment of atherosclerotic cardiovascular disease: a statement from the council on clinical cardiology (subcommittee on exercise, rehabilitation, and prevention) and the council on nutrition, physical activity, and metabolism (subcommittee on physical activity). Circulation, 2003 Jun; 107 (24): 3109-3116.

四、心脏康复的适应证和禁忌证

正如以上所描述的,运动是急性或慢性心血管疾病治疗方案中的重要组成之一。对于急性心血管疾病的患者,运动训练应在住院期就开始,而且应该持续到出院,最好终生坚持。然而,某些心血管疾病情况下,运动是禁忌的。在为心脏病患者执行运动康复之前,应明确运动的适应证和禁忌证(表 15-5)。

表 15-5 心脏康复的适应证和禁忌证

适应证
- 稳定的心肌梗死后
- 稳定型心绞痛
- 冠状动脉搭桥术后
- 经皮冠状动脉支架植入术后
- 稳定性心力衰竭
- 心肌病
- 心脏移植术后
- 心脏瓣膜术后
- 外周动脉疾病
- 诊断有糖尿病/血脂异常/高血压/肥胖,并有患冠心病的风险的患者
- 其他由医师或康复团队转介的,可从规律运动或宣教中获益的患者

禁忌证
- 不稳定型心绞痛
- 未控制的高血压 – 静息收缩压 > 200 mmHg 或静息舒张压 > 110 mmHg
- 直立位时血压下降 20 mmHg 以上,并伴发有症状
- 严重的主动脉瓣狭窄(主动脉瓣面积 < 1.0 cm²)
- 未控制的房性或室性心律失常
- 未控制的窦性心动过速(大于 120 次/分)
- 失代偿的心力衰竭
- 三度房室传导阻滞,且未安装起搏器者
- 心包炎或心肌炎活动期
- 新近的栓塞
- 急性血栓性静脉炎
- 系统性疾病急性期或高热
- 未控制的糖尿病
- 严重的骨科疾病,并禁止运动的
- 其他未控制的代谢性疾病,如甲状腺炎急性期、低钾血症、高钾血症或血容量过低

五、心脏康复的分期

在过去的 35 年里,心肌梗死(myocardial infarction,MI)后运动治疗尚属于较新的治疗方法,由于其显著的效果,逐渐被患者所接受。直到 20 世纪 60 年代,心肌梗死后患者的标准治疗方案仍为长期卧床,以利于受损的心肌恢复。患者在心肌梗死恢复 1 个月后,卧床时间仍可长达 4 周。此处的卧床是指患者的进食、清洁都由护士进行,如厕则通过便盆进行。即使患者通过便盆排便所消耗的能量高于床边如厕。

1952 年,美国的专家 Levine 和 Lown 提出,心肌梗死后活动的概念。他们描述,心

第十五章 心肺系统疾病

肌梗死后 2 日，患者可通过离床及坐位训练而获益，在第 3 周结束时进行步行训练，并在第 4 周时予患者出院。最早的康复是由以色列的 Kellerman 在 1967 年和 Gottheiner 在 1968 年，以及美国的 Hellerstein 和 Ford 在 20 世纪 50 年代提出的。随后，心脏病患者在病后的早期活动概念逐渐被人们所接受，并有利于缩短住院时间。有氧运动可改善机体的心血管体适能，可在心脏病患者的出院康复计划中进行。

经过多年的发展，心脏康复已经从单纯的运动治疗拓展为多样化的治疗，包括对患者的教育、危险因素控制及压力管理。从 1970 年到 1989 年，在英国，参与心脏康复的人数从 9 人上升到了 90 人。英国心脏基金会（British Heart Foundation）在 1989 年启动的一项心脏康复项目推动了心脏康复的发展，截至 1992 年，心脏康复项目增加到了 186 个。在 1997 年，共有心脏康复项目 273 个，到 1998 年就增长到了 300 个。一项 8000 人的荟萃分析研究结果表明，基于运动的心脏康复项目可以降低全因死亡率 27%，心脏相关死亡率 31%。现今，心脏康复被推荐用于心脏术后、心脏血管重建后、稳定性心绞痛、稳定性慢性心力衰竭及 MI 后的患者。为这些患者制订心脏康复方案时，不同情况方案有所不同，但总体原则是一样的。心脏康复可以被分为四个阶段，运动治疗是每个阶段的核心内容。

（一）Ⅰ期康复

Ⅰ期康复是院内康复，即入院到出院的这段时间。根据 MI 的严重程度，Ⅰ期康复的时间有所不同，从单纯性 MI 的 5～7 天，到复杂性 MI 的几周不等。虽然，运动强度都是限于患者安全范围内，但是在住院期间患者的运动强度应渐进性增加，并确保患者没有运动的禁忌证，如不稳定性心绞痛等。

住院期四步早期运动及日常生活指导计划如下：第 1 步，活动强度在 1～2 METs 之间，活动时心率较静息时心率增加 5～15 次/分，活动类型包括被动运动，缓慢翻身、坐起训练，床边椅子坐立训练及床边坐便训练；第 2 步，活动强度在 2～3 METs 之间，活动时心率较静息时心率增加 10～15 次/分，活动类型包括床边坐位热身训练及床旁行走训练；第 3 步，活动强度在 3.0 METs 左右，运动时心率较静息时心率增加 10～20 次/分，活动类型包括床旁站立热身训练及大厅走动 5～10 min，每天 2～3 次；第 4 步，活动强度在 3～4 METs 之间，活动时心率较静息心率增加 15～25 次/分，活动类型包括站立热身训练，大厅走动 5～10 min，每天 3～4 次，上一层楼梯或功率自行车训练，坐位淋浴。

MI 后的第一个 48 小时后，患者可离床坐立和运动，可在病房内进行 2～3 次短距离步行。根据运动处方的原则，患者的运动训练应该循序渐进，一开始的体力活动控制在 2～3 METs，如缓慢地步行。在Ⅰ期的后期应进行爬楼梯训练，为出院做准备。并指导患者如何进行脉搏的自我测量，以便患者出院后可进行心率的自我监测。运动中的心率应该比休息时心率高 20 次/分左右。这一时期，可进行亚极量运动测试，这对于制定出院后的运动处方非常重要。如果可以，这时可向患者介绍自我感觉用力程度量表（RPE），以便患者回家后进行自我评估，这对于正在服用影响心率药物的患者非常重要。

（二） Ⅱ期康复

Ⅱ期康复是指从出院到正式参与门诊康复程序前。这段时间持续4～6周，这一时期，患者可参与冠心病知识及危险因素控制的宣教，如戒烟和合理饮食等。这段时间内，患者应该有明确的运动方案，并在家中进行训练。一开始的运动形式，一般为短时间的平地步行。步行时间可以逐渐增加，到Ⅱ期康复后期可以达到步行2英里（3.2 km）。运动强度可以从一开始缓慢的节奏逐渐增加到4 METs，快速的步行约为4 METs。这一阶段的患者，运动过程中的心率不能超过休息心率20次/分或RPE应介于11～12分。如果运动会引起患者的症状或引起患者过度疲劳，则应该减速。MI后2周，患者需要重返医院进行症状限制的运动测试。

（三） Ⅲ期康复

Ⅲ期康复是指门诊康复，持续时间为8～12周。这一时期，患者除了参与运动训练外，还参与宣教项目。接受心脏康复的频率为每周2～3次，但不同的项目可能有所不同。这一时期的目标是让患者体会如何安全地运动，并不引起不适感，学会感知自己的耐受程度并理解运动对于冠心病的益处。靶心率设定为最大心率的60%～75%，RPE为12～13分。运动训练课程常包括8～10位具有相似运动耐量的患者。课程学员数量的设定与患者疾病的严重程度、运动耐量水平及带教的工作人员数量有关。不同国家，带教人员与患者的比例有所不同，英国物理治疗协会推荐这个比例不要大于1∶5，而澳洲的指南则推荐这个比例不应超过1∶10。

运动计划的执行过程中，需要15 min左右的热身。热身对于心脏病患者非常重要，因为逐渐地热身可预防心肌缺血和心律失常的出现。在热身期结束时，心率最好较休息时高20次/分以内。热身运动后即开始有氧运动，以前运动训练阶段都是由各类有氧运动组成，如爬楼梯、踏车或划船。然而，如今抗阻训练变得越来越受欢迎。抗阻训练只被推荐于低、中度风险的患者进行。运动训练也可选择进行循环训练，及由一系列动作组成的一套运动，比如先进行平板运动再进行下一项运动，如踏车等。运动种类的选择依赖于可利用的设备及参与课程的患者数量。有氧运动项目一般持续20～30 min，之后进行抗阻训练。这些运动完成后，再进行冷却运动，冷却运动持续10～15 min。如果没有参与运动训练课程班，建议患者每周常规按照运动处方的内容进行运动。

参与运动训练时，患者的安全性非常重要。开始热身运动前应进行血压的测量，以及冷却期结束后应再次进行测量。心率可以通过多种方法进行监测，如患者自行摸脉搏测量，但是运动过程中可能比较困难，因此可建议患者佩戴心率监护仪（心率带）。必要时，将心率监护仪上面的数据实时传输到中心屏幕上，以便工作人员可以及时知道患者在运动过程中的心率反应。如果患者利用RPE进行运动强度监测，则心率监测的必要性下降。监督患者进行运动训练的工作人员，都必须掌握基本生命支持的方法，并会使用除颤仪。必要时，心肺复苏团队可随时提供帮助。

（四）Ⅳ期康复

英国心脏康复协会指出，病情稳定、规律进行运动训练，并且活动水平至少在 5 METs 以上者，可进入Ⅳ期康复。Ⅳ期康复过程中，患者不必要继续参与机构组织的运动项目，可自己维持进行运动和进行生活方式的改良。在过去的 30 年里，过度强调Ⅲ期康复，对Ⅳ期康复的实行有所不利。尽管社会上也有一些Ⅳ期康复项目可以参与，如二级预防及自助小组活动，但是选择面比较小。离开监护中心后的持续运动，是心脏康复的核心内容之一。对Ⅳ期康复中患者的定期评估也是非常重要的。

（五）运动训练中的特殊考量

冠心病患者设计运动形式时，应考虑患者的病情，因为不同形式的运动，可使机体产生不同的反应，如与下肢运动形式相比，上肢运动过程中，心肌耗氧量更高。外力做功及卡路里消耗的比值（机械效率）较下肢运动时低。相同的负荷，上肢的运动较下肢运动耗氧量更高。心肌效率较下肢运动低。对于冠心病患者，上肢的运动更容易诱发不适症状的出现。

六、总结

冠心病患者，经过长期的运动训练后，机体可发生一系列的适应性变化，如增加心肌有氧代谢的能力；增加机体的最大耐量和有氧耐力；6～12 个月的高强度运动训练，可增加心脏每搏输出量；减少心肌的氧需；通过延长心脏舒张期和降低心率，使心肌功能提高；在心绞痛发生前，增加机体的运动耐量；提高心率储备功能；改善心理状态。基于运动训练的可逆性原则，运动训练应持续进行，为保证冠心病患者运动康复的长期效果，应定期进行功能评估，并改良运动方案。

第二节　慢性阻塞性肺疾病

一、概述

慢性阻塞性肺疾病（chronic obstructive pulmonary disease，COPD）被慢性阻塞性肺疾病全球倡议（global initiative for chronic obstructive lung disease，GOLD）项目定义为一种具有气流受限特征的肺部疾病，气流受限不完全可逆，呈进行性发展，与肺部对大气中的有害颗粒及有害气体的异常炎症反应有关，是一种可预防和治疗的疾病。COPD 包括慢性支气管炎和/或肺气肿，根据肺功能检查结果可将患者分为四个等级（表 15-6）。

运动疗法

本病起病缓慢、病程较长,症状一般包括慢性咳嗽、咳痰、气短或呼吸困难、喘息和胸闷及体重下降、食欲减退等。劳力性呼吸困难是COPD的主要症状,也是导致患者运动能力下降的主要原因。因此,去适应状态(deconditioning)的形成导致COPD患者在低运动水平则表现出明显的呼吸困难。这种不良影响产生的恶性循环,将导致机体形成永久的功能障碍和残疾。运动是一种有效的干预方案,可有效降低COPD患者的功能障碍和残疾发展进程。运动治疗的作用主要是引起肌肉骨骼系统和心血管系统的适应性改变,从而降低运动对呼吸系统的压力。

表15-6 慢性阻塞性肺疾病的严重程度分级(GOLD标准)

严重程度	吸入支气管舒张剂后的 FEV_1/FVC	吸入支气管舒张剂后测得的 $FEV_1\%$
轻度	< 0.70	$FEV_1 \geq 80\%$ 预计值
中度	< 0.70	$50\% \leq FEV_1 < 80\%$ 预计值
重度	< 0.70	$30\% \leq FEV_1 < 50\%$ 预计值
非常严重	< 0.70	$FEV_1 < 30\%$ 预计值或 $FEV_1 < 50\%$ 预计值合并有呼吸衰竭

注:FEV_1:forced expiratory volume in 1 second,第一秒用力呼气量;FVC:forced vital capacity,用力肺活量。

二、呼吸系统疾病患者在运动中的异常表现

呼吸系统疾病的患者通常不能达到最大耗氧量(maximum oxygen consumption,VO_2max),因此常用峰值耗氧量(peak oxygen consumption,VO_2peak)代替 VO_2max。VO_2peak 是指患者在运动高峰期所消耗的氧气,但尚未达到 VO_2max 的判断标准。VO_2max 和 VO_2peak 可用绝对值表示(升/分钟,L/min),或用体重的相对值(毫升/千克/分钟,mL/(kg·min)表示。

VO_2max 受限的影响因素繁多,包括肺方面的因素(如通气功能异常、胸廓异常及气体交换受损),心理社会因素,异常症状,运动不耐受,外周肌肉功能下降,心血管功能异常和营养状况等。另外,年龄、性别、环境和运动形式也可能对患者的 VO_2peak 有所影响,因此,制定运动处方时均应考虑以上这些因素的影响。

轻度肺部疾病的患者 VO_2peak 可能在正常值范围内,但可在运动过程中表现出异常的心肺功能。中度或重度疾病的患者 VO_2peak 明显下降,并且在运动过程中表现出异常的心肺功能。

(一)通气反应异常的机制

大多数肺部疾病患者静息时的最大自主通气量(maximum voluntary ventilation,MVV)较正常人低。MVV的测量可以通过连续15 s内,进行深快的呼吸进行测量,通过15 s的通气量推算出1 min的通气量。MVV测量的另一种方法,可通过 FEV_1 与

35~40 的乘积获得。MVV 是评价整体通气功能的良好指标，包括呼吸肌力量、耐力、气道功能及肺的顺应性。呼吸储备，指 MVV 与最大通气量（maximum ventilation, VEmax）的差值，可评价运动过程中通气功能是否受限。呼吸系统疾病的病理变化导致 MVV 下降。下降的呼气流速导致呼气不充分，逐渐增加呼气末肺容积（end expiratory lung volume, EELV）和生理无效腔（physiological dead space, VD）。过度充气，作为 EELV 和 VD 增加的结果，限制了潮气量（tidal volume, VT）的改变，增加 VD/VT 比值，并使深吸气量（inspiratory capacity, IC）下降。为代偿这一改变，患者进行浅快呼吸，并在呼吸过程中动用腹肌和辅助呼吸肌。因此，呼吸系统疾病的患者在运动过程中，通气量大于正常人。这类患者，MVV 下降，运动中 VE 增加，导致呼吸储备下降。当运动量达到最大时，这类患者的呼吸储备量（MVV－VEmax）往往很低，甚至全部用尽，但是有较高的心率储备（heart rate reserve, HRR），所以患者运动中止的原因通常为严重的呼吸困难，而不是受限于心血管功能。以往的研究表明，中、重度肺部疾病患者，VO_2peak 和呼吸储备的下降幅度以及心率储备的增加程度与疾病严重程度有关。

（二）胸廓活动度异常的机制

在慢性呼吸系统疾病中，有多个机制作用导致胸廓活动度异常，进而引起运动过程中心肺系统的异常反应，且运动受限。这些机制包括：胸椎后凸，使用辅助呼吸肌进行呼吸；呼吸肌无力，呼吸肌疲劳以及胸廓的弹性下降；肋骨和胸腔的疼痛以及炎症。不同个体间，这些因素的影响有所不同，但是都可能导致 EELV 的增加，呼吸频率增加，IC 下降，最终使呼吸储备下降。由于胸廓的活动异常，导致呼吸氧耗增加，并出现气促、疲劳的症状。

（三）气体交换受损

以上通气异常的机制也会导致气体交换的受损。可通过测量运动过程中动脉血氧分压（PaO_2）、肺泡动脉血氧分压差（$P_{A-a}O_2$）和动脉血二氧化碳分压（$PaCO_2$）的变化表现出来，尤其是有严重疾病的患者。运动过程中，气体交换异常是受多方面因素影响的，包括受损的肺泡通气血流比值（V_A/Q）、肺内分流（血管灌注增加，而通气不足）以及弥散功能异常。这些功能障碍是肺内组织疤痕形成、肺内某些区域肺泡通气量不足及其他区域肺泡过度通气的结果。通气量不足导致生理无效腔（VD）增加，VD/VT 比值增加，二氧化碳通气当量（VE/VCO_2）和氧气通气当量（VE/VO_2）都增加。受损的气体交换还会导致同一运动水平下，VE 增加，呼吸储备下降，VO_2peak 下降。

（四）无氧阈

无氧阈（anaerobic threshold, AT）被认为是代谢性酸中毒的一个估计值，主要是由于运动过程中细胞呼吸产生乳酸增加所导致。对于健康非接受训练的个体而言，AT 一

般在 VO_2max 的 50%～60% 时出现，或更广的区间介于 35%～80%。轻度呼吸系统疾病的患者中，AT 一般在正常范围内。随着疾病严重程度的增加，AT 可能逐渐下降或未能测出。下降的呼吸储备和严重的气促常导致患者不能运动到无氧阈。低的 AT 也反映了机体体适能水平的下降及肌肉骨骼功能的下降。

（五）限制性肺病和阻塞性肺病的比较

限制性肺疾病和阻塞性肺疾病间，通气和气体交换异常的机制有所不同。如基本的气流受阻（如 COPD），损害肺泡壁，增加气流阻力，导致无效腔增加，使运动过程中产生无效的通气。这些异常的通气机制为 CO_2 的清除能力相对于氧气利用能力下降。除非疾病非常严重，AT 通常在正常范围内。

对于限制性疾病（如弥漫性肺实质性疾病），由于炎症反应导致疤痕组织形成引起肺毛细血管床减少，膜厚度增加，导致 V_A/Q 下降及右向左分流，限制气体的弥散功能，使动脉氧分压（PaO_2）降低，AT 下降。肺顺应性下降，疤痕组织的形成限制了 VT 的增加，患者必须通过增加呼吸频率使 VE 得到充足的增加。限制性肺疾病的患者在最大运动量时，呼吸频率可超过 50 次/分。

综上所述，通气功能受损导致的高碳酸血症，可能是严重的阻塞性肺疾病运动受限的主要原因；而由于气体交换功能受损导致的低氧血症，可能是限制性肺疾病运动耐量下降的主要原因。

（六）运动不耐受

肺部疾病进程中引起的体力活动不耐受，可降低患者对运动的反应，导致运动过程中呼吸肌、骨骼肌内氧的利用率受限。因为运动常诱发患者出现呼吸困难，患者为避免症状的出现，逐渐减少运动量，导致活动量越来越少。这将导致患者失去自信，产生害怕、焦虑心理，并减少进一步的活动，出现运动不耐受，功能下降。

三、功能评定

COPD 患者的功能评估，除了对心肺功能、运动耐量、肌肉功能的评估外，还包括日常生活能力、生活质量、心理状况等。评定的目的包括确定患者的功能水平或运动耐量，确定运动受限的原因，确定疾病的进程，判断预后，用于制定个体化安全、有效的运动处方，评估干预的有效性等。

（1）生理功能的评估应包括心功能、肺功能、动脉血气分析和/或直接或间接测量的动脉血氧饱和度（SaO_2）。

（2）应用 Borg 气促量表（0～10 分）评估患者在运动测试中的呼吸困难程度。

（3）根据功能受限情况及早期呼吸困难程度，优化传统的治疗方案（如小幅度增加运动量、减慢进程）。研究建议，对于严重的 COPD 患者，分级运动测试的持续时间应介于 5～9 min。

（4）流速容量环的测量可有助于识别患者是否因为呼气流速受限，发生过度通气及增加呼吸困难的程度。对于这类患者支气管舒张剂非常有效。

（5）可根据患者的临床状况及测试目的选择亚极量运动测试。然而，应该注明肺部疾病的患者可能在运动过程中发生通气受限，因此基于年龄预测的最大心率（HRmax）推测的 VO_2peak 则不适用。近几年，六分钟步行试验（图 15-2）在严重肺部疾病的患者及缺乏运动测试设备的单位中的应用越来越多，用以评估患者的功能水平及运动耐量。

（6）把握运动测试的禁忌证（表 15-7）及终止指标（参考冠心病部分），提高安全性。

（7）运动测试最典型的形式为步行或固定式踏车。步行更适用于严重疾病的患者，因为这些患者常合并存在肌力下降，而不足以克服功率自行车的负荷。另外，手摇车也可用于运动测试，但上肢的有氧运动可能导致患者呼吸困难症状增加，从而限制运动强度和持续时间。

（8）其他的功能水平评估方法非常重要（表 15-8），因为运动训练除了改善运动耐量外，还对其他健康状况有影响。评估方法的选择与实操的便捷性、信度、效度有关。

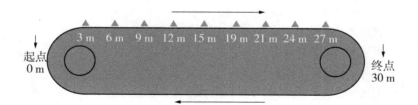

图 15-2　六分钟步行试验场地示意图

表 15-7　呼吸系统疾病中运动试验的禁忌证

绝对禁忌证	相对禁忌证
• 急性心肌梗死（3～5 天内） • 不稳定型心绞痛 • 失控制的心律失常并伴有症状或血流动力学不稳 • 晕厥 • 感染性心内膜炎活动期 • 心肌炎或心包炎活动期 • 有症状的严重主动脉瓣狭窄 • 失控制的心力衰竭 • 急性肺栓塞或肺梗塞	• 冠状动脉左主干狭窄 • 心脏瓣膜中度狭窄 • 严重的未受控制的高血压（收缩压 > 200 mmHg，舒张压 > 120 mmHg） • 心动过速或心动过缓 • 高度房室传导阻滞 • 严重的肺动脉高压 • 孕妇 • 电极片异常 • 骨科疾病，会影响运动表现的

运动疗法

续上表

绝对禁忌证	相对禁忌证
• 下肢血栓 • 怀疑有动脉夹层 • 失控制的哮喘 • 肺水肿 • 静息状态下室内去氧饱和度≤85% • 呼吸衰竭 • 非心肺系统的急性功能障碍（如感染、肾衰竭、甲状腺炎等） • 精神异常，不能配合试验	

表15-8 呼吸系统疾病患者运动训练结果的其他评估方法

气促量表	Borg呼吸困难评分量表（Borg breathlessness scale） 视觉模拟评分（visual analogue scale，VAS） MRC气促评估量表（medical research council breathlessness scale） 慢性呼吸系统疾病问卷呼吸困难部分（chronic respiratory disease questionnaire dyspnoea component）
通用类的生活质量评估量表	诺丁汉健康文件（nottingham health profile） 健康质量问卷（quality of well being） SF-36健康调查简表
疾病特定的生活质量问题	圣乔治呼吸系统疾病问卷（St Georges respiratory disease questionnaire） 慢性呼吸系统疾病问卷（chronic respiratory disease questionnaire，CRDQ） 呼吸问题问卷（breathing problems questionnaire，BPQ）
日常生活活动（ADL）	肺功能状况和呼吸困难问卷（pulmonary functional status and dyspnoea questionnaire） 伦敦胸科日常生活活动量表（london chest activity of daily living scale，LCADL） 曼彻斯特呼吸日常生活活动问卷（manchester respiratory ADL questionnaire） 体力活动监控（activity monitors） 生命衬衫系统（life shirt）
呼吸肌肌力	呼吸肌耐力递增测试（test of incremental respiratory muscle endurance，TIRE） 最大吸气压（Pimax）与最大呼气压（Pemax）
肌力测试	等速肌力测试（isokinetics strength tests） 等长肌力测试（isometric strength tests）
心理社会	医院焦虑和抑郁问卷（hospital anxiety and depression questionnaire）
健康资源的使用	医疗花费、急性发作的频率、抗菌药的使用、看医生的次数及住院次数（evaluation of service costs，frequency of exacerbation and antibiotic use，number of GP visits and hospitalisations）

四、COPD 患者进行运动治疗的机理

COPD 最主要的症状是呼吸困难，以及因气促产生的抑郁和恐惧心理。COPD 患者常合并有明显的日常生活活动受限和运动耐量下降。有研究显示，50% 的 COPD 患者需要家庭看护和照顾，几乎所有的 COPD 患者在进行穿衣和洗浴时均有气促症状。严重的 COPD 患者，甚至在进行简单的日常生活活动或步行时也出现气促。运动耐量下降是 COPD 患者的一个重要特征，这可能归因于疾病本身（通气受限）、心功能不全、气体交换受限、既往的心血管体适能水平和肌肉功能障碍。虽然呼吸困难是 COPD 患者的主要症状，但是外周肌肉（可能还包括呼吸肌）无力是导致患者运动能力下降的主要原因。

越来越明确的是，肌无力和肌疲劳是 COPD 患者致残的主要原因，净肌肉量是肌肉质量和峰值摄氧量的重要预测因素。COPD 患者的外周肌肉功能障碍表现为肌力、肌耐力下降，肌肉氧化能力受损，肌纤维的转化，即 I 型肌纤维（慢缩肌纤维）减少，II b 型肌纤维（快缩肌纤维）增加。有研究者将 COPD 患者的股四头肌肌力与年龄匹配的健康人进行比较，发现 COPD 患者的肌力明显下降。而且，COPD 患者肌耐力也较健康人更低。这也支持了先前的研究结果，即 COPD 患者较健康人在进行低强度的下肢功能训练时更容易出现腿部肌肉疲劳。

很多原因可导致 COPD 患者外周肌肉功能障碍。研究观察到 COPD 患者中大部分为久坐生活方式的人，而且大部分患者在急性发作后，进一步减少户外活动的时间，使肌肉功能障碍加剧。调查研究显示，COPD 患者在住院期间及出院后都存在明显的活动减少。虽然活动量减少是肌肉功能障碍的主要原因，其他因素如类固醇水平、营养不良、蛋白质失衡、慢性低氧血症和高碳酸血症、氧化应激、肌细胞凋亡和基因类型都可能导致肌肉功能异常。COPD 疾病中的炎症反应对于肌肉功能异常也有重要作用，系统性全身炎症反应与 COPD 患者净肌肉量的减少和肌无力有关。研究发现，炎症标记物，如 C 反应蛋白（C-reactive protein，CRP）、白介素 – 6（interleukin，IL-6）和肿瘤坏死因子（tumor necrosis factor，TNF）与健康状况、肌无力和运动耐量有关。其中可能的机制，即系统性炎症反应程度与气流受阻的严重程度有关，而且活动量缺乏、氧化应激、酸中毒及炎症细胞因子会同时作用，破坏局部分解/合成代谢。

由上述可知，COPD 患者的肌肉功能异常是多因素共同作用的结果。全面的评估对于找出 COPD 患者肌肉病变的原因非常重要。而肺康复则是通过多方面的作用，以提高 COPD 患者整体的功能水平。其主要作用包括：减少呼吸困难，增加肌力和肌耐力（外周肌肉和呼吸肌），增加运动耐量，改善日常生活活动能力，促进运动习惯的养成，缓解焦虑和恐惧，改善健康相关生活质量（health related quality of life，HRQOL），增加肺部疾病知识，提高自我管理的能力。

五、运动处方

运动训练是肺康复计划的基石。COPD 患者的运动处方制定原则（五大原则、四大

要素，见第四章）与健康人是一样的，但应根据患者的通气功能、心血管功能及肌肉异状况做出适当的调整。已有大量的证据表明，COPD 患者可从运动中获益，其训练效果取决于运动训练持续时间、频率、强度和方式。

（一）运动频率（frequency, F）

理想的运动频率，目前尚有争议。现有资料提示，每周应至少进行监护下的运动 3～5 天。

（二）训练强度（intensity, I）

对于 COPD 患者，高强度（60%～80% 最大运动量）和低强度（30%～40% 最大运动量）运动均被推荐。低强度运动训练可改善患者的症状、健康相关生活质量和日常生活活动（ADL）能力。高强度的运动训练可引起机体发生更明显的生理性改变，如特定负荷水平下的分钟通气量和心率。因为高强度运动训练可产生更明显的生理适应性改变，因此若患者可耐受，可尽量选择高强度的运动训练。然而，有的患者可能难以参与高强度的运动训练，因此对于这些患者则推荐进行低强度的运动训练，Borg 呼吸困难评分最好在 4～6 分之间。

（三）运动时间及持续时间（time, T）

中度或严重的 COPD 患者在一开始参与运动训练时，可能只能完成特定强度的运动，而且只能维持几分钟。因此，对于刚开始进行运动训练的患者，间歇性运动训练是良好的选择，直到患者可以耐受更高强度和更长时间的运动训练。短时间高强度间歇性运动训练对于 COPD 的患者可降低症状严重程度。无论是连续性运动还是间歇性运动，运动训练的时间最好都能达到 20～30 min，或者更高。

目前，对于 COPD 患者运动治疗的最佳训练持续时间尚无定论。有证据表明，训练时间越长效果越好，20 个疗程的肺康复治疗比 10 个疗程的康复治疗效果更佳；已有的研究结果显示 8 周的训练更容易取得明显的效果。荟萃分析显示，在密切监护下进行的长期训练对改善运动耐量更加明显。6 个月或更长时间的训练，可以产生更持久的效果。

（四）运动形式（type, T）

目前，已有较多的运动训练形式应用于 COPD 的患者，并且都能取得较好的效果。《英国胸科指南》（*The British Thoracic Guidelines*）推荐对患者进行功能训练。大多数的训练方案都采用连续性的运动训练，每次训练时间为 20～30 min。或者采用间歇性运动训练，即将 20～30 min 的训练分成多个短时间高强度的训练，每段时间为 30 s 到 2～3 min 不等，再间隔以相等的休息时间。研究发现，COPD 患者对连续性运动和间歇性运动的生理反应模式有所不同，连续性运动可以改善最大耗氧量、降低每分钟通气量，明显减少乳酸产物，而间歇性运动可增加最大负荷，减少腿部不适感。这种差异主要是由于不同训练方式下肌肉代谢途径不同（氧化或糖酵解）所导致的。研究表明，10 周的连续性运动和间歇性运动均对 COPD 患者有效，但是由于高强度间歇性运动训练过程所带来的不适感较少，提高了患者对运动的依从性，因此建议 COPD 患者选择高强度间歇性运动训练，而且训练时间应不低于 20～30 min。

COPD 患者的运动训练除了耐力训练外，还应该注重肌肉的力量训练。研究表明，力量训练较耐力训练更有利于改善患者的生活质量。训练通常包括 2～4 组，每组重复 6～12 次，训练强度为一次最大重复负荷重量（one repetition maximum，1RM）的 50%～85%。除了进行下肢的力量训练，还应该进行上肢的力量训练，在进行上肢力量训练时，应注重考虑体位的问题。患者进行非支撑性上肢活动时的运动耐力较支撑性上肢活动时低，尤其是当上肢进行上举过头的活动时，运动耐力更差。非支撑性上肢活动可降低患者对呼吸困难敏感度，而支撑性上肢活动可最大限度减少呼吸困难，增加运动重复次数。指南中对 COPD 患者肺康复的运动处方见表 15-9。

表 15-9　COPD 患者肺康复中运动处方指南

- 一个训练疗程应包括 14～24 次的训练，每周至少进行监护下的训练 2 次，训练持续时间越长效果越好
- 鼓励患者除了参加监护下的运动训练外，还进行独立锻炼
- 20～30 min 高强度的耐力训练（步行或踩单车）可以产生更大的生理效益；最大运动能力的 60%～80% 是常用的靶强度。然而，对于病程较重并伴有症状且不能耐受高强度运动训练的患者，低强度的运动训练也是非常有效的
- 对于病情更重的患者，间歇性运动训练是另一种选择，而且可允许患者从事更高强度的训练，但总的运动时间至少应保持 20～30 min
- 运动强度的渐进性增加应基于患者可耐受的水平（症状评分）
- 几乎所有的患者都应该进行力量训练，尤其是严重肌无力的患者。训练应该进行 2～4 组，每组重复 6～12 下，强度为 1RM 的 50%～85%
- 推荐耐力训练与力量训练结合进行
- 上下肢的力量训练应同时进行

（五）运动训练中应特别考量的问题

1. 抗阻训练在 COPD 中的应用

肺部疾病及其治疗方案不仅对肺功能有影响，对骨骼肌肉也有影响。骨骼肌肉的抗阻训练应作为 COPD 患者运动处方的一部分。而且 COPD 患者抗阻运动处方的制定原则与健康人、老年人的相似，都应遵循 FITT 原则。由于 COPD 患者在进行涉及上肢的日常生活活动更易诱发呼吸困难，因此进行抗阻训练时，要特别强调肩带的抗阻训练。

2. 运动强度和时间的调整

不考虑运动强度、健康和体适能情况，指导患者训练的专业人员应密切关注患者在运动初期的反应，并根据患者的反应和耐受情况调整运动强度和时间。

3. 运动强度的监测

监测运动强度的传统方法为心率，也可以选择呼吸困难分级作为运动的靶强度。大多数 COPD 患者可通过递增运动负荷试验获得较精确和可信度高的呼吸困难分级。0～10 分的呼吸困难分级评定中，一般推荐 4～6 分为运动强度。

4. 运动中血氧的监测

与健康及心血管病的患者不同，中重度的 COPD 患者在运动过程中可出现氧化血红蛋白的去饱和状态。因此，在初次的运动试验中，应加强血氧、动脉氧分压（PaO_2）和/或动脉血氧饱和度（SaO_2）的测量，而且对于刚开始进行训练的患者，应进行指脉氧监测。

5. 氧疗的应用

根据夜间氧疗方案（the nocturnal oxygen therapy trial），对于吸入室内空气情况下 $PaO_2 \leq 55$ mmHg 或 $SaO_2 \leq 88\%$ 的患者，应进行氧疗。当在运动过程中出现这种情形，也可以进行氧疗。有研究表明，对于未发生运动诱发低氧血症的患者而言，氧疗可使运动耐量增加。

6. 无创正压通气的应用

严重的 COPD 患者，可选择在运动过程中进行无创正压通气（noninvasive positive pressure ventilation）治疗，这样可增加患者的运动耐量。由于此干预方法的实践有难度，所以一般建议病情严重的患者使用。

7. 急性发作的 COPD 患者

对于刚发生过 COPD 急性发作的患者，在症状减弱之前应限制运动。

8. 放松训练及心理干预

适当的放松技能和心理应对策略可减轻 COPD 患者的呼吸困难。

（六）运动训练的生理反应

根据训练内容的不同，患者对训练的生理反应也有所不同。训练的首要作用是通过学习效应，提高神经肌肉的协调性，虽然这跟训练的生理反应不相关，但是通过反复的步行训练，步态和步长都有改善。

对于 COPD 的患者，肺功能的改善并不是运动训练的首要目标，而是对机体整体的作用，而且整体功能的进步水平独立于肺功能改善的水平。对机体的整体效果，包括三点，即提高机械效能、提高心血管系统适应性和引起肌肉的改变。

1. 提高机械效能

COPD 的患者较正常健康老年人，常存在机械效能下降的问题。这可能与 II 型肌纤维的增多，及呼吸时的氧耗增加有关。上肢的效能较下肢保留的相对多。肺康复可通过提高效能，在一定程度上改善运动耐量，改善的指标包括步长和步态的协调性。研究发现 12 周低强度的家庭训练可以改善运动耐量，步行距离增加了 8%，这可能与机械效能而非心血管系统功能的改善有关。类似地，另一组因呼吸困难而减少外出活动的患者，经过 8 周的家庭训练后，运动耐量有所增加。另一研究结果表明，长期（1 年）低强度的运动训练可以起到真正的生理效应。通过降低运动过程中的肺泡通气，提高骨骼肌肉的效能，以此降低过度充气，缓解劳力性呼吸困难的症状。

2. 心血管系统的适应性变化

健康人经过运动训练后，心血管系统可发生适应性变化，包括心率下降、每分钟通气量下降、乳酸酸中毒发生率下降及在特定负荷下耗氧量下降。大量的研究结果表明，运动训练后COPD患者（包括中重度气流受阻的患者）也可发生以上这些适应性变化。

3. 肌肉的改变

研究结果显示，COPD患者运动训练后外周肌肉发生的改变与健康人类似。这说明，COPD患者外周肌肉的收缩机制是完整的，而且一段时间的运动锻炼可提高肌力。曾有研究者观察COPD患者肺康复前后肌肉活检情况，发现无论是间歇性或连续性运动训练均能引起肌纤维的生理性改变，如肌肉氧化能力提高，Ⅱb型肌纤维向Ⅱa型肌纤维转变。肌纤维的转变提高了氧摄取能力，保证了肌肉可以在更长时间内进行有氧代谢，延迟乳酸酸中毒的发生。

另外，有证据提示，训练后Ⅰ型肌纤维的数目和大小增加，线粒体酶浓度增加。力量训练主要与肌纤维大小和肌纤维数量的增加有关。而且，训练后肌肉内毛细血管和肌红蛋白水平的升高提高了氧向运动肌肉转运的能力。总之，充足的训练可以改善肌肉收缩功能。但是，值得注意的是，COPD患者的外周肌肉功能异常除了受活动量减少的影响外，还受营养不良、低氧血症、高碳酸血症、炎症介质和激素的影响。

六、其他的运动训练内容

（一）呼吸训练（breathing exercises）

呼吸困难是COPD患者主要的临床症状，有效的呼吸训练可以减少呼吸做功，改善气体交换，改善呼吸困难症状，提高日常生活活动能力。适用于COPD患者的几种呼吸训练方法分别为：呼吸控制、缩唇呼吸、腹式呼吸、缓慢呼吸及放松训练法。

1. 呼吸控制（breathing control，BC）

呼吸控制指放松肩部和上胸部，利用下胸部进行轻柔的呼吸，保持正常潮气量和自然呼吸频率，不进行用力呼气。COPD患者应被鼓励使用缓慢、自然的呼吸。适当的体位可以减少呼吸做功，例如患者可以在坐位或站立时采用体前倾位。选择体前倾位的原因有两点：①前倾体位下胸大肌远端附着点固定，有利于上胸廓的反向活动，增加通气量及减少呼吸做功；②此姿势可增加腹内压，利于膈肌上抬进入胸腔，促进膈肌收缩，增加吸气量。呼吸控制还可以应用于爬楼梯的过程中（上第一级阶梯时吸气，上第二级阶梯时呼气，如此反复），保持有节律的呼吸模式，尽量避免活动中屏气。

2. 缩唇呼吸（pursed-lip breathing，PLB）

缩唇呼吸指通过半开的嘴唇（圆唇）进行适当的主动呼气，呼气压大约为5 cmH_2O。研究表明，缩唇呼吸较潮式呼吸可降低呼吸做功，减少每分钟通气量，增加潮气量，改善COPD患者呼吸困难的症状。这种方法主要是通过增加呼气时的阻力，促使支气管内保持一定压力,防止支气管及小支气管因为增高的胸膜腔内压过早压瘪,增加肺泡内气体排出,减少肺内残气量,从而可以吸入更多的新鲜空气,缓解缺氧症状。

步骤:经鼻腔吸气,呼气时将嘴缩紧,如吹口哨样,在4~6 s内将气体缓慢呼出。

注意事项:避免缩唇呼吸时用力呼气,因为用力呼气会导致气道内产生湍流,引起细支气管的进一步受限。

3. 腹式呼吸(diaphragmatic breathing, DB)

腹式呼吸要求患者吸气时腹壁向前运动,双肋部下移。腹式呼吸时,患者有意识地改变呼吸模式,增加腹部运动,增加潮气量,改善换气效率,降低呼吸频率,降低呼吸做功。然而,若患者未能学会,则可能带来不良后果。因为腹式呼吸可能导致不协调的运动和反式运动,增加呼吸做功,增加呼吸耗氧量,减少有效做功,最终加重呼吸困难。

步骤:患者采用放松体位,以鼻缓慢地深吸气,肩部及上胸部放松,腹部跟着鼓起,然后利用控制式呼气将气体慢慢地排出体外。练习3~4次后休息,避免患者发生过度通气(图15-3)。

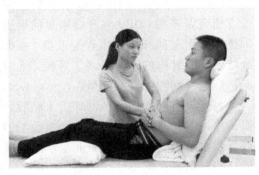

图15-3 腹式呼吸

(二)放松体位(positioning)

采用放松的姿势,放松紧张的辅助呼吸肌群,减少呼吸肌耗氧量,缓解呼吸困难。放松训练法常见的两种方法分别为:前倾依靠法(图15-4)和前倾体位(图15-5)。已有研究结果表明,缩唇呼吸和前倾体位训练可使COPD患者明显获益。

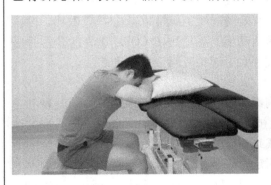

图15-4 前倾依靠体位

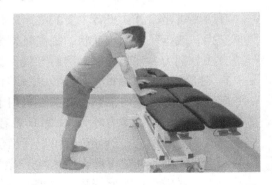

图15-5 前倾体位

(三)气道廓清训练(airway clearance techniques)

气道廓清训练包括体位引流、胸部叩击、震颤及咳嗽。目的是促进呼吸道分泌物排出,降低气流阻力,减少肺部感染。

第十五章 心肺系统疾病

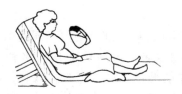
双肺上叶尖段分泌物潴留

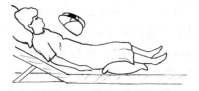
左上肺叶前段分泌物潴留

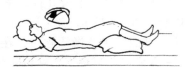
右上肺叶前段分泌物潴留

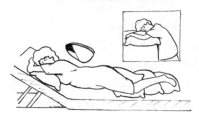
左上肺叶后段分泌物潴留

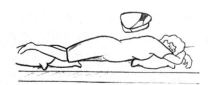
右上肺叶后段分泌物潴留

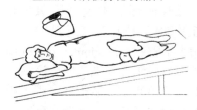
右上肺叶后段分泌物潴留

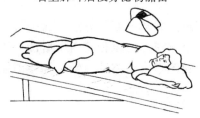
右肺中叶分泌物潴留

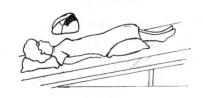
双肺下叶前段分泌物潴留

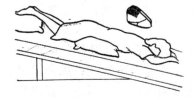
双肺下叶后段分泌物潴留

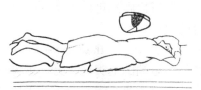
双肺下叶后段分泌物潴留

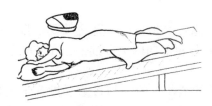
左下肺叶外侧段分泌物潴留

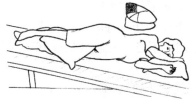
右下肺叶外侧段分泌物潴留

图15-6 体位引流

运动疗法

1. 体位引流（postural drainage）

利用重力促进各个肺段内积聚的分泌物排出。不同的病变部分采用不同的引流姿势（图15-6）。引流频率视分泌物多少而定，分泌物少者，可一天2次，多者可一天3~4次，每次5~10 min，以餐前进行为宜。操作前准备：穿着宽松的衣物，准备痰杯和纸巾，准备足够的枕头以便于摆位，向患者进行解释，并且在体位引流前教患者深呼吸及有效的咳嗽。若患者痰量很多，指导患者在引流姿势下进行咳嗽。

2. 胸部叩击和震颤（percussion & vibration）

利用叩击和震颤使黏稠的痰液脱离支气管壁。方法：治疗师手指并拢，掌心成杯状，运动腕部力量在引流部位胸壁上双手轮流叩击拍打30~45 s，患者可自由呼吸。叩击拍打后手按住胸壁部加压，治疗者整个上肢用力，此时嘱患者做深呼吸，在深呼气时做振动，连续做3~5次，再做叩击，如此重复2~3次，再嘱患者咳嗽以排痰。

3. 自主呼吸循环技术（active cycle of breathing techniques，ACBT）

自主呼吸循环技术包括呼吸控制、胸廓扩张技术（thoracic expiratory exercises，TEE，指深呼吸，强调吸气后保持3~5 s，再安静、放松地呼吸，起到松动分泌物作用），和用力呼气技术（forced expiration technique，FET，1~2个呵气结合几次的呼吸控制，呵气有助于外周气道内分泌物的松动和清除，当分泌物进入大气道再通过哈气或咳嗽将痰液排出）的交替循环。根据患者的情况灵活选择ACBT的组合。呵气清除气道分泌物的机理包括等压点原理和黏液黏弹性的剪切力依赖性特性。

4. 咳嗽训练（coughing）

有效的咳嗽对排出呼吸道分泌物，保持肺部清洁非常重要。方法：深吸气→短暂屏气，声门紧闭且声带绷紧→腹肌收缩且膈肌上抬至胸膜腔内压和腹内压增加→声门打开突然→瞬间爆发性呼气动作，促使分泌物移出，随咳嗽排出体外。坐位和体前倾位是利于咳嗽的姿势。

5. 辅助咳嗽（manual-assisted cough）

辅助咳嗽方法包括徒手辅助咳嗽、气管刺激和雾化。对于腹肌无力的患者，徒手辅助咳嗽：徒手压迫腹部可协助增加腹内压，做出更强有力的咳嗽，徒手施压可由治疗师或患者自己执行。

（1）治疗师施压（therapist-assisted techniques）。患者取仰卧位，治疗师一手掌根置于患者剑突远端的上腹区，另一手盖在前一手上，手张开或交叉；患者尽可能深吸气后，治疗师在患者要咳嗽时给予徒手协助，给予腹部向内向上的压迫将膈肌往上推以产生更有力的咳嗽（图15-7A）。若患者采取椅坐位，治疗师站于患者身后，在患者呼气时徒手予以施压（图15-7B）。

（2）患者施压（self-assisted techniques）。患者取坐位，手臂交叉置于腹部或手指交握置于剑突下方，深吸气后，利用手腕或前臂将腹部向内上方推，且在咳嗽时身体向前倾。

（3）气管压迫（tracheal tickle）。又称为气管搔痒，治疗师将两手指置于胸骨切迹并且做出绕圈动作向气管施予向下压迫以诱发反射性咳嗽反应。通常用于婴儿或无法遵从指令，在治疗中无法配合的患者。

第十五章 心肺系统疾病

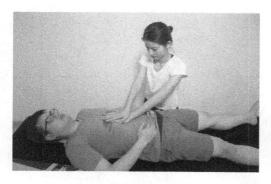

A. 仰卧位施压

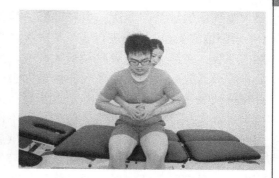

B. 椅坐位施压

图 15-7　治疗师施压辅助咳嗽

（4）湿化（humidification）。若分泌物非常黏稠，可在患者做完湿化或超声波喷雾治疗后再进行咳嗽训练，以加强黏膜纤毛输送系统同时可诱发有效的咳嗽。

（5）吸痰（suctioning）。对于无法自主性咳嗽或进行反射性咳嗽的患者而言，吸痰是清洁气道唯一的方法。所有具人工气道的患者都可以吸痰，但吸痰只能将气管与主支气管的分泌物清除。只有经过专业训练的人才可以采用吸痰，错误的吸痰可能会引发气道感染和伤害气管、支气管黏膜层，或导致血氧过低、心跳速率异常及肺扩张不全。

（四）吸气肌训练（inspiratory muscle training）

吸气肌无力是 COPD 患者运动不耐受和呼吸困难的原因之一。就算患者正在进行药物治疗，但仍可表现出吸气肌无力和呼吸困难，因此推荐对患者进行吸气肌训练，尤其是膈肌及肋间外肌的训练。吸气肌肌力、肌耐力的训练可以改善患者的运动不耐受。肌力和肌耐力的改变可通过最大自主通气量（MVV）和吸气容积、呼气口压来评估。训练形式包括膈肌肌力训练、吸气阻力训练和激励式呼吸训练器。吸气肌训练应遵循的原则，训练频率每周至少 4～5 天，训练强度在功能残气位所测得的最大吸气压的 30%，训练时间每天 30 min，每组约 15 min。

（1）膈肌肌力训练。患者取仰卧位或头稍抬高的姿势，治疗师在患者腹部放置适当重量的沙袋或物品（以不阻挡膈肌位移和上腹区正常鼓起为原则），指导患者利用膈肌吸气，深吸气时保持上胸廓不动，腹部向前鼓起。当患者可保持膈肌呼吸而不引起辅助肌的运动约 15 min 时，可逐渐增加吸气阻力。徒手施加阻力也可用来增强膈肌肌力。

（2）吸气阻力训练。可使用特定的吸气阻力训练器改善吸气肌肌力和肌耐力，并减少吸气肌疲劳的发生。方法：患者手持手握式吸气阻力训练器吸气。吸气阻力训练器有各种不同的管径以提供吸气时气流阻力，以此为吸气肌提供阻力，气道的管径越小阻力则越大。每次训练时间慢慢增加至 20～30 min 以增加肌耐力，当吸气肌肌力、肌耐力改善时，可使用管径更小的气道。建议患者每天进行吸气肌的训练。

（3）激励式呼吸训练器。激励式呼吸训练器是一种低阻力的训练方法，主要强调最大吸气量的维持。方法：患者取舒适体位（半坐卧位或坐位），先进行3～4次缓慢自然的呼吸，在第4次呼吸时做最大呼气，然后将呼吸器放入口中，经呼吸器做最大吸气并且持续吸气几秒（图15-8）。此步骤每天可重复数次，每次5～10下。患者也可不使用呼吸训练器进行训练，但呼吸器可提供患者视觉或听觉的感觉反馈，增加患者的吸气深度。注意应避免任何形式的吸气肌长时间的阻力训练，若患者在吸气时动用辅助呼吸肌则说明吸气肌出现疲劳。

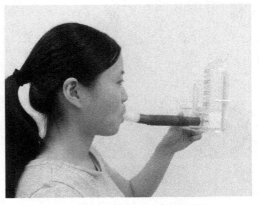

图15-8 激励式呼吸训练器

（五）胸廓松动运动（thoracic mobilization）

胸廓松动运动是指躯干或肢体的主动动作合并深呼吸的运动。适当的胸廓松动运动可以保持和改善胸壁、躯干及肩关节的活动度，强调吸气深度或呼气控制。常用胸廓松动运动包括单侧胸廓松动、上胸腔的松动及胸肌牵伸、上胸腔及肩关节松动、深呼吸时增加呼气、棍棒运动、姿势矫正及徒手牵拉胸壁、躯干及肢体。

1. 单侧胸廓松动

患者取坐位，治疗师指导患者在吸气时朝紧绷侧的对侧弯曲，以拉长紧绷侧组织，并扩张此侧胸腔；然后，当患者朝紧绷侧弯曲并呼气时，将握拳的手朝向胸腔向侧边推（图15-9）。接着，患者举高胸腔紧绷侧的手臂过肩并朝另一侧弯曲，以利于紧绷侧组织做额外的牵张。

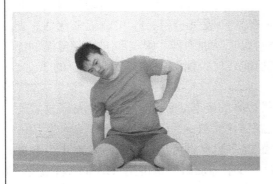 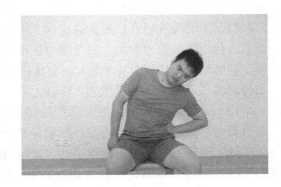

图15-9 一侧胸廓松动

2. 上胸腔的松动及胸肌牵伸

患者坐在椅子上，两手在头后方交叉握住，患者深吸气时做手臂水平外展的动作（拉长胸肌），然后在呼气时将肘靠在一起且身体向前弯（图15-10）。

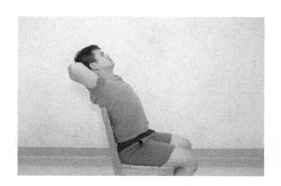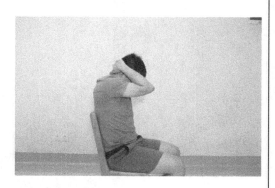

图 15 – 10　上胸腔的松动及胸肌牵伸

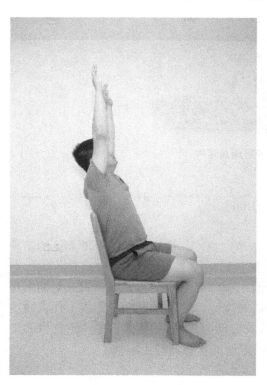

3. **上胸腔及肩关节松动**

患者坐在椅子上，吸气时两侧手臂高举过头（两侧肩关节屈曲 180°且稍微外展），然后呼气时髋关节前屈，手着地（图 15 – 11）。

4. **深呼吸时增加呼气**

患者取仰卧位，髋、膝关节微屈曲，然后患者在呼气时将膝拉向胸廓（单侧进行，以免导致下背部不适）。这个动作可将

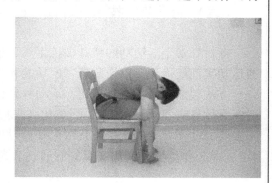

图 15 – 11　上胸腔及肩关节松动

腹部脏器向上推向膈肌，以协助呼气（图 15 – 12）。

5. **棍棒运动**

患者取仰卧位（坐位和站位均可），双手臂分开，与肩同宽，双手抓握住棍棒，肘伸直，然后患者吸气时肩关节屈曲举起棍棒至最大角度，呼气时肩关节回到起始位置。

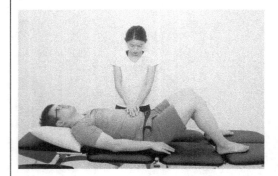
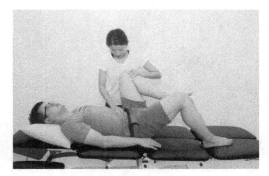
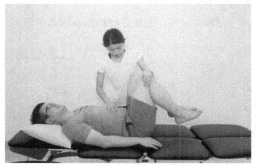

图 15-12 深呼吸时增加呼气

（六）能量节约技术（energy conservation）

针对日常生活活动的特殊训练主要是指能量节约技术，使每天生活中最常见的活动或运动实现最优化，以恢复患者的功能和独立性。

方法包括物品摆放有序化，活动程序合理化（减少不必要的重复，预留充足的工作时间和休息时间），操作动作简单化（采用舒适的体位，尽量在坐位下完成工作，减少不必要的动作），劳动过程工具化（搬动物品或劳动时尽量采用推车或其他省力的工具），及工作环境优良化（良好的通气、光线、舒适的衣物和轻音乐）。

七、总结

运动训练可提高 COPD 患者的心肺功能及运动耐量，减少炎症的发生，减缓疾病的进程并改善健康相关生活质量。COPD 这种以不可逆性气流受限为特征的可治疗的疾病，不仅可对肺造成影响，而且可影响肺外的功能。当对 COPD 患者实施运动疗法时，应注重运动对身体整体功能的影响，并且结合药物、氧疗、营养支持、心理行为矫正共同干预，将治疗方案最优化。

第十五章 心肺系统疾病

参考文献

［1］JOHN GORMLEY JULIETTE HUSSEY. Exercise therapy prevention and treatment of disease［M］. Oxford：Wiley-Blackwell，2005.

［2］中华医学会心血管病学分会，中国康复医学会心血管病专业委员会，中国老年学学会心脑血管专业委员会. 冠心病康复与二级预防中国专家共识［J］. 中华心血管病杂志，2013，41：267-275.

［3］JONAS STEVEN，PHILLIPS EDWARD M，American College of Sports Medicine. ACSM's exercise is medicine：a clinician's guide to exercise prescription［J］. Philadelphia Indianapolis，IN：Wolters Kluwer Health/Lippincott Williams & Wilkins. American College of Sports Medicine，2009.

［4］WATCHIE JOANNE. Cardiovascular and pulmonary physical therapy：a clinical manual［M］. 2nd ed. St. Louis，Mo.：Saunders/Elsevier，2010.

［5］PESCATELLO LINDA S，American College of Sports Medicine. ACSM's guidelines for exercise testing and prescription［M］. 9th ed. Philadelphia：Wolters Kluwer/Lippincott Williams & Wilkins Health，2014.

［6］JOHN GORMLEY JULIETTE HUSSEY. Exercise therapy prevention and treatment of disease［M］. Oxford：Wiley-Blackwell，2005.

［7］WATCHIE JOANNE. Cardiovascular and pulmonary physical therapy：a clinical manual［M］. 2nd ed. St. Louis，Mo.：Saunders/Elsevier，2010.

［8］KISNER CAROLYN，COLBY LYNN ALLEN. Therapeutic exercise：foundations and techniques［M］. 5th ed. Philadelphia：F. A. Davis，2007.

［9］PESCATELLO LINDA S，American College of Sports Medicine. ACSM's guidelines for exercise testing and prescription［M］. 9th ed. Philadelphia：Wolters Kluwer/Lippincott Williams & Wilkins Health，2014.

（王亚飞　王伟铭）